ZAHNTRANSPLANTATION
RELOADED

Andreas Filippi | Michelle Simonek | Fabio Saccardin (Hrsg.)

ZAHNTRANSPLANTATION RELOADED

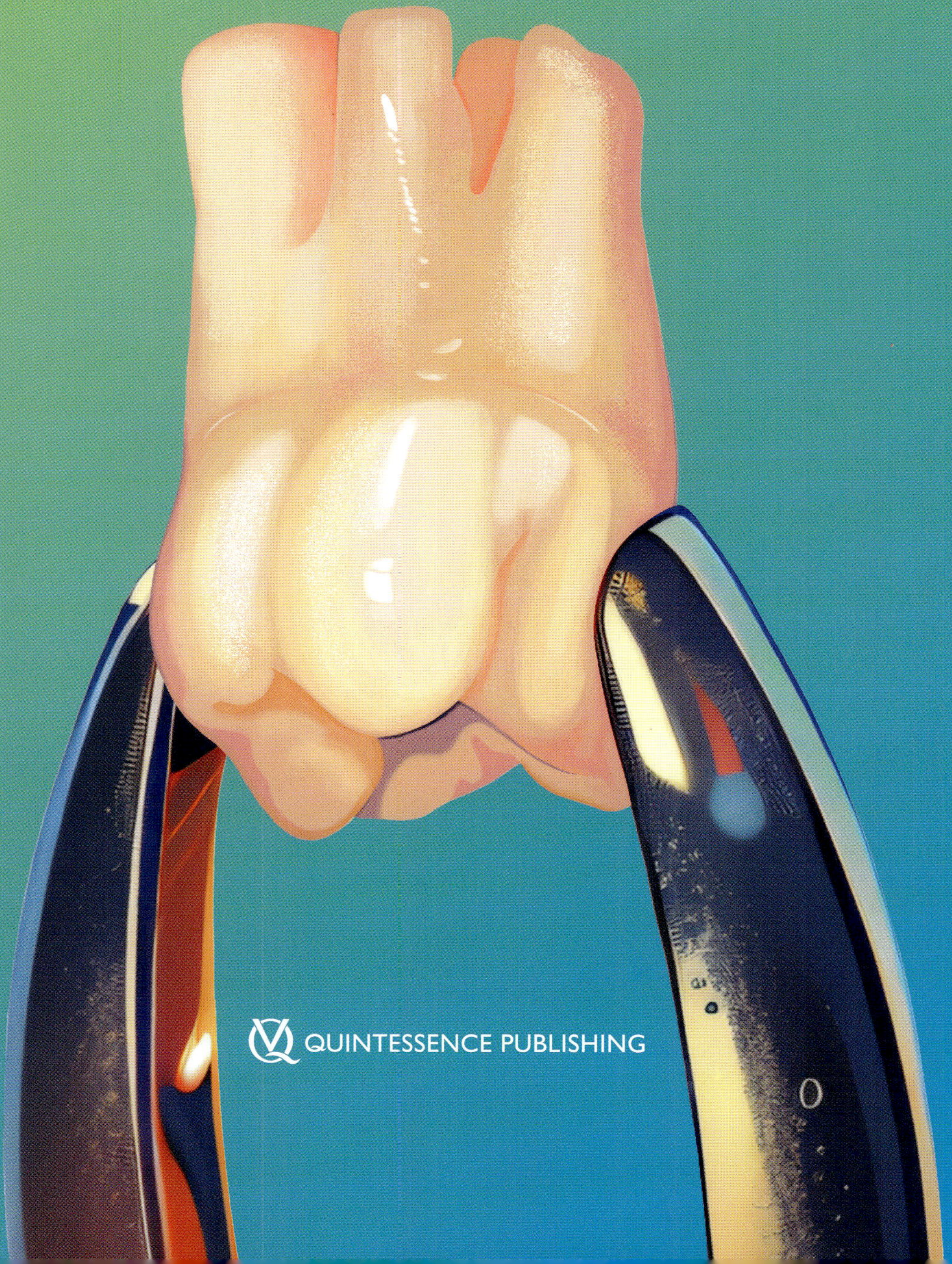

QUINTESSENCE PUBLISHING

Wir leisten einen Beitrag zu Wiederaufforstungsmaßnahmen und unterstützen im Rahmen unserer ökologischen Verantwortung die globalen Wiederaufforstungsprojekte von One Tree Planted.

Aus Gründen der besseren Lesbarkeit haben wir im Buch auf die gleichzeitige Verwendung männlicher, weiblicher und weiterer Geschlechterformen verzichtet. Dies impliziert keinesfalls eine Benachteiligung der jeweils anderen Geschlechter. Personen- und Berufsbezeichnungen sind daher in der Regel als geschlechtsneutral zu verstehen.

Bibliografische Informationen der Deutschen Nationalbibliothek
Die Deutsche Nationalbibliothek verzeichnet diese Publikation in der Deutschen Nationalbibliografie; detaillierte bibliografische Daten sind im Internet über <https://dnb.ddb.de> abrufbar.

QUINTESSENCE PUBLISHING
DEUTSCHLAND

Postfach 42 04 52; D–12064 Berlin
Ifenpfad 2–4, D–12107 Berlin

Lektorat, Herstellung und Reproduktionen:
Quintessenz Verlags-GmbH, Berlin

ISBN: 978-3-86867-785-0
Printed in Croatia

Vorwort

Die zahnerhaltende Chirurgie hat in den letzten 20 Jahren eindrucksvolle Fortschritte gemacht. Nachdem in der zahnärztlichen Implantologie der Hype der 1980er-Jahre längst abgeklungen ist und Probleme wie Periimplantitis, nicht perfekt dreidimensional gesetzte Implantate, Grenzen der vertikalen Augmentation, minderwertige Produkte und ein Wildwuchs von Titanschrauben zunehmend in den Fokus rückten, gab es eine beeindruckende Renaissance der zahnerhaltenden Chirurgie. Wurzelspitzeresektion, intentionelle Replantation und Transreplantation zeigen durch eine enorme Weiterentwicklung heute Erfolgsraten, die keinesfalls schlechter sind, als die von Implantaten.

Die Königsdisziplin der zahnerhaltenden Chirurgie ist und bleibt jedoch die Zahntransplantation. Es gibt bis heute im Rahmen der Zahnerhaltung nichts Perfekteres, als einen nicht erhaltungswürdigen oder nie angelegten bleibenden Zahn durch Verpflanzung eines anderen Zahns zu ersetzen, der noch nie in Kontakt mit Bakterien kam. Nach Abschluss der parodontalen Heilung und (wenn möglich) nach Revaskularisation der Pulpa hat der Patient einen neuen, kariesfreien, parodontal gesunden, pulpavitalen (oder ggf. wurzelkanalbehandelten) und in der ästhetischen Zone (nach Kompositrekonstruktion) auch noch perfekt aussehenden Zahn, der genau die gleiche Lebenserwartung hat, wie jeder andere Zahn auch. Keine andere Versorgung in der Zahnmedizin, mit Ausnahme des kieferorthopädischen Lückenschlusses, zeigt solche (in zahlreichen Studien nachgewiesene) Langzeitergebnisse und Erfolgsraten. Dies ist insbesondere wichtig, weil die Behandlungen primär bei Kindern und Jugendlichen indiziert sind, die noch viele Jahrzehnte mit ihrem transplantierten Zahn leben müssen und möchten.

Die Zahntransplantation ist ein Wahleingriff, bei dem der potenzielle Nutzen (neuer, kariesfreier, parodontal gesunder und pulpavitaler Zahn möglichst bis zum Lebensende) deutlich die möglichen Risiken überwiegen muss (Begleitverletzungen von Knochen und Weichgeweben, lokale Infektion von Pulpa und Parodont, Ankylose, Wurzelresorption, Verlust des Transplantats mit teilweise erheblichem resultierendem Knochenverlust, Nervläsionen im Unterkiefer, Verlust von keratinisierter Gingiva um das Transplantat und andere mehr). Diese einzelnen Risiken und somit auch das Gesamtrisiko können heute wirklich sehr gering gehalten werden; zu groß war der Wissenszuwachs in den letzten Jahren. Nicht nur eine gute Planung, sondern auch die entsprechenden operativen Kenntnisse und Fähigkeiten machen heute aus einer in den 1980er- und 1990er-Jahren fast in Vergessenheit geratenen Methode das coolste und bestmögliche Verfahren innerhalb der zahnerhaltenden Chirurgie.

Obwohl die Behandlungsergebnisse vorhersagbar und die Erfolgsraten hoch sind, gibt es leider zu wenige Kolleginnen und Kollegen, die regelmäßig und somit routiniert Zahntransplantationen durchführen, denn hohe Erfolgsraten korrelieren mit der Erfahrung der Operateure. Die Realität zumindest bei uns in Basel ist, dass Patientinnen und Patienten mit ihren Eltern teilweise hunderte Kilometer zurücklegen müssen, um eine entsprechende interdisziplinäre Therapie zu erhalten. Für Zahntransplantationen prädestiniert wären chirurgisch aus- oder weitergebildete Kolleginnen und Kollegen, die nicht nur Titanschrauben in den Knochen drehen möchten, sondern auch ein Verständnis für Strukturen wie Pulpa, Parodont und dentogingivalen Verschluss und am besten auch noch einen gewissen ästhetischen Anspruch haben.

Im vorliegenden Buch wurden alle wesentlichen Aspekte über die Zahntransplantation zusammengefasst, die von unserem Autorenteam in den letzten Jahren erarbeitet worden sind. Neben Mitgliedern unseres Zahnunfallzentrums konnten wir weitere Kolleginnen und Kollegen gewinnen, die mit ihrer Expertise und Fachkompetenz ebenfalls Teilbereiche im Themengebiet abdecken konnten.

Das vorliegende Buch soll kein klassisches Lehrbuch sein, das heute sowieso niemand mehr lesen möchte, sondern eine reich bebilderte Anleitung zur Zahntransplantation, die vielleicht Lust macht, im eigenen Praxisumfeld solche Therapiekonzepte aufzubauen oder weiterzuentwickeln. Aus diesem Grund wurde auch die Zahl der Literaturstellen pro Kapitel auf ein absolutes Minimum reduziert. Bei Interesse nach mehr wissenschaftlichen Grundlagen sind eine PubMed-Recherche oder eine KI-Suche heutzutage sehr einfach.

Unser großer Dank gilt Anita Hattenbach und allen Mitarbeiterinnen und Mitarbeitern des Quintessenz-Verlags, die direkt oder indirekt an diesem Buch beteiligt waren.

Basel im März 2026
Andreas Filippi, Michelle Simonek und
Fabio Saccardin

Herausgeber

Prof. Dr. Andreas Filippi
Klinik für Oralchirurgie und Zahnunfallzentrum
Universitäres Zentrum für Zahnmedizin Basel
UZB
Universität Basel
Mattenstr. 40
4058 Basel
Schweiz

Dr. Michelle Simonek
Klinik für Oralchirurgie und Zahnunfallzentrum
Universitäres Zentrum für Zahnmedizin Basel
UZB
Universität Basel
Mattenstr. 40
4058 Basel
Schweiz

Dr. Fabio Saccardin
Klinik für Oralchirurgie
Universitäres Zentrum für Zahnmedizin Basel
UZB
Universität Basel
Mattenstr. 40
4058 Basel
Schweiz

Autoren

Dr. Michael Alfertshofer
Abteilung für Mund-, Kiefer- und
Gesichtschirurgie
Charité – Universitätsmedizin Berlin
Augustenburgerplatz 1
13353 Berlin
Deutschland

Dr. Bernard Bengs
Praxis für Endodontie Berlin-Mitte
Voxstr. 1
10785 Berlin
Deutschland

Dr. Claudio Alberto Bernardo Bianchetti
Klinik für Oralchirurgie
Universitäres Zentrum für Zahnmedizin Basel
UZB
Universität Basel
Mattenstr. 40
4058 Basel
Schweiz

Dr. Johannes Bolkart
HeidenSmile AG
Fachpraxis für Kieferorthopädie
Nelkenweg 3
9410 Heiden
Schweiz

Prof. Dr. Michael M. Bornstein
Klinik für Oral Health & Medicine
Universitäres Zentrum für Zahnmedizin Basel
UZB
Universität Basel
Mattenstr. 40
4058 Basel
Schweiz

Dr. Dr. Ava Insa Bracher
Klinik für Oralchirurgie
Universitäres Zentrum für Zahnmedizin Basel
UZB
Universität Basel
Mattenstr. 40
4058 Basel
Schweiz

Dr. Barbara Carollo
Mühlestr. 3
6022 Großwangen
Schweiz

Prof. Dr. Thomas Connert
Klinik für Parodontologie, Endodontologie und Kariologie und Zahnunfallzentrum
Universitäres Zentrum für Zahnmedizin Basel
UZB
Universität Basel
Mattenstr. 40
4058 Basel
Schweiz

Priv.-Doz. Dr. Florin Eggmann
Klinik für Parodontologie, Endodontologie und Kariologie und Zahnunfallzentrum
Universitäres Zentrum für Zahnmedizin Basel
UZB
Universität Basel
Mattenstr. 40
4058 Basel
Schweiz

Dr. Cornelia Filippi
Klinik für Kinder- und Jugendzahnmedizin
Universitäres Zentrum für Zahnmedizin Basel
UZB
Universität Basel
Mattenstr. 40
4058 Basel
Schweiz

Dr. Florian Gebhart
Kieferorthopädische Praxis
Tal 14
80333 München
Deutschland

Dr. Valentin Herber
Klinik für Oralchirurgie
Universitäres Zentrum für Zahnmedizin Basel
UZB
Universität Basel
Mattenstr. 40
4058 Basel
Schweiz

Priv.-Doz. Dr. Simone F. M. Janner
Klinik für Oralchirurgie
Universitäres Zentrum für Zahnmedizin Basel
UZB
Universität Basel
Mattenstr. 40
4058 Basel
Schweiz

Dr. Sandra Kallab
Poliklinik für Zahnärztliche Chirurgie und Implantologie
Goethe-Universität Frankfurt am Main
Theodor-Stern-Kai 7, Haus 29
60596 Frankfurt am Main
Deutschland

Prof. Dr. Gabriel Krastl
Poliklinik für Zahnerhaltung und Parodontologie und Zahnunfallzentrum
Universitätsklinikum Würzburg
Pleicherwall 2
97070 Würzburg
Deutschland

C ZAHNTRANSPLANTATION

D POSTOPERATIVE PHASE

EINFÜHRUNG

A

1 Grundsätzliches und Indikationen

Andreas Filippi

Die Zahntransplantation ist heute ein fester und prognostisch sehr zuverlässiger Bestandteil der modernen Oralchirurgie. Die biologischen Abläufe nach Zahntransplantation (Heilung von Pulpa und Parodont) sind wissenschaftlich sehr gut dokumentiert (siehe Kapitel 20 und 21). Ebenso gut dokumentiert sind die jeweiligen Risikofaktoren für den Misserfolg und wie man diese beeinflussen kann (Pulpanekrose, infektionsbedingte Wurzelresorption, invasive zervikale Resorption, Ankylose, siehe Kapitel 19 bis 21). Grundsätzlich kann jeder Zahn transplantiert werden, am häufigsten werden jedoch wurzelunreife Weisheitszähne und Prämolaren transplantiert. Die Transplantation erster oder zweiter Molaren sowie von Milcheckzähnen sollte grundsätzlich erfahrenen Operateuren vorbehalten bleiben (siehe Kapitel 3). Voraussetzungen für eine erfolgreiche Therapie sind die Mitarbeit des Patienten, der geeignete Zeitpunkt für die Transplantation, die Auswahl eines in Größe und Form geeigneten Transplantats, günstige Kieferrelationsverhältnisse, ausreichende Platzverhältnisse in allen Dimensionen sowie eine ausreichend breite keratinisierte Gingiva in der Empfängerregion (siehe Kapitel 1, 4 und 5).

Medizinische und zahnmedizinische Voraussetzungen

Wie für jeden oralchirurgischen Eingriff gelten auch bei der Transplantation von Zähnen allgemeinmedizinische Voraussetzungen, die zu beachten sind (siehe Kapitel 2). Der Patient sollte vor einer Transplantation konservierend und parodontal saniert sein. Seine Mundhygiene muss mindestens akzeptabel sein und er sollte möglichst nicht rauchen. Bei Kindern und Jugendlichen müssen außerdem die Eltern mit der Behandlung einverstanden sein. Zahntransplantationen werden grundsätzlich in Lokalanästhesie durchgeführt.

Indikationen

Die Indikation zur Transplantation wird aus kieferorthopädischen, endodontologischen, traumatologischen, parodontologischen und kariologischen Gründen gestellt. Die häufigsten Indikationen sind früher Zahnverlust durch Karies oder Parodontitis apicalis (Abb. 1-1 bis 1-5),

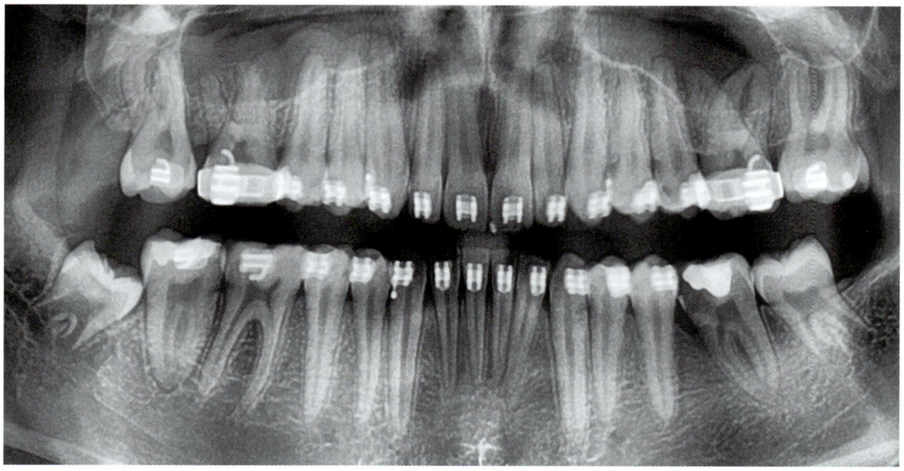

Abb. 1-1 Zahn 36 ist nicht erhaltungswürdig, Zahn 48 eignet sich für eine Transplantation.

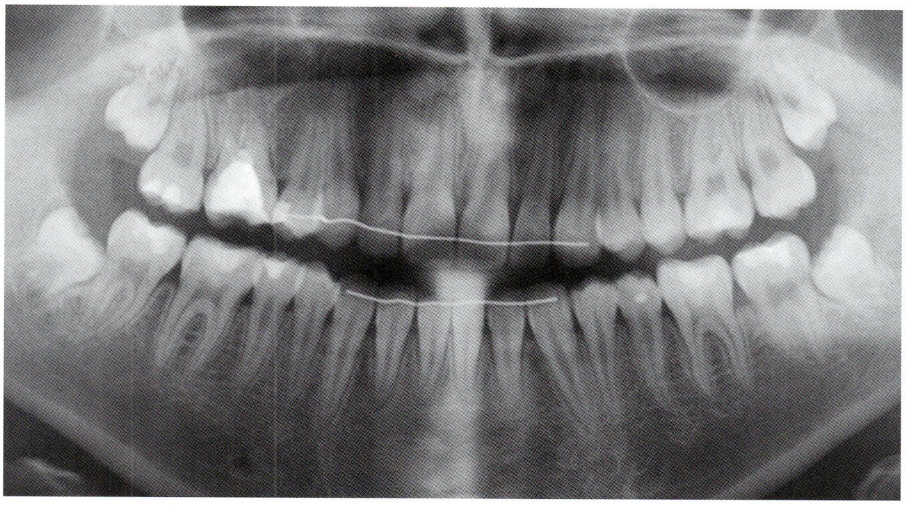

Abb. 1-2 Zahn 16 ist nicht erhaltungswürdig.

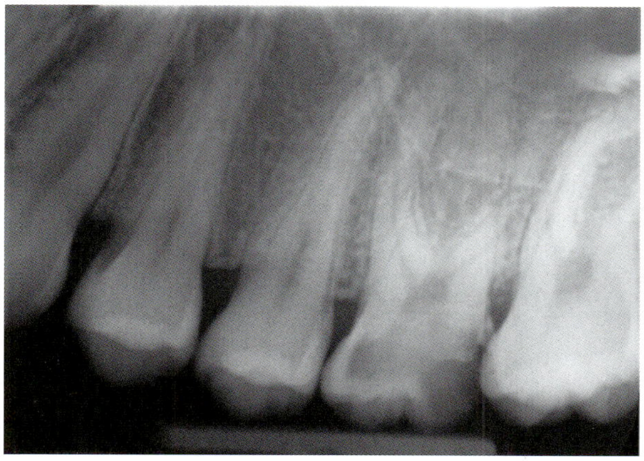

Abb. 1-3 Zahn 26 ist nicht erhaltungswürdig.

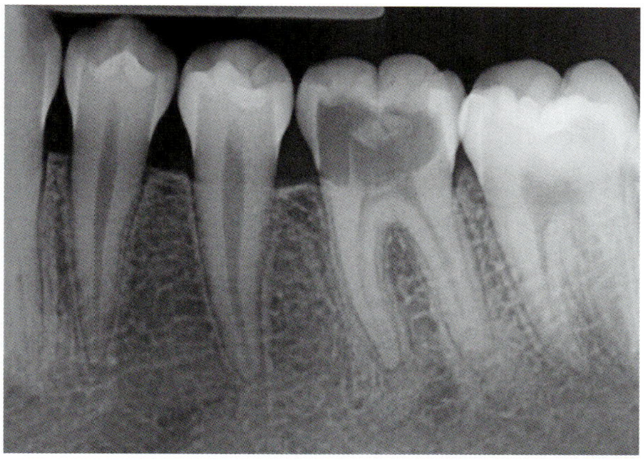

Abb. 1-4 Zahn 36 ist nicht erhaltungswürdig.

Zahnverlust oder Komplikationen nach Zahntrauma im wachsenden Kiefer (infektionsbedingte Wurzelresorption, Ankylose, Missbildung bleibender Zähne nach Milchzahntrauma) (Abb. 1-6 bis 1-16), Nichtanlage von Zähnen (meist zweite Prämolaren des Unterkiefers) (Abb. 1-17 bis 1-20), invasive zervikale Resorptionen (Abb. 1-21 bis 1-23), Aberrationen (Abb. 1-24) sowie komplexe Fälle mit multiplen Nichtanlagen bleibender Zähne (Abb. 1-25 bis 1-29).

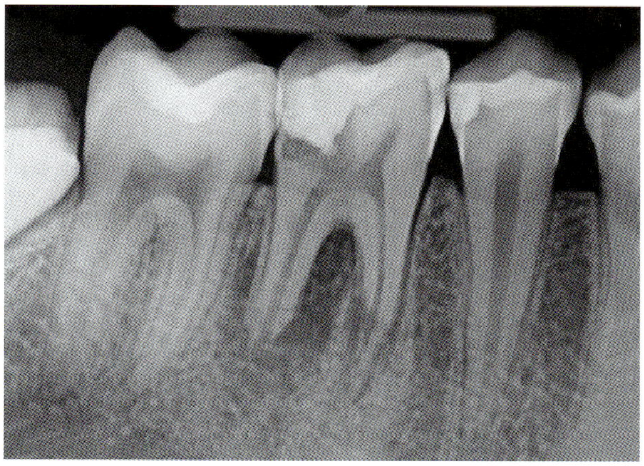

Abb. 1-5 Zahn 46 ist nicht erhaltungswürdig.

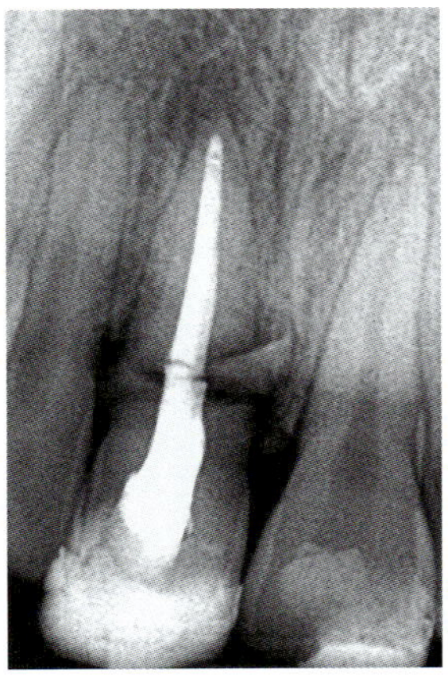

Abb. 1-6 Nicht erhaltungswürdiger Zahn 11 mit Wurzelfraktur im wachsenden Kiefer.

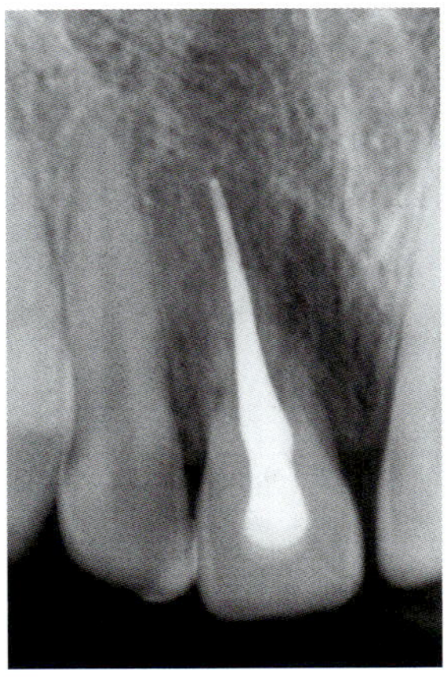

Abb. 1-7 Ersatzgewebsresorption nach Zahntrauma im wachsenden Kiefer.

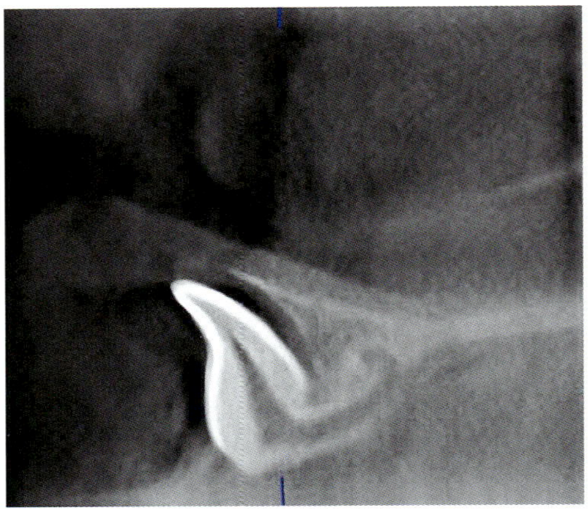

Abb. 1-8 Missbildung Zahn 11 nach schwerem Milchzahntrauma. DVT ...

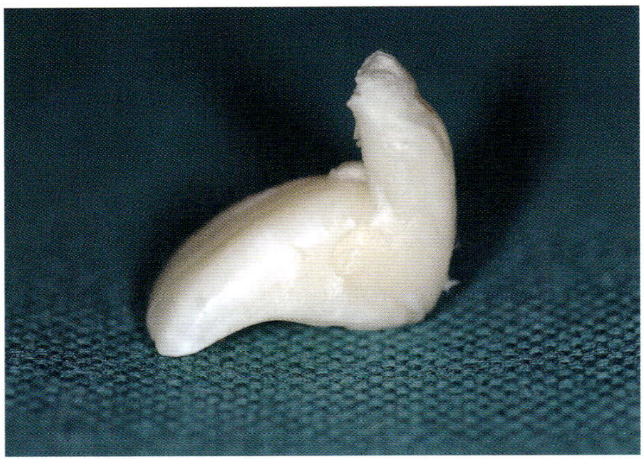

Abb. 1-9 ... und nach operativer Zahnentfernung.

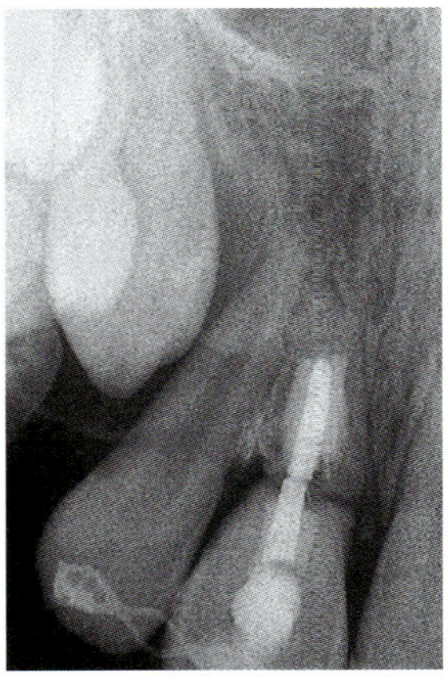

Abb. 1-10 Nicht erhaltungswürdiger Zahn 11 mit Wurzelfraktur nach Bruchspaltinfektion im wachsenden Kiefer.

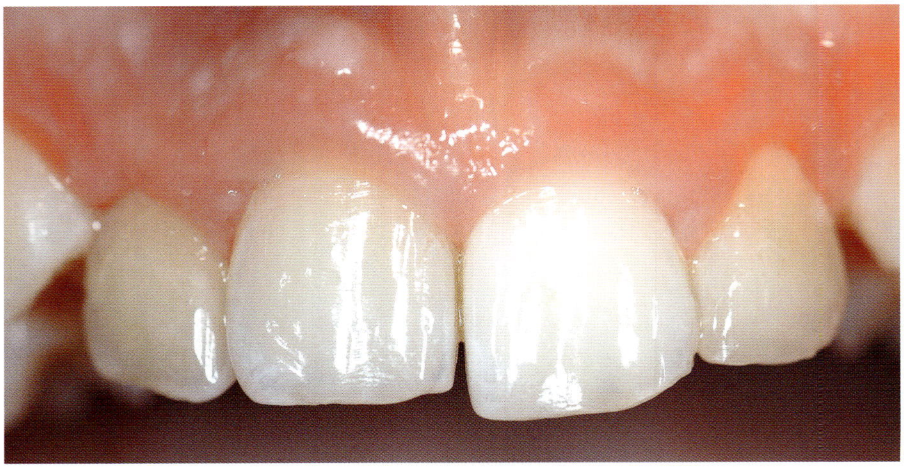

Abb. 1-11 Unfallbedingte Ankylose mit beginnender Infraposition im wachsenden Kiefer.

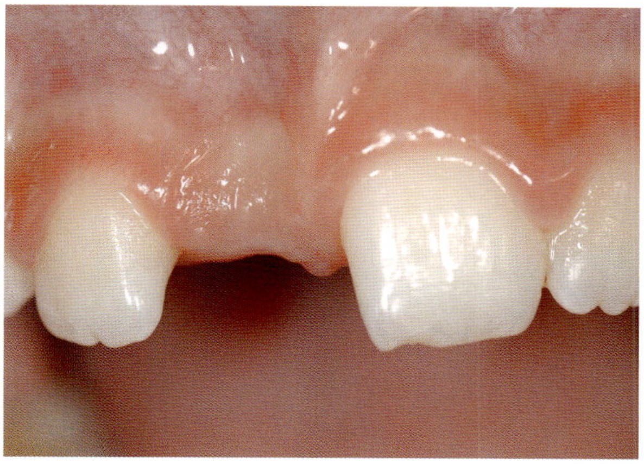

Abb. 1-12 Unfallbedingter Zahnverlust 11 im wachsenden Kiefer.

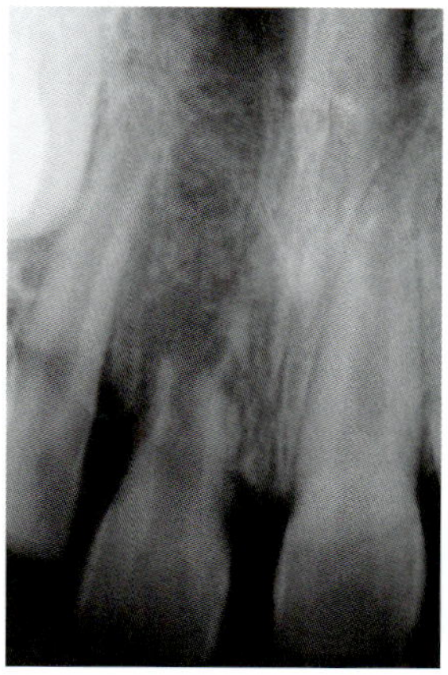

Abb. 1-13 Infektionsbedingte Wurzelresorption Zahn 11 nach Trauma im wachsenden Kiefer.

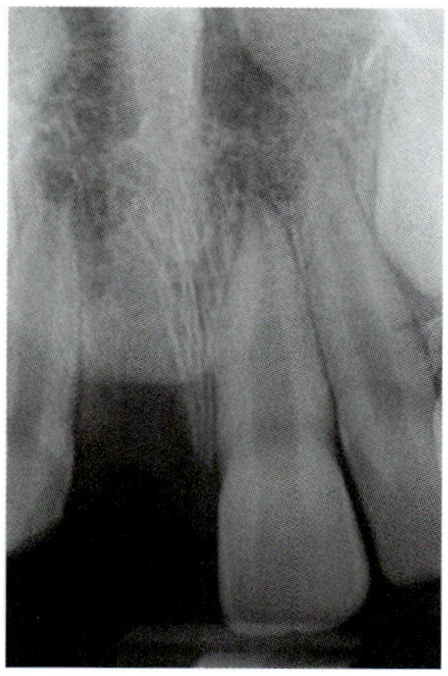

Abb. 1-14 Unfallbedingter Zahnverlust: Zahn 11 konnte nicht gefunden werden.

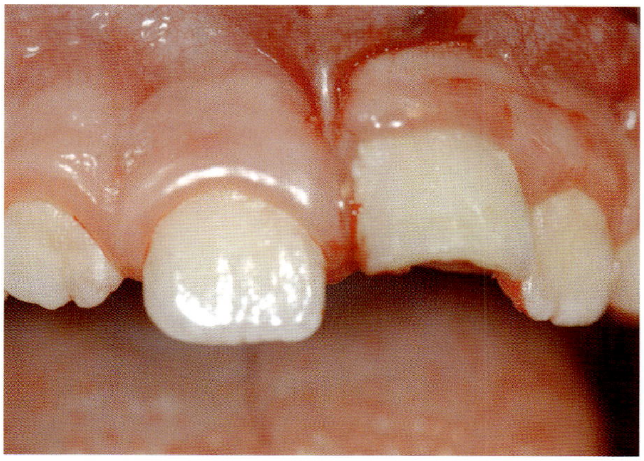

Abb. 1-15 Ankylose, Infraposition und infektionsbedingte Wurzelresorption Zahn 21 nach Trauma im wachsenden Kiefer ...

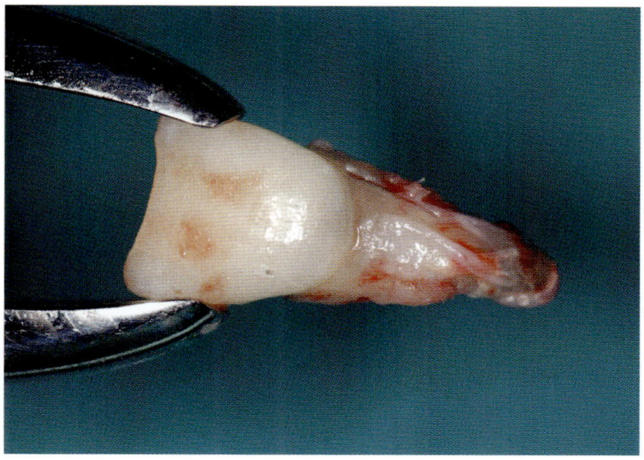

Abb. 1-16 ... und Darstellung der Wurzelresorption nach Zahnentfernung.

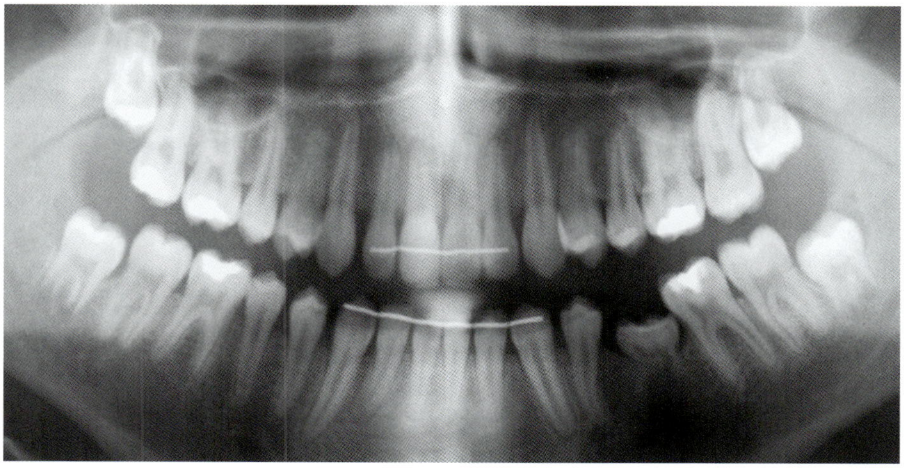

Abb. 1-17 Typische Nichtanlagen ...

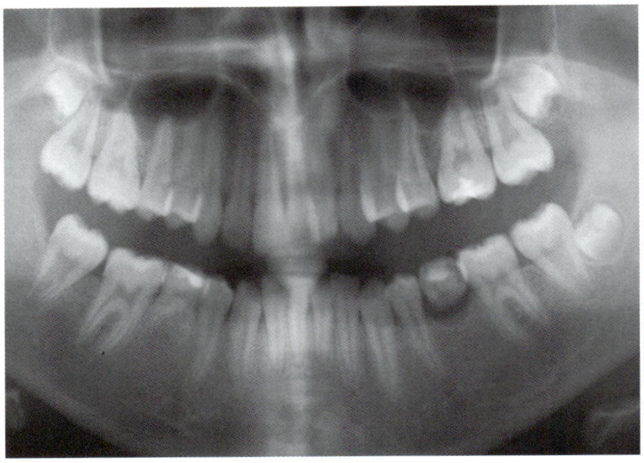

Abb. 1-18 ... zweiter Prämolaren ...

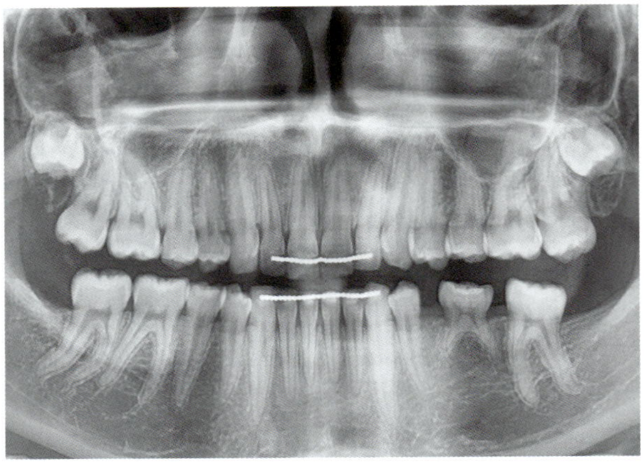

Abb. 1-19 ... im wachsenden Kiefer ...

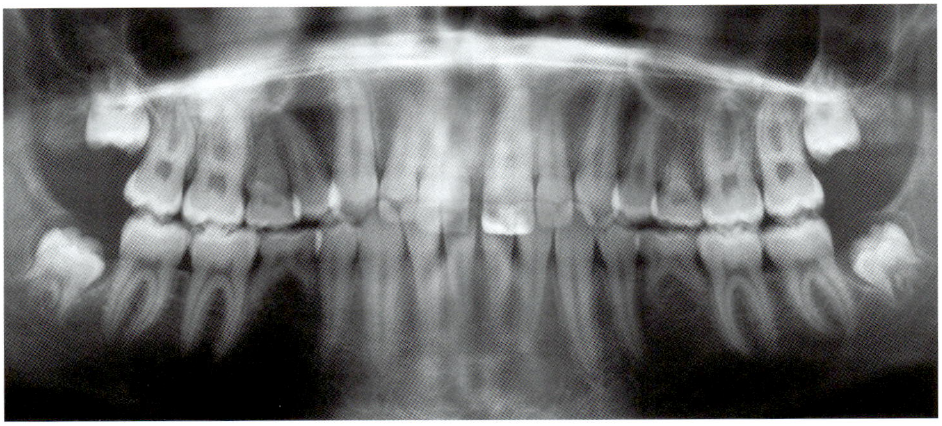

Abb. 1-20 ... als typische Indikation für eine Zahntransplantation.

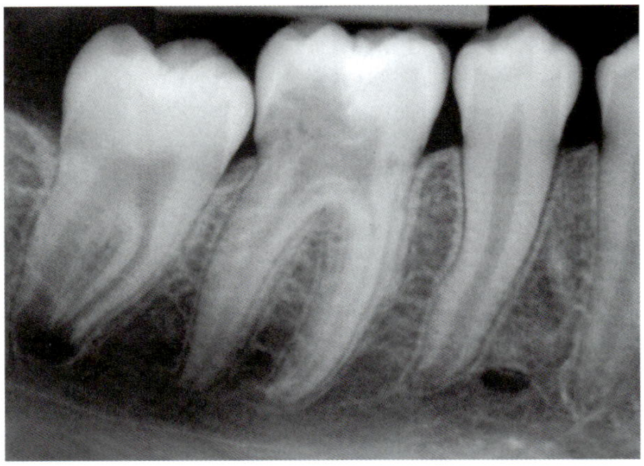

Abb. 1-21 Invasive zervikale Resorption Zahn 46, ...

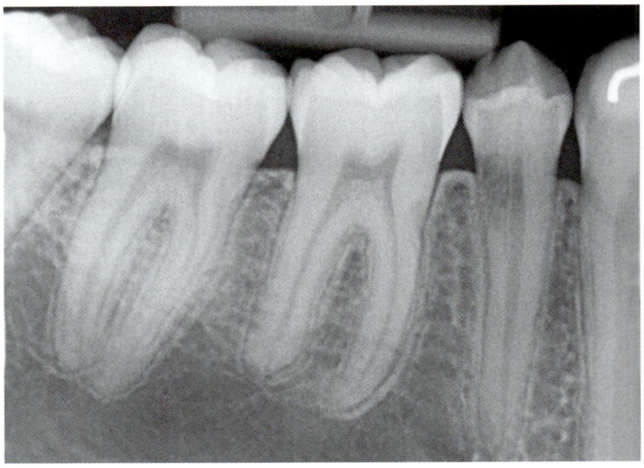

Abb. 1-22 ... Zahn 45 und ...

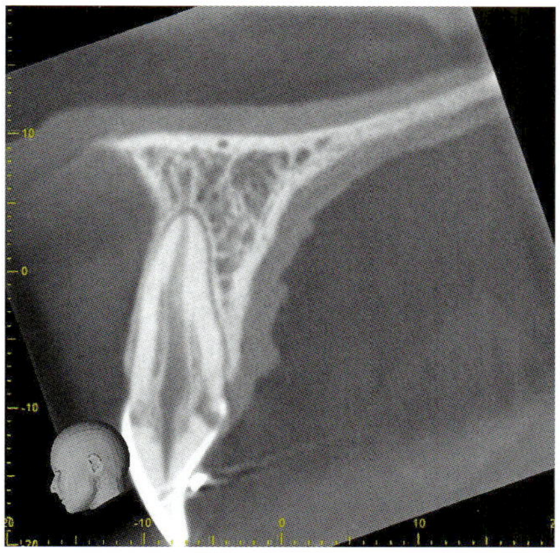

Abb. 1-23 ... Zahn 11.

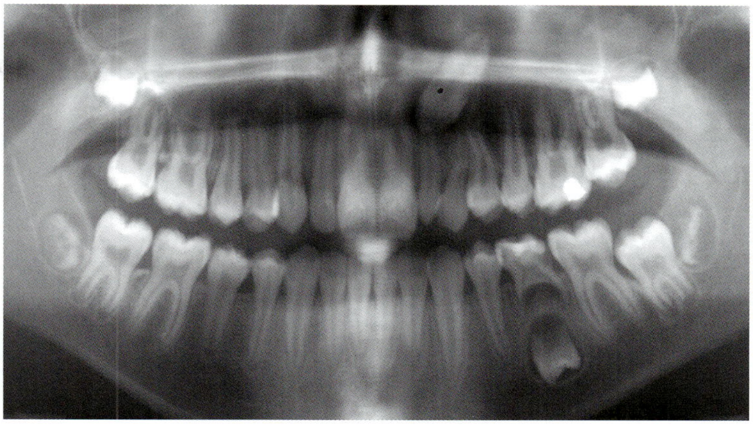

Abb. 1-24 Aberration Zahn 35.

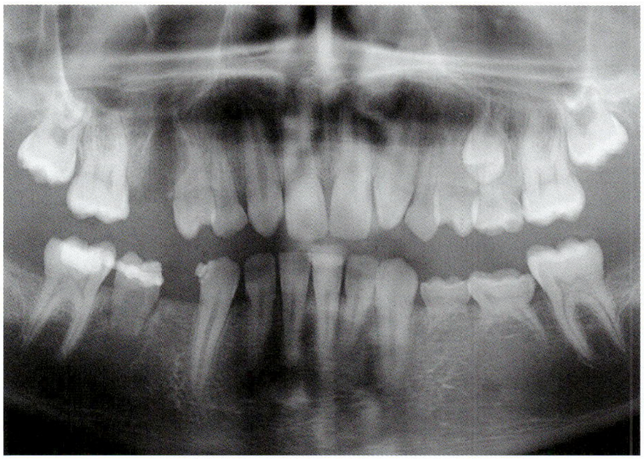

Abb. 1-25 Multiple Nichtanlagen ...

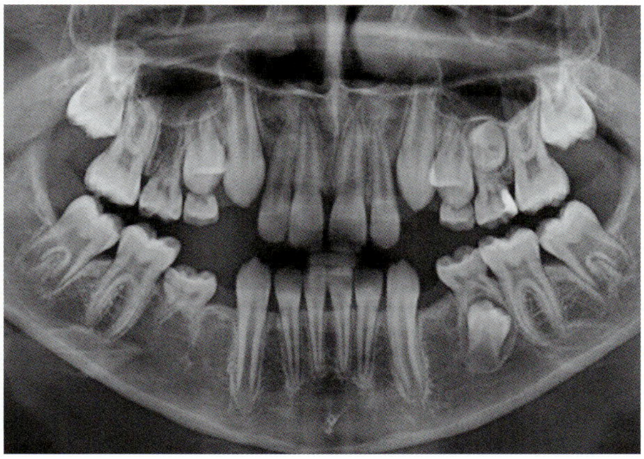

Abb. 1-26 ... müssen intensiv interdisziplinär diskutiert werden ...

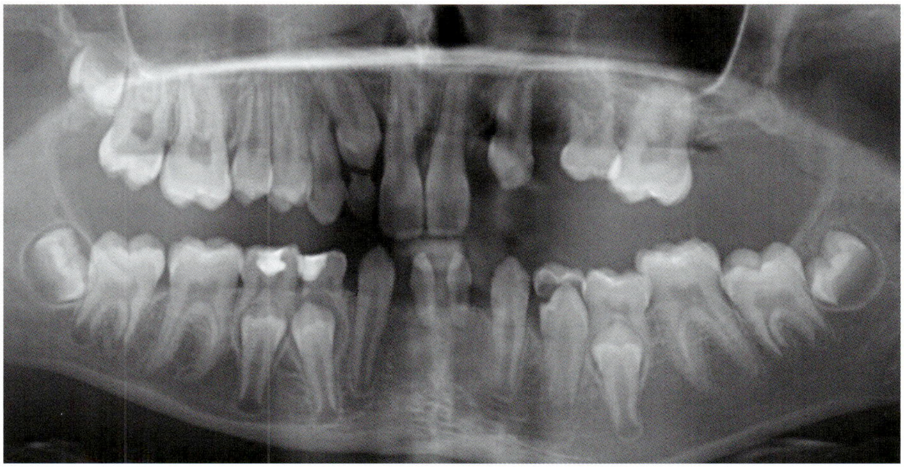

Abb. 1-27 ... und eignen sich oft ...

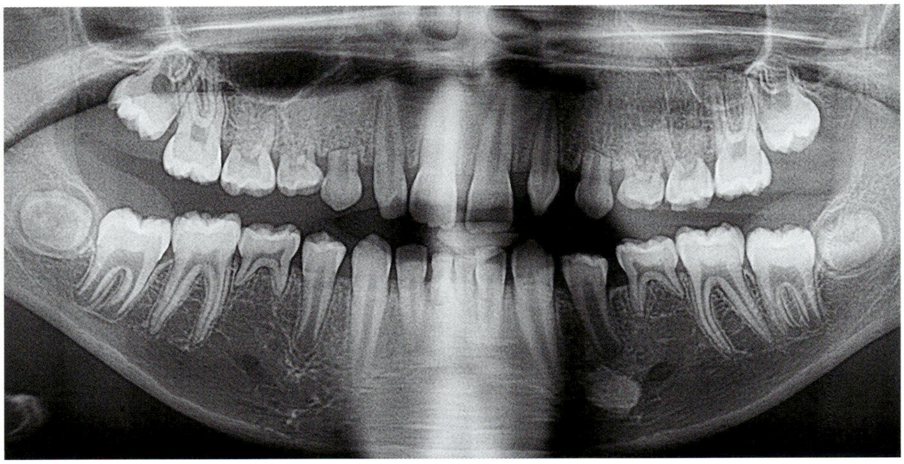

Abb. 1-28 ... für Zahntransplantationen, ...

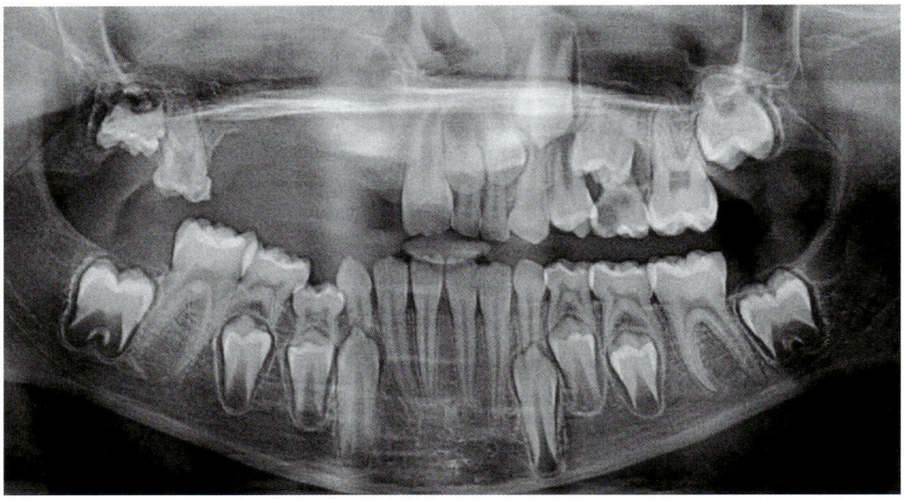

Abb. 1-29 ... weil die Diagnose früh im Leben gestellt wird.

Altersgruppen

Transplantationen erster Molaren oder von Milcheckzähnen sind ab etwa dem 7. Lebensjahr, zweiter Molaren und Prämolaren etwa ab dem 10. Lebensjahr und dritter Molaren ab etwa dem 15. Lebensjahr möglich.

Wahl des Transplantats

Grundsätzlich kann jeder Zahn mit vitalem Parodont transplantiert werden. Allerdings sollten in Abhängigkeit vom Alter des Patienten und der individuellen Indikation dritte Molaren, Prämolaren oder Milcheckzähne bevorzugt werden (siehe Kapitel 10 bis 13). Außerdem kann nicht jeder Zahn aus Gründen der Funktion, der Ästhetik oder des vorhandenen Platzangebots an jede Stelle im Kiefer transplantiert werden. Dritte Molaren des Unterkiefers eignen sich hervorragend zum Ersatz verlorener Molaren im gleichen Quadranten, mit Einschränkungen zum Ersatz von Molaren im kontralateralen Unterkiefer sowie nach Rotation um 90° zum Ersatz von Molaren des Oberkiefers oder Prämolaren des Unterkie-

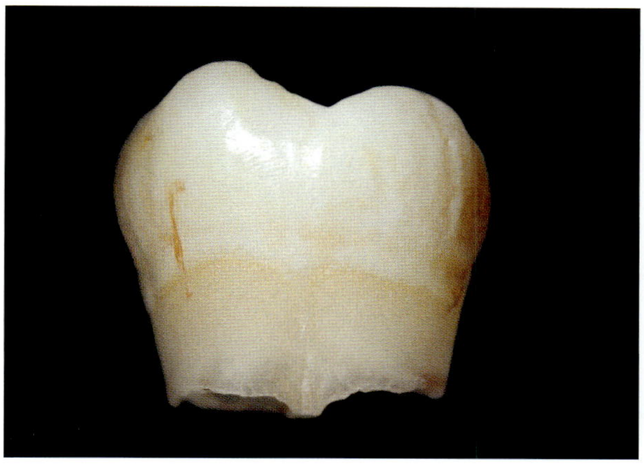

Abb. 1-30 Zahnkeim mit erst beginnender Wurzelbildung ...

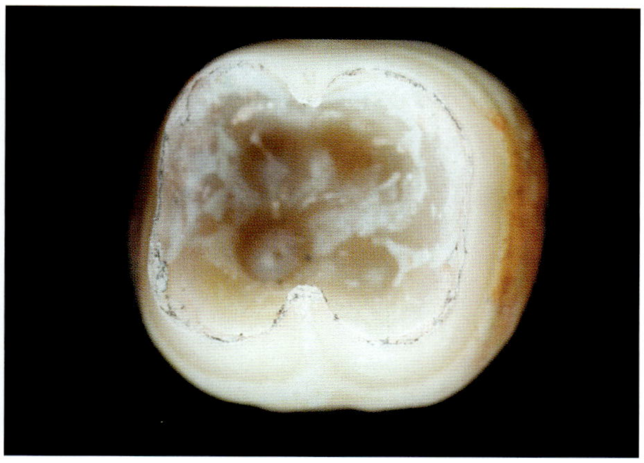

Abb. 1-31 ... und sehr weit offenem Foramen apicale (aus: Schaffner et. al 2021).

fers. Dritte Molaren des Oberkiefers eignen sich hervorragend zum Ersatz verlorener Molaren im gleichen Quadranten und zum Ersatz von Prämolaren im Unterkiefer sowie mit Einschränkungen zum Ersatz von Molaren des Oberkiefers auf der Gegenseite. Prämolaren des Unterkiefers können aufgrund ihres Wurzelquerschnitts sowohl Frontzähne des Oberkiefers als auch alle anderen Prämolaren nahezu perfekt ersetzen. Prämolaren des Oberkiefers können ebenfalls andere Prämolaren ersetzen. Zum Ersatz von Schneidezähnen des Oberkiefers eignen sie sich jedoch nur eingeschränkt (je nach Lückenbreite, Wurzelkonfiguration und der Möglichkeit einer Rotation um 90°). Milcheckzähne können Schneidezähne des Oberkiefers problemlos ersetzen; aufgrund der schöneren Ergebnisse nach der koronalen Rekonstruktion (Austrittsprofil) ist häufig eine Rotation um 180° empfehlenswert.

Bei der präoperativen Auswahl des Transplantats muss immer klinisch und radiologisch überprüft werden, ob der Zahn gewebeschonend und somit ohne größere Zellschäden auf der Wurzeloberfläche entfernt werden kann. Dies gilt insbesondere für retinierte und verlagerte Weisheitszähne oder Prämolaren, aber auch für Zähne, die aus Engstandsituationen entnommen werden.

Zeitpunkt der Transplantation

Der Zeitpunkt der Transplantation richtet sich nach dem Zeitpunkt der Erstkonsultation, dem Patientenalter (chronologisch/dental), der Indikation sowie der Kooperationsbereitschaft von Patient und Eltern. Der Zeitpunkt der Transplantation von Zahnkeimen hat Einfluss auf die spätere Entwicklung des Zahns. Bei einer zu frühen Transplantation, bei der erst wenig Wurzelbildung stattgefunden hat, ist das Risiko für spätere Hartsubstanzdefekte und einen Stopp des Wurzelwachstums groß. Zahnkeime mit zu geringer Wurzelbildung sollten unter diesen Aspekten heute möglichst nicht mehr transplantiert werden (Abb. 1-30 und 1-31). Besser ist es, wenn das Wurzelwachstum mindestens 50 bis maximal 75 % erreicht hat (Abb. 1-32 bis 1-35). Ist das Wurzelwachstum zu weit fortgeschritten (Abb. 1-36 und 1-37), ist sehr häufig eine Wurzelkanalbehandlung erforderlich: Der Wurzelkanal ist einfach zu lang für eine Revaskularisation. Bei der Wahl des Transplantationszeitpunkts muss zwischen der Überlebensrate des Transplantats sowie der Heilung von Pulpa und Parodont unterschieden werden. Während die Überlebensrate nicht wesentlich von den unterschiedlichen Stadien der Wurzelbildung

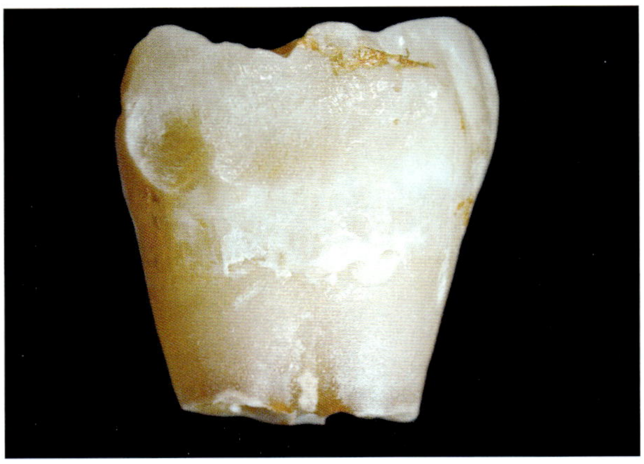

Abb. 1-32 Fortschritt Wurzelwachstum etwa 50 % ...

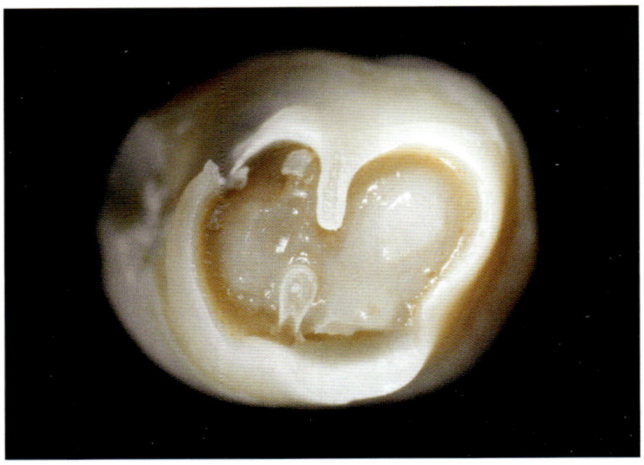

Abb. 1-33 ... bei noch weit offenem Foramen apicale (aus: Schaffner et. al 2021).

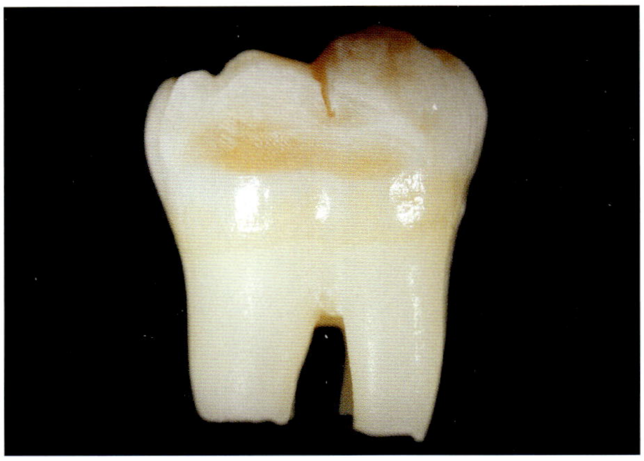

Abb. 1-34 Fortschritt Wurzelwachstum etwa 75 % ...

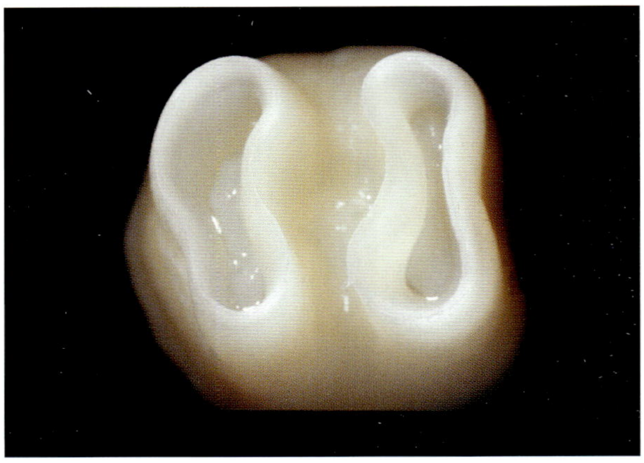

Abb. 1-35 ... mit noch relativ weit offenem Foramen apicale (aus: Schaffner et. al 2021).

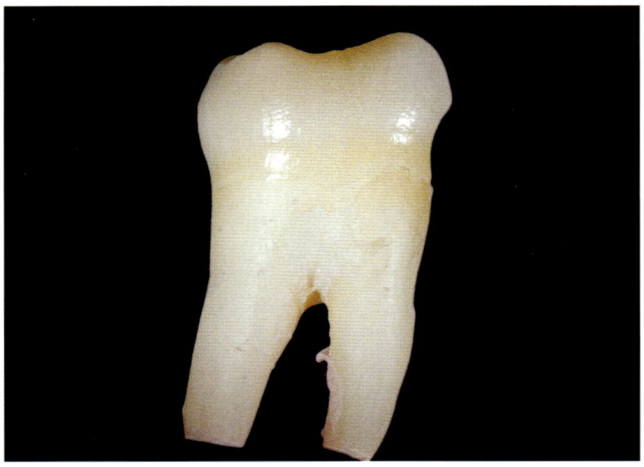

Abb. 1-36 Wurzel kurz vor Abschluss des Wachstums ...

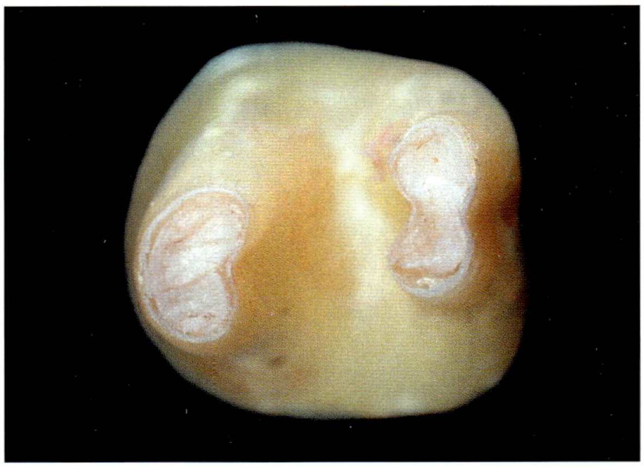

Abb. 1-37 ... bei bereits sehr engem Foramen apicale (aus: Schaffner et. al 2021).

abhängt, zeigen die Heilung von Pulpa und Parodont eine deutliche Abhängigkeit von diesen Stadien. In Anbetracht dessen haben sich Zahntransplantationen prognostisch als am günstigsten erwiesen, wenn das Wurzelwachstum 50 bis 75 % erreicht hat.

Danksagung

Herzlichen Dank an das Swiss Dental Journal sowie an die drei Autoren, die uns erlaubt haben, die Abbildungen 1-30 bis 1-37 in diesem Buch zu verwenden. Sie stammen aus der Publikation: Schaffner M, Stich H, Lussi A: Zahnentwicklung – Wurzelentwicklung. Swiss Dent J 2021;131:726–727.

Weiterführende Literatur

Filippi A: Zahntransplantation. Quintessenz 2008;59:497–504.

Filippi A: Zahntransplantation. Berlin: Quintessenz, 2009.

Filippi A, Kühl S: Moderne zahnerhaltende Chirurgie. Berlin: Quintessenz, 2018.

Filippi A: Vermeidung von Komplikationen nach Zahntransplantation. Quintessenz 2016;67:1447–1454.

Filippi A, Saccardin F, Kühl S: Das große 1x1 der Oralchirurgie. Berlin: Quintessenz, 2022.

Mollen I, Bernhart T, Filippi A: Transplantation of teeth after traumatic tooth loss. ENDO 2014;8:301–307.

Schaffner M, Stich H, Lussi A: Zahnentwicklung – Wurzelentwicklung. Swiss Dent J 2021;131: 726–727.

Kontraindikationen

2

Michelle Simonek, Andreas Filippi

Der Erfolg einer Zahntransplantation hängt nicht nur vom chirurgischen Können und der korrekten Indikationsstellung ab, sondern auch vom Erkennen möglicher Kontraindikationen bzw. erschwerender Faktoren. Dabei sind patientenspezifische, allgemeinmedizinische und anatomische Aspekte zu berücksichtigen.

Eine wesentliche Kontraindikation ist die Non-Compliance. Patientinnen und Patienten, die ausschließlich unter Vollnarkose behandelt werden können, sind für eine Zahntransplantation nicht geeignet[1]. Die unverzichtbare Okklusionskontrolle nach Transplantation ist in Narkose nicht möglich. Frühkontakte führen dazu, dass sich die Schiene innerhalb weniger Tage löst, dass die Patienten nicht essen können und dass sich die Position des Transplantats ungünstig verändern kann. Zudem erfordert der Eingriff die Mitarbeit bei den Nachbehandlungen, wie Naht- und Schienenentfernung, sowie gegebenenfalls bei einer kieferorthopädischen Therapie oder bei der Rekonstruktion von Transplantaten in der ästhetischen Zone.

Da es sich bei einer Zahntransplantation um einen reinen Wahleingriff handelt, muss das Nutzen-Risiko-Verhältnis insbesondere bei Patientinnen/Patienten mit schweren Allgemeinerkrankungen besonders sorgfältig abgewogen werden. Dazu zählen ein erhöhtes Infektionsrisiko, wie etwa bei schlecht eingestelltem Diabetes mellitus Typ I, anderen Autoimmunerkrankungen, bei antiresorptiver Therapie sowie erhöhtem Endokarditisrisiko. Ebenso relevant sind angeborene oder erworbene Gerinnungsstörungen wie Hämophilie, Von-Willebrand-Jürgens-Syndrom oder Thrombozytopenie infolge Lebererkrankungen oder Chemotherapie[1,2].

Infektionen in der Spender- oder Empfängerregion, insbesondere eine generalisierte marginale Parodontitis, wirken sich negativ auf die parodontale Heilung aus und sprechen, solange sie unbehandelt bleiben, zumindest temporär gegen eine Zahntransplantation[2]. Außerdem kann eine zu schmale bzw. verletzte keratinisierte Gingiva in der Empfängerregion problematisch sein[1].

Auch anatomische Gegebenheiten können einer Transplantation im Weg stehen. Ungünstige vertikale Platzverhältnisse bestehen unter Umständen durch elongierte Antagonisten oder im seitlichen Oberkiefer durch die Nähe zur Kieferhöhle. Ein mesio-distaler Platzmangel kann durch gekippte Nachbarzähne (Abb. 2-1 bis 2-3) oder einen persistierenden Milchzahn bei Nichtanlage seitlicher Schneidezähne im Oberkiefer entstehen. In diesen Fällen kann eine initiale kieferorthopädische Therapie zur Vergrößerung der Lücke diskutiert werden[1].

Außerdem sind nicht gewebeschonend entfernbare Transplantate nicht für eine Transplantation geeignet. Dies gilt insbesondere für stark verlagerte Weisheitszähne, deren Entnahme mit einer erheblichen Verletzung der Zellen auf der Wurzeloberfläche einhergeht (Abb. 2-4 bis 2-6).

In gewissen Fällen ist eine linguale Einziehung des Knochens bei geplanten Transplantationen in den Seitenzahnbereich des Unterkiefers kritisch. Hier besteht insbesondere bei fortgeschrittener Wurzelbildung des Transplantats das Risiko komplikationsträchtiger Perforationen zum Mundboden und einer korrespondierenden Verletzung der A. sublingualis[5]. Nach den Daten von Flanagan et al. können sich aus der nur etwa 2 mm dicken A. sublingualis bei einem Blutvolumen von 0,2 ml pro Pulsschlag innerhalb von 30 Minuten mehr als 400 ml Blut in den Mundboden entleeren[3]. Bei solchen Mundbodenblutungen kann es zur Verlegung der Atemwege und zu einer akuten Notfallsituation kommen (Abb. 2-7 bis 2-9)[4].

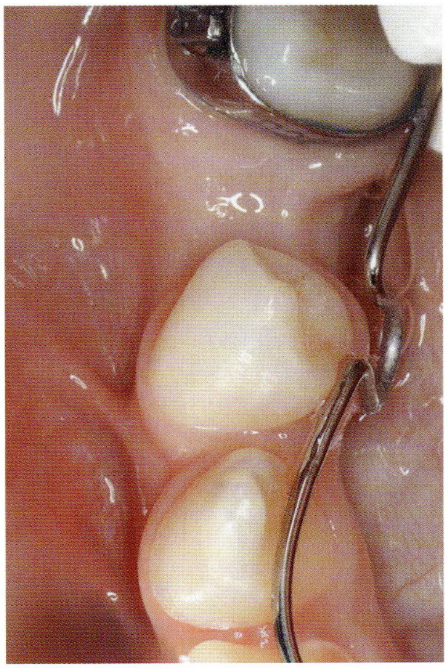

Abb. 2-1 Die Distalkippung der Zähne 43 und 44 ...

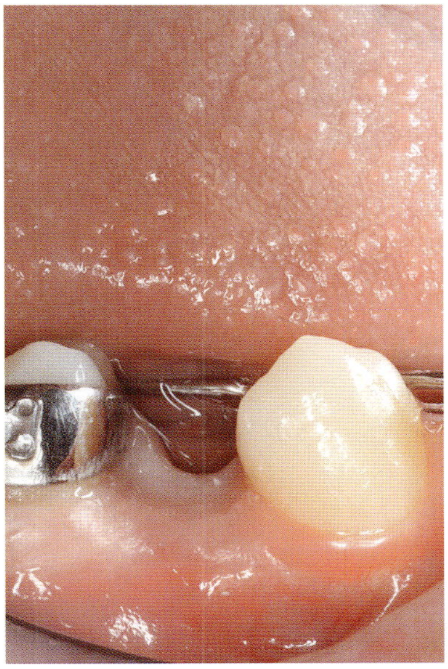

Abb. 2-2 ... kompromittiert das mesio-distale Platzangebot ...

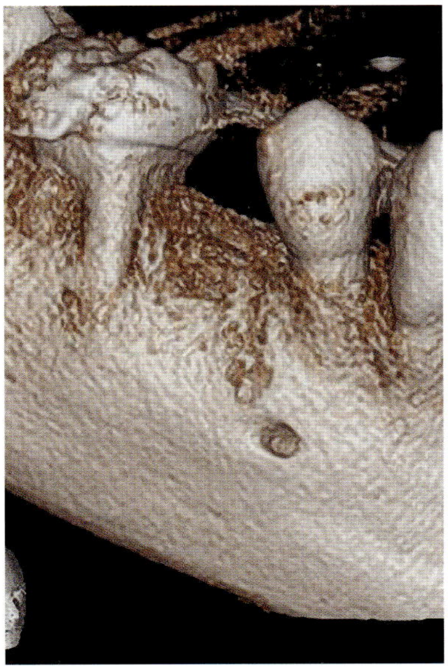

Abb. 2-3 ... für eine Transplantation in regio 45.

Abb. 2-4 Eine vorhersagbar gewebeschonende operative Entfernung des retinierten und mesioklinierten Zahns 48 ist nicht möglich. Die Zähne 18 und 28 eignen sich besser.

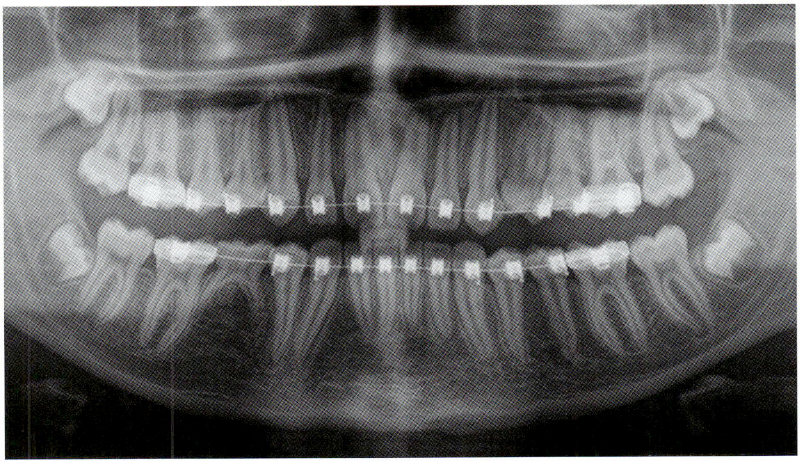

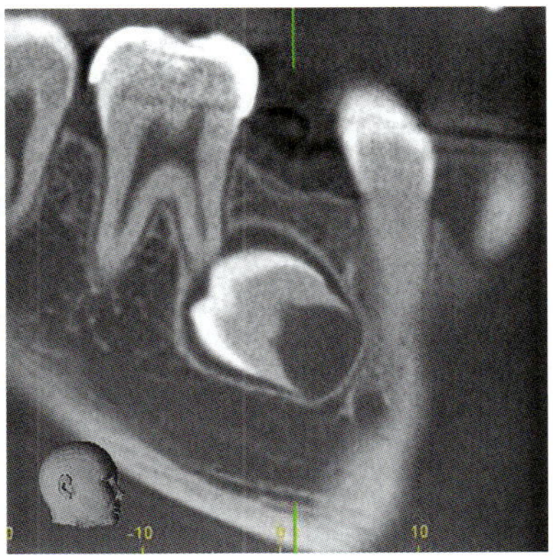

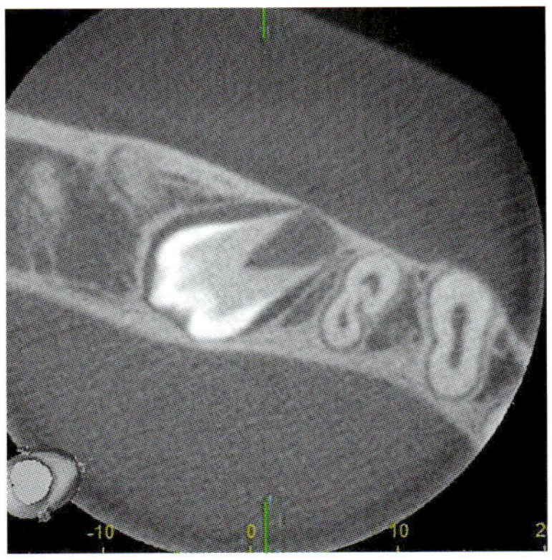

Abb. 2-5 und 2-6 Vertikaler und horizontaler DVT-Schnitt Zahn 45. Der Zahn ist zu stark verlagert und rotiert. Eine gewebeschonende operative Entfernung ist nicht vorhersagbar. Der Zahn eignet sich nicht für eine Transplantation.

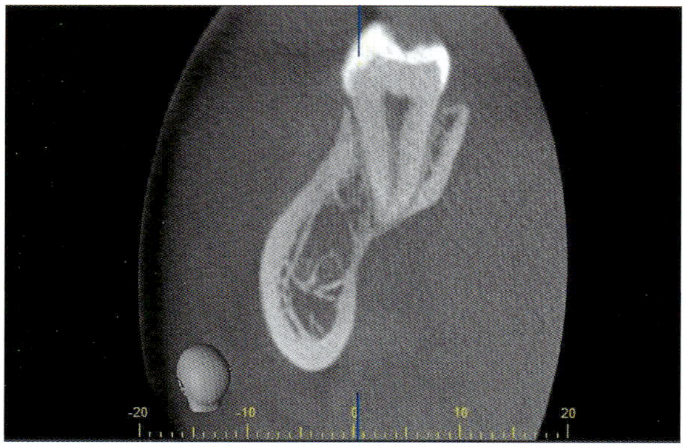

Abb. 2-7 Anatomische Situationen im Seitenzahnbereich des Unterkiefers ...

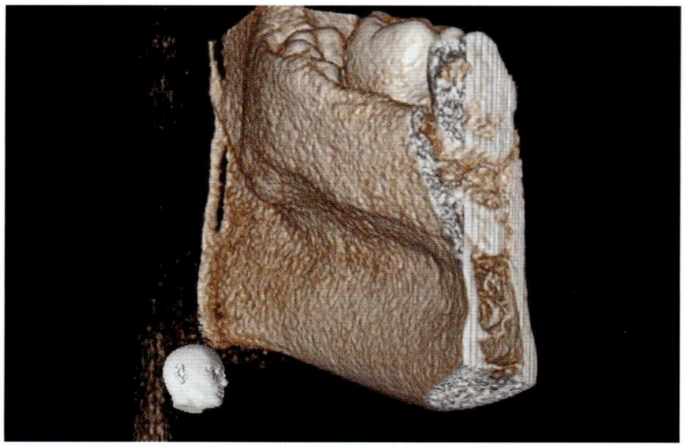

Abb. 2-8 ... mit deutlicher lingualer Einziehung ...

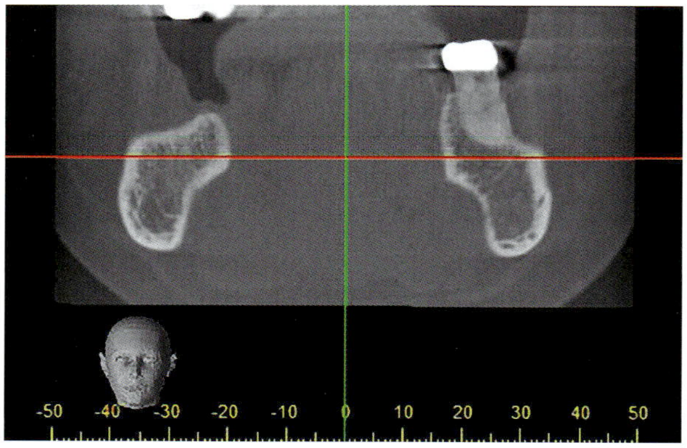

Abb. 2-9 ... und dem Risiko einer lingualen Perforation bei fortgeschrittener Wurzelbildung des Transplantats.

Literatur

1. Filippi A, Lang B, Pohl Y: Planung. In: Filippi A: Zahntransplantation. Berlin: Quintessenz, 2009:15–20.
2. Filippi A, Kühl S: Zahntransplantation. In: Filippi A, Kühl S (Hrsg): Atlas der modernen zahnerhaltenden Chirurgie. Berlin: Quintessenz, 2019:125.
3. Flanagan D: Important arterial supply of the mandible, control of an arterial hemorrhage, and report of a hemorrhagic incident. J Oral Implantol 2003;29:165–173.
4. Götz W, Hoffmann J, Schliwa S: Anatomische Probleme bei der Implantatversorgung im anterioren Unterkiefer. ZWR - Das Deutsche Zahnärzteblatt 2014;123:532–540.
5. Hart L, Weischer T: Anatomieassoziierte Blutungskomplikationen im Rahmen implantologischer Versorgungen des Unterkiefers. Zahnmedizin up2date 2022;16:21–34.

Schwierigkeitsgrad (SAC-Klassifikation)

3

Ava Insa Bracher, Andreas Filippi

Die SAC-Klassifikation ist ein Einstufungssystem in der Zahnmedizin, das verschiedene zahnmedizinische Eingriffe und Behandlungen nach ihrem Schwierigkeitsgrad kategorisiert. SAC-Klassifikationen gibt es heute unter anderem für die Implantatchirurgie[2,3], die Implantatprothetik[5], die Endodontologie[1] und für Wurzelspitzenresektionen[4]. Auch bei der Planung von Zahntransplantationen ist die SAC-Klassifikation eine wertvolle Orientierungshilfe für Behandlerinnen und Behandler, um die Komplexität des geplanten Eingriffs einzuschätzen und entsprechende Entscheidungen bezüglich der Behandlungsplanung zu treffen. Die Klassifikation differenziert zwischen einfachen, anspruchsvollen und komplexen Fällen, wodurch eine patientenzentrierte und risikoadaptierte Versorgung ermöglicht wird.

Ursprung und Bedeutung der SAC-Klassifikation

Die erste SAC-Klassifikation wurde 1996 von Hermann Sailer und Gion Pajarola in ihrem damaligen Standardlehrbuch der Oralchirurgie für verschiedene operative Eingriffe eingeführt[9]. Der Grundgedanke dieser Klassifikation war und ist, dass das zahnmedizinische Staatsexamen allein keine Berechtigung darstellt, sämtliche Behandlungen aller Schwierigkeitsgrade in der Zahnmedizin durchführen zu dürfen. Insbesondere bei juristischen Auseinandersetzungen kann es erforderlich sein, nachzuweisen, dass man für einen bestimmten Schwierigkeitsgrad ausreichend qualifiziert ist.

Die Definitionen der Buchstaben SAC sind wie folgt:

- **S (simple/straightforward = einfach):** Geringer Schwierigkeitsgrad, durchführbar für gut ausgebildete Zahnärztinnen und Zahnärzte.
- **A (advanced = anspruchsvoll):** Erhöhter Schwierigkeitsgrad, erfordert fortgeschrittene Fähigkeiten.
- **C (complex = komplex):** Hoher Schwierigkeitsgrad, sollte Fachzahnärztinnen und Fachzahnärzten bzw. Spezialistinnen und Spezialisten vorbehalten bleiben.

SAC-Klassifikation bei Zahntransplantationen

Für Zahntransplantationen wurde 2014 erstmals eine SAC-Klassifikation publiziert[6]. Nachfolgend werden die einzelnen Arten, Indikationen und Zähne in dieser SAC-Klassifikation näher beleuchtet. Bei Weisheitszahntransplantationen differenziert die SAC-Klassifikation zwischen verschiedenen Transplantationsszenarien, abhängig von Entnahme- und Empfängerregion. Eine elementare Voraussetzung ist, dass genügend Platz in der Empfängerregion in allen Dimensionen vorhanden ist[10].

Die Transplantation eines **Weisheitszahns aus dem Oberkiefer** wird je nach Empfängerregion unterschiedlich eingestuft (Tab. 3-1):

- S: Transplantation in den Molarenbereich im gleichen Quadranten.
- A: Transplantation in den Prämolarenbereich des Unterkiefers, wobei der Zahn meist um 180° axial rotiert eingesetzt wird.
- A oder C: Transplantation in den Molarenbereich im gegenüberliegenden Quadranten des Oberkiefers[7,10].

Auch bei der Transplantation von **Weisheitszähnen aus dem Unterkiefer** richtet sich die Einstufung nach der Empfängerregion (Tab. 3-1):

- S: Transplantation in den Molarenbereich in beiden Quadranten des Unterkiefers.
- A: Transplantation in den Prämolarenbereich des Unterkiefers, was nur bei kleinen Weisheitszähnen möglich ist.
- C: Transplantation in den Molarenbereich des Oberkiefers, wobei der Zahn meist um 90° axial rotiert eingesetzt werden muss[7,10].

Tab. 3-1 Die SAC-Klassifikation der Zahntransplantationen (S = simple/einfach; A = advanced/anspruchsvoll; C = complex/komplex)[6].

Transplantat	Empfängerregion	SAC
Weisheitszahn (Oberkiefer)	Molar im Oberkiefer (gleicher Quadrant)	Simple
	Prämolaren im Unterkiefer (meist axiale Rotation um 180°)	Advanced
	Molar im Oberkiefer (anderer Quadrant)	Advanced/Complex
Weisheitszahn (Unterkiefer)	Molar im Unterkiefer (gleicher oder anderer Quadrant)	Simple
	Prämolaren im Unterkiefer (ggf. axiale Rotation um 90°)	Advanced
	Molar im Oberkiefer (meist axiale Rotation um 90°)	Complex
Prämolaren (Oberkiefer/Unterkiefer)	Andere Prämolaren (im Unterkiefer axiale Rotation um 90°)	Simple
	Schneidezahn im Oberkiefer (ggf. axiale Rotation um 90°)	Advanced/Complex
Milcheckzähne	Schneidezahn im Oberkiefer (ggf. axiale Rotation um 180)	Complex
Zweite Molaren	Erster Molar	Advanced/Complex

Die Transplantation von **Prämolaren** wird wie folgt klassifiziert (Tab. 3-1):

- S: Transplantation an die Stelle anderer Prämolaren. Bei Transplantation oberer Prämolaren in den Unterkiefer (z. B. Nichtanlage 35 oder 45) sollten die Zähne grundsätzlich um 90° rotiert eingesetzt werden. Das Operationsrisiko ist deutlich geringer.
- A oder C: Transplantation anstelle mittlerer oberer Schneidezähne, ggf. 90° axial rotiert. Diese Eingriffe sind ästhetisch anspruchsvoll, das Austrittsprofil des Transplantats muss bereits bei der Operation festgelegt werden, im Anschluss ist meist ein kieferorthopädischer Lückenschluss an der Entnahmestelle erforderlich und nach Abschluss der parodontalen Heilung ist die ästhetische Rekonstruktion des Transplantats erforderlich. Daher müssen diese Behandlungen gut interdisziplinär geplant und abgestimmt sein. Diese Eingriffe sind teilweise sehr anspruchsvoll und erfordern fortgeschrittene chirurgische Fähigkeiten[6,7].

Die Transplantation von **Milcheckzähnen** wird wie folgt klassifiziert (Tab. 3-1):

- C: Transplantation anstelle von Schneidezähnen im Oberkiefer, ggf. 180° axial rotiert aufgrund des besseren Austrittsprofils. Die Indikation für eine Milchzahntransplantation muss sorgfältig gestellt werden. Die Patienten sind sehr jung (Alter 7 bis 10 Jahre), daher sind neben dem chirurgischen Können auch kinderzahnmedizinische Fähigkeiten von Vorteil. Oft ist intraoperativ aufgrund der asymmetrischen Wurzelresorption (der bleibende Eckzahn liegt palatinal der Milchzahnwurzel, weshalb nach der Zahnentfernung oft deutliche palatinale Resorptionslakunen zu sehen sind, die auf dem Zahnfilm präoperativ nicht erkennbar waren) ein Glätten der Wurzelspitze, die Präparation einer retrograden Kavität und eine retrograde Füllung mit einem hydraulischen Kalziumsilikatzement erforderlich. Der dentogingivale Verschluss (Milcheckzähne haben schmalere Zahnhälse als mittlere obere Schneidezähne) muss entweder mit Nähten oder durch eine entsprechende Inzision bei der Trennung des dentogingivalen Verschlusses vor der Transplantatentnahme erreicht werden. Nach Abschluss der parodontalen Heilung ist die ästhetische Rekonstruktion des Transplantats erforderlich[6,7].

Die Transplantation **zweiter Molaren** wird wie folgt klassifiziert (Tab. 3-1):

- A oder C: Transplantation zweiter Molaren an die Position erster Molaren im gleichen Quadranten bei frühem Verlust des ersten Molaren (z. B. durch Molaren-Inzisiven-Hypomineralisation/MIH). Der Erfolg hängt stark vom Wurzelwachstum ab, was eine gute zeitliche Planung erforderlich macht. Die Patienten sind sehr jung. Daher sind neben dem chirurgischen Können auch kinderzahnmedizinische Fähigkeiten von Vorteil[7,8].

Literatur

1. American Association of Endodontists: AAE Endo-Case [Internet]: https://apps.apple.com/ch/app/aae-endocase/id1469122516 [letzter Zugriff am 11. März 2025].
2. Dawson A, Chen S, Buser D, Cordaro L, Martin WC, Belser UC: The SAC classification in implant dentistry. Berlin: Quintessenz, 2009.
3. Dawson A, Martin WC, Polido WD: The SAC Classification in Implant Dentistry. 2. Aufl. Berlin: Quintessenz, 2022.
4. Filippi A, Schneider C: Die SAC-Klassifikation für Wurzelspitzenresektionen. Quintessenz 2023;74:602–606.
5. International Team for Implantology: SAC Assessment Tool - Home - ITI [Internet]: https://www.iti.org/tools/sac-assessment-tool [letzter Zugriff am 11. März 2025].
6. Mollen I, Bernhart T, Filippi A: Transplantation of teeth after traumatic tooth loss. Endodontic Practice Today 2014;8:301–307.
7. Mollen I, Filippi A: Autotransplantation in der Oralchirurgie. Zahnmed up2date 2018;12:299–312.
8. Paganini A, Filippi A: Die Transplantation zweiter Molaren und anderer Zähne – Zahntransplantation Teil 4. Quintessenz 2024;75:121–126.
9. Sailer H, Pajarola G: Orale Chirurgie. Stuttgart: Thieme, 1996.
10. Struwe M, Filippi A: Die Weisheitszahntransplantation – Zahntransplantation Teil 3. Quintessenz 2024;75:41-48.

PRÄOPERATIVE DIAGNOSTIK UND PLANUNG

B

4 Klinische Planung

Virginia Ortiz, Andreas Filippi

Neben der sorgfältigen Patientenauswahl und einer adäquaten Nachsorge ist eine gute Planung ausschlaggebend für die erfolgreiche Integration des transplantierten Zahns und dessen langfristige Funktion. Die präoperative Planung umfasst klinische und radiologische Aspekte (siehe Kapitel 5) sowie in bestimmten Fällen auch modellbasierte Analysen des Transplantatlagers und des Transplantats. Für eine erfolgreiche Therapie sind verschiedene Faktoren entscheidend[2]:

- die Mitarbeit des Patienten,
- ein korrekter Zeitpunkt für die Transplantation,
- die Auswahl eines in Größe und Form geeigneten Transplantats,
- eine günstige okklusale Situation (Kieferrelationsverhältnisse),
- ausreichende Platzverhältnisse im Transplantatlager in allen Dimensionen,
- eine ausreichend breite keratinisierte Gingiva.

Die Compliance des Patienten ist essenziell für den Erfolg einer Transplantation. Eine gute Mundhygiene sowie die Einhaltung postoperativer Anweisungen sind notwendig, um Infektionen und Abstoßungsreaktionen zu vermeiden[1]. Mangelnde Mitarbeit kann zu Entzündungen, Wurzelresorption oder gar zum Verlust des transplantierten Zahns führen.

Zeitpunkt der Transplantation

Ein optimaler Transplantationszeitpunkt ist entscheidend für den langfristigen Erfolg der autologen Zahntransplantation. Besonders vorteilhaft ist die Transplantation von Zähnen mit weit offenem Apex (Wurzelwachstum ≤ 75 % abgeschlossen), da diese eine hohe Wahrscheinlichkeit für eine Revaskularisation der Pulpa haben[8].

Bei einer späten Transplantation eines vollständig entwickelten Zahns steigt das Risiko für Ankylose und infektionsbedingte Resorptionen[1].

Ein anderes Problem sind ankylosierte Milchzähne, die oft in Infraposition geraten[7]. Gerade im Unterkiefer können diese dem Foramen mentale ziemlich nahekommen, was wiederum eine Transplantation erschweren kann. Daher sollten persistierende ankylosierte Milchzähne nicht zu spät entfernt werden[7].

Wahl des Transplantats

Grundsätzlich kann jeder Zahn mit vitalem Parodont transplantiert werden. Allerdings muss abhängig vom Alter des Patienten und der individuellen Indikation entschieden werden, welcher Zahn sich am besten für den Eingriff eignet.

Die Wahl des geeigneten Transplantats richtet sich nach der Anatomie des Spenderzahns und den Platzverhältnissen in der Empfängerregion[2]. Fällt die Wahl auf wurzelunreife Weisheitszähne im Oberkiefer, kann die operative Zugänglichkeit erschwert sein, insbesondere bei limitierter Mundöffnung. Weisheitszähne im Unterkiefer sind in der Regel anatomisch besser zugänglich; aufgrund der Härte des Knochens können diese jedoch häufig weniger gewebeschonend entfernt werden als Zähne aus dem Oberkiefer.

Prämolaren des Unterkiefers sind in der Regel leicht zu entfernen und vielseitig einsetzbar, sowohl für den Ersatz eines mittleren Schneidezahns im Oberkiefer als auch für den Ersatz anderer Prämolaren[2].

Wahl des Transplantatlagers

Das Empfängerareal (Abb. 4-1 und 4-2) muss in allen Dimensionen ausreichend Platz bieten, um ein gewebeschonendes Einsetzen des Transplantats zu ermöglichen und eine erfolgreiche Einheilung zu gewährleisten (Abb. 4-3). Unterschätzt werden hin und wieder linguale apikale Einziehungen im Bereich persistierender Milchmolaren

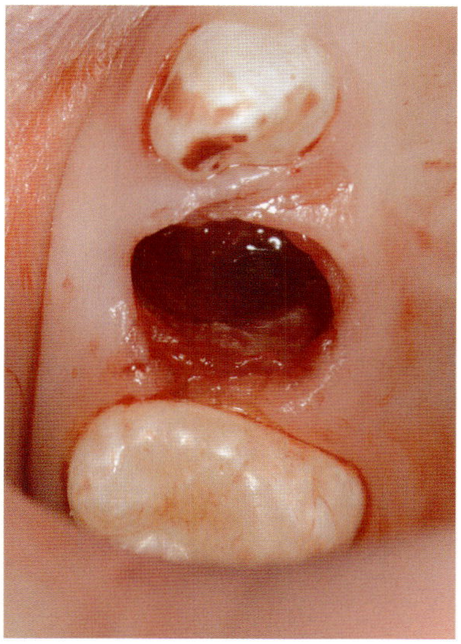

Abb. 4-1 Intraoperative Darstellung der Empfängerregion.

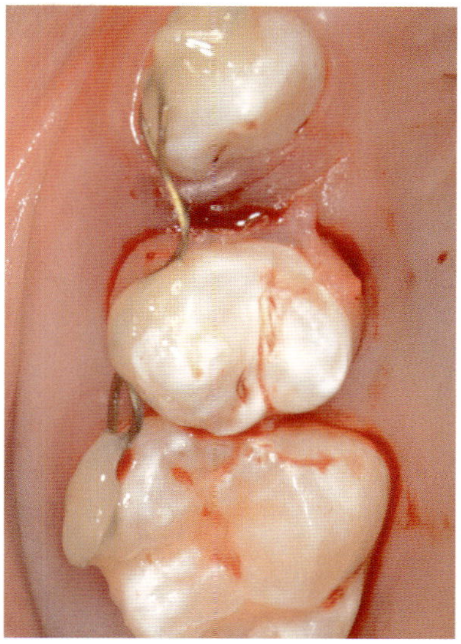

Abb. 4-2 Die Primärstabilität des Transplantats wurde durch eine flexible Schienung (TTS, Titan-Trauma-Schiene, Medartis, Basel, Schweiz) gewährleistet.

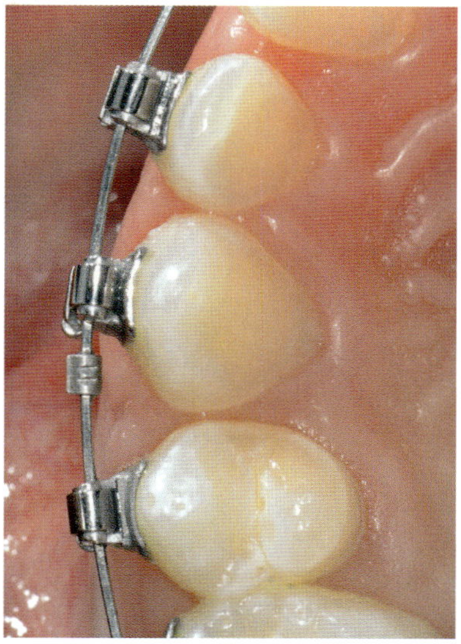

Abb. 4-3 Klinische Situation des Transplantats regio 14 nach 16 Monaten.

im Unterkiefer[8], aber auch bukkale krestale Einziehungen, wenn ein Zahn schon länger fehlt.

Falls approximal nicht genügend Platz für das Transplantat vorhanden ist, kann es erforderlich sein, die Lücke präoperativ kieferorthopädisch zu vergrößern oder intraoperativ die Approximalflächen des Transplantats um bis zu 0,5 mm zu reduzieren, ohne dabei Dentin freizulegen[2]. Letzteres ist insbesondere dann sinnvoll, wenn der Platzmangel minimal ist und eine kieferorthopädische Vorbehandlung nicht gewünscht oder nicht möglich ist[6]. Eine übermäßige approximale Reduktion kann durch die Exposition des Dentins das Risiko für eine Pulpanekrose des Transplantats unnötig erhöhen[4].

Einzeitiges vs. zweizeitiges Vorgehen

Die einzeitige Zahntransplantation (Entfernung des nicht erhaltungswürdigen Zahns und simultane Transplantation) bietet den Vorteil einer kürzeren Behandlungsdauer und nur einem chirurgischen Eingriff. Zudem bleibt die parodontale Struktur an den Alveolenwänden in der Empfängerregion erhalten, wenn diese nicht deutlich angepasst werden müssen, was die parodontale Heilung grundsätzlich begünstigt[8].

Für ein zweizeitiges Vorgehen gibt es aus heutiger Sicht kaum noch Gründe. Mögliche Infektionen in der Empfängerregion (apikale Parodontitis) können im Vorfeld entsprechend ausbehandelt oder chronifiziert werden. Der Verlust von knöchernen Alveolenwänden im Zuge der initialen Knochenheilung sollte vermieden werden. Außerdem ist ein epithelialer Verschluss einer Alveole nicht die beste Voraussetzung für eine Zahntransplantation[6].

Keratinisierte Gingiva

Eine ausreichend breite keratinisierte Gingiva spielt eine wichtige Rolle für die Einheilung und Langzeitstabilität eines transplantierten Zahns. Biologisch betrachtet schützt sie das Transplantat vor mechanischen Belastungen und bakterieller Infiltration, da die keratinisierte Gingiva eine widerstandsfähige Barriere bildet[6].

Fehlt eine ausreichend breite keratinisierte Gingiva, beispielsweise nach unnötig langem Belassen eines ankylosierten und in Infraposition geratenen Milchzahns, kann dies die Wundheilung beeinträchtigen und rasch zu Rezessionen am Transplantat führen[3,6,9].

Literatur

1. Andreasen JO, Paulsen HU, Yu Z, Bayer T, Schwartz O: A long-term study of 370 autotransplanted premolars. Europ J Orthod 1990;12:38–50.
2. Filippi A: Zahntransplantation. Berlin: Quintessenz, 2009.
3. Lang NP, Löe H: The relationship between the width of keratinized gingiva and gingival health. J Periodontol 1972;43:623–627.
4. Lindskog S, Blomlöf L: External root resorption following bleaching therapy. J Endod 1985;11:491–495.
5. Schneider S, Pitt N, Wolf HF: Kieferorthopädische Maßnahmen bei ankylosierten Milchzähnen. Kieferorthopädie 2010;24:45–52.
6. Schwartz O, Bergmann P, Klausen B: Autotransplantation of human teeth: A life-table analysis of prognostic factors. International J Oral Surg 2006;14:245–258.
7. Thilander B: Orthodontic aspects of ankylosed teeth. Eur J Orthod 2009;31:1–7.
8. Tsukiboshi M: Autotransplantation of teeth: Requirements for predictable success. Dent Traumat 2002;18:157–180.
9. Wennström JL: Lack of association between width of attached gingiva and development of soft tissue recession: A 5-year longitudinal study. J Clin Periodontol 1983;10:304–310.

Radiologische Planung

5

Virginia Ortiz, Andreas Filippi

Die röntgenologische Diagnostik spielt eine zentrale Rolle bei der Planung, aber auch bei der Durchführung und Nachsorge von Zahntransplantationen. Sie ermöglicht eine Beurteilung der anatomischen Strukturen, der Eignung des Transplantats und der Empfängerregion sowie eine frühzeitige Erkennung potenzieller Komplikationen.

Präoperative Bildgebung

Die Wahl des geeigneten bildgebenden Verfahrens hängt von der Fragestellung und den individuellen anatomischen Gegebenheiten ab. Intraorale Röntgenaufnahmen (Zahnfilme), Orthopantomographie (OPT) und digitale Volumentomographie (DVT) sind die wichtigsten diagnostischen Mittel zur Beurteilung des Spenderzahns und des Empfängerareals[2].

Zahnfilme sind essenziell für die detaillierte Beurteilung der Wurzelmorphologie und der parodontalen Situation. Sie ermöglichen:

- die Bewertung der Wurzelanatomie und -entwicklung,
- die Identifikation von Wurzelkrümmungen oder Anomalien,
- die Beurteilung des parodontalen Spalts und des alveolären Knochens[1].

Orthopantomographien liefern eine übersichtliche Darstellung beider Kiefer und sind besonders hilfreich für:

- die Lokalisation von Weisheitszähnen oder anderen potenziellen Spenderzähnen,
- die Beurteilung benachbarter anatomischer Strukturen wie Nervverläufe oder die Nähe zum Sinus maxillaris,
- die Einschätzung der Platzverhältnisse am Empfängerort[5].

Die digitale Volumentomographie bietet darüber hinaus eine detaillierte dreidimensionale Darstellung und ist besonders indiziert bei:

- komplexen Wurzelmorphologien, um das Resorptions- oder Ankylose-Risiko besser einschätzen zu können;
- engen Platzverhältnissen in der Empfängerregion, insbesondere bei reduziertem Alveolarkammvolumen oder knöchernen Defekten;
- Transplantaten mit engem Bezug zu sensiblen Strukturen wie dem Nervus alveolaris inferior oder dem Sinus maxillaris[2];
- schablonengeführter Planung und Durchführung einer Transplantation (siehe Kapitel 9).

Zeitpunkt der Transplantation

Der optimale Zeitpunkt der Transplantation ist entscheidend für das langfristige Überleben des Zahns sowie für die Heilung von Pulpa und Parodont[5]. Der Fortschritt des Wurzelwachstums kann nur radiologisch beurteilt werden. Studien zeigen, dass die beste Prognose besteht, wenn das Transplantat in den Entwicklungsstadien F und G nach Demirijan[3] transplantiert wird, was etwa 50 bis 75 % des Wurzelwachstums entspricht[1,4,5].

Postoperative Verlaufskontrolle

Nach der Zahntransplantation ermöglicht eine kontinuierliche radiologische Verlaufskontrolle eine präzise Überwachung des Heilungsprozesses (Abb. 5-1 bis 5-3). Hier sind Zahnfilme ausreichend für die frühzeitige Erkennung von Komplikationen wie eine infektionsbedingte Resorption oder apikale Parodontitis[1], aber auch für die Kontrolle des Fortschritts des Wurzelwachstums.

Die Wahl der geeigneten bildgebenden Verfahren ist entscheidend für die präoperati-

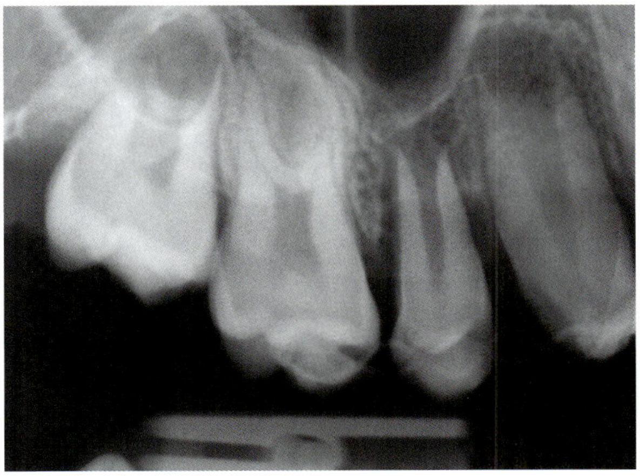

Abb. 5-1 Radiologischer Verlauf 3 Wochen nach Transplantation.

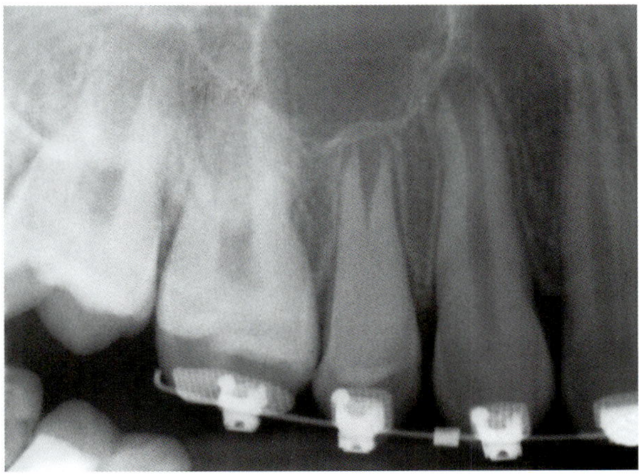

Abb. 5-2 Radiologischer Verlauf 3 Monate nach Transplantation.

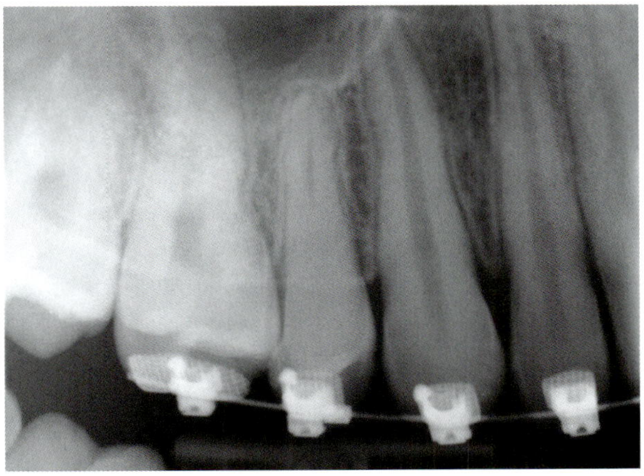

Abb. 5-3 Radiologischer Verlauf 16 Monate nach Transplantation.

ve Planung und postoperative Kontrolle einer Zahntransplantation. Die Kombination von Zahnfilmen, OPT und DVT ermöglicht eine umfassende Beurteilung der Empfängerregion, der Transplantatanatomie und der benachbarten Strukturen.

Literatur

1. Andreasen JO, Paulsen HU, Yu Z, Bayer T, Schwartz O: A long-term study of 370 autotransplanted premolars. Europ J Orthodont 1990;12:38–50.
2. Bornstein MM, Scarfe WC, Vaughn VM: Cone beam computed tomography in implant dentistry: A systematic review focusing on guidelines, indications, and radiation dose risks. Int J Oral Maxillofac Implants 2014;29:55–77.
3. Demirijan A, Goldstein H, Tanner JM: A new system of dental age assessment. Hum Biol 1973;45:211–227.
4. Paulsen HU, Andreasen JO, Schwartz O: Pulp and periodontal healing, root development and resorption after autotransplantation of premolars in adolescents. Dent Traumatol 1995;11:9–16.
5. Tsukiboshi M: Autotransplantation of teeth: Requirements for predictable success. Dent Traumatol 2002;18:157–180.

6 Präoperative Aufklärung

Fabio Saccardin

Die Zahntransplantation ist ein chirurgischer Eingriff, der als Wahleingriff klassifiziert wird. Aus diesem Grund ist das präoperative Aufklärungsgespräch von entscheidender Bedeutung, wobei folgende Punkte ausführlich besprochen werden müssen:

- Diagnose, Indikation und Eignung,
- Art der therapeutischen Intervention,
- Behandlungsabfolge und Umfang (inkl. Folgebehandlungen, z. B. ästhetische Korrekturen nach Prämolarentransplantation im Frontzahnbereich),
- intra- und postoperative Risiken bzw. mögliche Komplikationen,
- Notwendigkeit und Dringlichkeit,
- Prognose bzw. Erfolgsaussichten,
- Kosten und Kostenträger,
- alternative Behandlungsoptionen (inkl. Nichtbehandlung).

Die Aufklärung erfolgt durch den Behandler mündlich, um etwaige Rückfragen unmittelbar zu beantworten. Das Gespräch sollte hierbei schriftlich dokumentiert werden. Bei noch minderjährigen Patienten, muss das Gespräch im Beisein der Erziehungsberechtigten bzw. den gesetzlichen Vertretern stattfinden. Ergänzend können Unterlagen in Textform und mit schematischen Darstellungen zur Erläuterung abgegeben werden; diese ersetzen jedoch nicht das präoperative Aufklärungsgespräch. Es wird dringend empfohlen, routinemäßig einen Aufklärungsbogen mit Einverständniserklärung zu verwenden (Abb. 6-1). Des Weiteren empfiehlt es sich, den Bogen mit individuellen Anmerkungen und Unterstreichungen zu ergänzen. Das Aufklärungsgespräch sollte frühzeitig erfolgen, d. h. nicht am Tag des operativen Eingriffs, um dem Patienten die Möglichkeit zu geben, seine Entscheidung über die Einwilligung wohlüberlegt zu treffen. Am Tag des operativen Eingriffs muss der Aufklärungsbogen mit der Einverständniserklärung vom Patienten und Behandler unterzeichnet vorliegen. Eine Kopie ist dem Patienten zwingend auszuhändigen[1].

Diagnoseaufklärung

Der Zahnarzt oder die Zahnärztin ist dazu verpflichtet, die Patienten über deren zahnmedizinische Befunde sowie über das Vorliegen einer Erkrankung und deren spezifische Art in Kenntnis zu setzen. Im Fall der Zahntransplantation handelt es sich in der Regel um Diagnosen, wie früher Zahnverlust bzw. Zahnverlust im Wachstumsalter (aufgrund von Trauma, profunder Karies, apikaler oder marginaler Parodontitis, Wurzelresorption etc.), Aplasie oder Eruptionsstörung von Zähnen, die sich kieferorthopädisch nicht einstellen lassen. Unter Berücksichtigung der kieferorthopädischen, traumatologischen, endodontologischen, parodontologischen und kariologischen Aspekte ist bei einer Zahntransplantation häufig eine interdisziplinäre Zusammenarbeit mit anderen Fachzahnärzten erforderlich. Dies sollte den Patienten und erziehungsberechtigten Personen auch so kommuniziert werden. Zudem sollte nicht nur die Folge der Diagnose, sondern auch die Dringlichkeit der therapeutischen Intervention besprochen werden.

Intra- und postoperative Risiken

Bei Zahntransplantationen sind die Patienten über die wesentlichen intra- und postoperativen Risiken aufzuklären. Hier gilt die Maxime: Je größer das Risiko eines potenziellen Misserfolgs, desto umfangreicher sollte das Aufklärungsgespräch sein. Zu den allgemeinen oralchirurgischen Risiken einer Zahntransplantation gehören:

- Wundinfektionen,
- Nervverletzung oder Nervirritation (insbesondere N. alveolaris inferior und

Praxislogo

[Zahnarztpraxisname]
[Straße & Nr.] • [PLZ] [Ort]
[Telefonnummer] • [E-Mail]

Aufklärung und Einverständniserklärung

Vorname / Name: ____, geb. ____.____.____

Diagnose: ____

Geplanter Eingriff: Zahnentfernung _________ und Transplantation an Zahnposition _________

Ich bin über den Ablauf der Behandlung sowie die möglicherweise eintretenden Folgen, wenn der Eingriff unterbleibt, persönlich aufgeklärt worden. Ich wurde auch über alternative Behandlungsmethoden aufgeklärt, sofern es welche gibt.

Neben Schmerz, Schwellung, möglicher Nachblutung und eventueller Einschränkung der Mundöffnung kann es auch zu Wundinfektionen kommen. Zusätzlich sind folgende Komplikationen möglich:

- Eine Zahntransplantation ist lediglich ein Versuch, mit einem eigenen kariesfreien Zahn einen nicht erhaltungswürdigen Zahn zu ersetzen. Es besteht die Möglichkeit, dass Transplantate nicht korrekt einheilen und wieder entfernt werden müssen.
- Der Zahnnerv im Inneren des Zahnes (Pulpa) findet keine Verbindung zum Organismus und stirbt ab. In diesem Fall ist nachträglich eine Wurzelkanalbehandlung erforderlich.
- Eröffnung der Kieferhöhle
- Verletzung des Unterkiefernerven und/oder Verletzung des Zungennerven
- Der Erfolg einer Zahntransplantation kann erst nach etwa einem Jahr beurteilt werden.
- Sonstiges: ____

Ich bin über alternative Behandlungsmöglichkeiten und über die Konsequenzen bei Nichtbehandlung informiert worden. Ich bin auch über wirtschaftliche Aspekte (Kosten, Versicherungsdeckung usw.) informiert worden. Ich nehme diese Informationen zur Kenntnis und habe sie verstanden. Ich habe keine weiteren Fragen mehr.

_________________________	_________________________	_________________________
Ort, Datum	Unterschrift Patient/-in oder des gesetzlichen Vertreters	Unterschrift Zahnarzt/-ärztin

Abb. 6-1 Aufklärungsformular (Beispiel, Download unter dem QR-Code möglich).

N. lingualis durch die Leitungsanästhesie oder durch die Transplantatentnahme unterer retinierter Weisheitszähne),
- Blutungen (intra- und postoperativ),
- Eröffnung der Kieferhöhle (bei Transplantation oder Entnahme des Transplantats im Oberkieferseitenzahnbereich),
- Verletzung der Nachbarzähne.

Außerdem können postoperativ Schmerzen, Schwellungen, Hämatome und/oder eine Einschränkung der Mund- bzw. Kieferöffnung auftreten.

Im Rahmen des Aufklärungsgesprächs müssen ebenso die zahntransplantationspezifischen Risiken erwähnt werden:
- Pulpanekrose durch gestörte oder fehlende Revaskularisation (Wurzelkanalbehandlung als Folgebehandlung),
- Pulpaobliteration (Immunabwehr der Pulpa gegenüber Mikroorganismen ist reduziert, d. h. Dentinkaries kann rascher zu einer apikalen Parodontitis führen),
- Ankylose bzw. Ersatzgewebsresorption (durch Zementschaden bei einer nicht gewebeschonenden Transplantation),
- ästhetisch kompromittierendes Ergebnis (Gingivaverlauf, Zahnform, Verfärbung etc.),
- Malokklusion,
- neue Zahnlücke (an Entnahmestelle des Zahntransplantats),
- Verlust des Zahntransplantats (ausbleibende Einheilung oder Spätverlust).

Darüber hinaus sollten im Falle eines Misserfolgs alternative Behandlungsmöglichkeiten erörtert werden (siehe Kapitel 7). Hierbei ist zu berücksichtigen, dass ein Hart- und Weichgewebsdefizit nach Transplantatverlust im wachsenden Kiefer entsprechende Konsequenzen haben kann.

Prognose und Erfolgsrate

Der Zahnarzt oder die Zahnärztin hat die Pflicht, über die Erfolgsaussichten der geplanten Therapie sowie die alternativen Behandlungsoptionen aufzuklären. Dabei ist zu berücksichtigen, dass der Behandler dem Patienten keinen bestimmten Behandlungserfolg schuldet, sondern lediglich eine nach den aktuellen medizinischen Standards durchgeführte Behandlung.

Die Erfolgsaussichten einer Zahntransplantation sind hoch (siehe Kapitel 24). Eine neuere Übersichtsarbeit mit Metaanalyse berichtet über eine Überlebensrate von > 95 % bei Zahntransplantaten mit nicht abgeschlossenem Wurzelwachstum und über eine geringe Komplikationsrate von < 5 % nach 10 Jahren[2]. Eine weitere Übersichtarbeit mit Metaanalyse zeigt für einen Beobachtungszeitraum von 7 bis 25 Jahren eine Überlebensrate von 75 bis 91 %[3].

Alternative Behandlungsoptionen

Im Rahmen des Aufklärungsgesprächs ist auch auf alternative Behandlungsoptionen hinzuweisen, insbesondere, wenn mehrere zahnmedizinisch gleichermaßen indizierte und übliche Behandlungsoptionen vorliegen, die jedoch zu wesentlich unterschiedlichen Belastungen, Risiken oder Heilungschancen führen können. In diesem Zusammenhang ist es von Bedeutung, die Vorteile der Zahntransplantation im wachsenden Kiefer (biologische Überlegenheit, Funktion und Vorhersagbarkeit) gegenüber alternativen Behandlungsoptionen, wie beispielsweise Adhäsivattachment, Adhäsivbrücke, konventionelle Brückenversorgung, kieferorthopädischer Lückenschluss und Einzelzahnimplantat, zu erwähnen (siehe Kapitel 7). Bei der Entscheidungsfindung sind verschiedene Faktoren zu berücksichtigen, darunter Patientenalter (inkl.

Wachstum), Lokalisation des fehlenden Zahns (Frontzahn-/Seitenzahngebiet), Zahnform, Wurzelwachstum, Gingivabiotyp, Zustand der Nachbarzähne, Platzverhältnisse und lokales Knochenangebot. Zudem sollte auch die Möglichkeit einer Nichtbehandlung und deren Konsequenzen thematisiert werden.

Kosten und Kostenübernahme

Es wird empfohlen, die Patienten vor Behandlungsbeginn in schriftlicher Form über die zu erwartenden Kosten zu informieren (siehe Kapitel 8). Eine mögliche Kostenübernahme durch die Versicherung sollte im Vorfeld geklärt werden. Hierfür ist ein entsprechender Kostenvoranschlag zusammen mit den üblichen Antragsformalitäten einzureichen. Es empfiehlt sich, wenn möglich, mit der Behandlung zu warten, bis die Kostenübernahme vorliegt, um einen Zahlungsausfall zu vermeiden.

QR-Code 6-1 Aufklärungsformular (Beispiel, Download unter dem QR-Code möglich).

Literatur

1. Jackowski J, Zeiss H, Benz K: Präoperative Aufklärung. In: Filippi A, Saccardin F, Kühl S (Hrsg): Das kleine 1x1 der Oralchirurgie. Berlin: Quintessenz, 2021:51–62.
2. Rohof ECM, Kerdijk W, Jansma J, Livas C, Ren Y: Autotransplantation of teeth with incomplete root formation: a systematic review and meta-analysis. Clin Oral Investig 2018;22:1613–1624.
3. Machado LA, do Nascimento RR, Ferreira DM, Mattos CT, Vilella OV: Long-term prognosis of tooth autotransplantation: a systematic review and meta-analysis. Int J Oral Maxillofac Surg 2016;45:610–617.

Behandlungsalternativen

7

Fabio Saccardin, Johannes Bolkart, Johannes Müller

Die Zahntransplantation ist ein etabliertes Verfahren zur Behandlung von primär Einzelzahnlücken im wachsenden Kiefer. Demgegenüber stehen alternative Behandlungsoptionen wie der kieferorthopädische oder der prothetische Lückenschluss, z. B. mit Adhäsivattachments, Adhäsivbrücken, konventionellen Brückenversorgungen oder Zahnimplantaten, die im vorliegenden Kapitel ausführlicher vorgestellt werden (Tab. 7-1).

Kieferorthopädischer Lückenschluss

Der kieferorthopädische Lückenschluss ist eine effektive Therapieoption zur Behandlung von Einzelzahnlücken (Abb. 7-1 bis 7-8) oder auch Doppellücken. Ob ein kieferorthopädischer Lückenschluss möglich ist oder nicht, hängt von verschiedenen Faktoren ab (Tab. 7-2). Im klinischen Alltag betrifft dies häufig die Position

Tab. 7-1 Übersicht über die Versorgungsmöglichkeiten bei Einzelzahnlücken im Frontzahngebiet nach Patientenalter[1] (Lj. = Lebensjahr).

Alter	Behandlungsoption	Indikation
6.–8. Lj.	Transplantation eines unteren Milcheckzahns	Wenn Platzverhältnisse erhalten und das weitere Wachstum von Hart- und Weichgewebe sichergestellt werden soll
≥ 9. Lj.	Transplantation eines Prämolaren	Wenn Platzverhältnisse erhalten und das weitere Wachstum von Hart- und Weichgewebe sichergestellt werden soll
≥ 11. Lj.	Kieferorthopädischer Lückenschluss und Rekonturierung der mesialisierten Zähne (z. B. durch direkte Kompositrestaurationen):	Bei konvexem Profil und protrudierten Schneidezähnen, die nach oral/palatinal geneigt werden müssen
	▪ Beidseitig symmetrisch (z. B. wenn beide mittleren Schneidezähne fehlen)	Eckzähne mit heller Farbe, die nach mesial in die Position der lateralen Inzisiven verschoben werden
	▪ Asymmetrisch auf der betroffenen Seite (aber Mittellinie beibehalten)	Bei ähnlicher Zahnbreite der medialen und lateralen Inzisiven (breite laterale und schmale mediale Inzisiven)
	▪ Im Frontzahnbereich Lückenschluss und Lückenöffnung im Prämolarenbereich für Einzelzahnimplantate im Alter bis 20 Jahre (das Risiko einer Infraposition ist im Prämolarenbereich weniger kritisch)	Bei Aplasie der Prämolaren oder retrognathem Oberkiefer (wenn eine Reduzierung des Bogenumfangs nicht angezeigt ist)
	Kurzfristiges Provisorium, welches chairside an mesialen oder distalen oder an beiden Nachbarzähnen adhäsiv befestigt wird (mit oder ohne Metall- oder Glasfaserverstärkung)	Als Zwischenlösung, wenn eine Transplantation nicht möglich ist und Platz erhalten werden soll
≥ 14. Lj.	Adhäsivattachement	Als kurz- oder langfristiges Provisorium
≥ 16. Lj.	Adhäsivattachement oder Adhäsivbrücke	Als kurz- oder langfristiges Provisorium
≥ 20. Lj.	Konventionelle Brückenversorgung	Im Falle von wurzelkanalbehandelten Pfeilerzähnen
	Einzelzahnkrone mit Extensionsglied bzw. Cantilever-Brücke	Bei verringerter Lückenbreite und Ablehnung einer kieferorthopädischen Behandlung
≥ 25. Lj.	Einzelzahnimplantat	

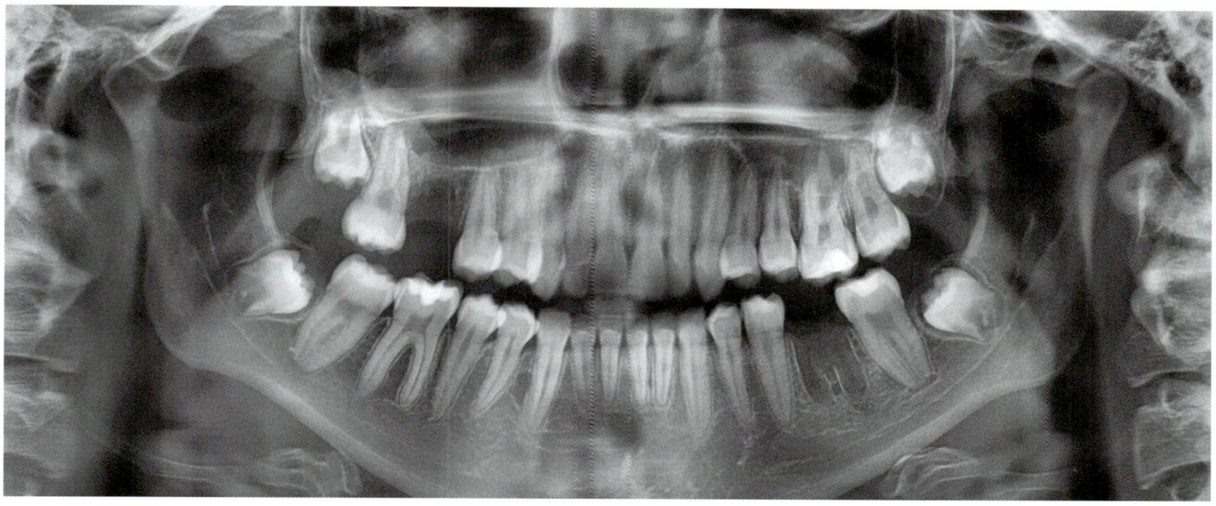

Abb. 7-1 Asymmetrischer Lückenschluss im Oberkiefer: Das OPT zeigt den Zustand nach Extraktion der nicht erhaltungswürdigen MIH-Zähne 16 und 36. Die Anlage der Weisheitszähne 18 und 38 ist vorhanden. Da sich kein tiefer Recessus maxillaris zeigt, lässt sich eine Mesialisierung realisieren.

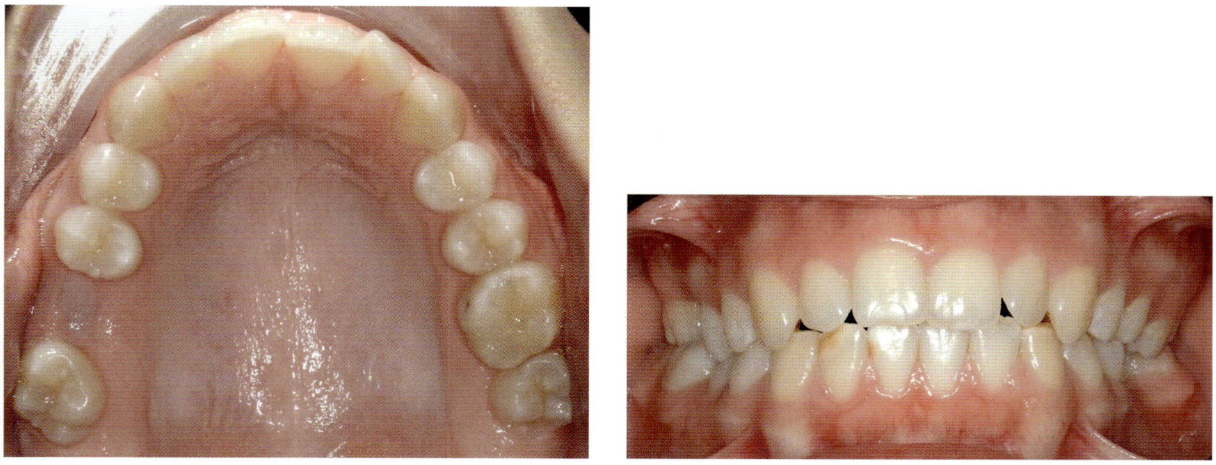

Abb. 7-2 und 7-3 Biomechanische Überlegung: Mesialisierung von Zahn 17. Mit dem Einsatz von skelettalen Verankerungen lassen sich auch asymmetrische Lücken schließen, ohne dass eine Retraktion der Frontzähen entsteht.

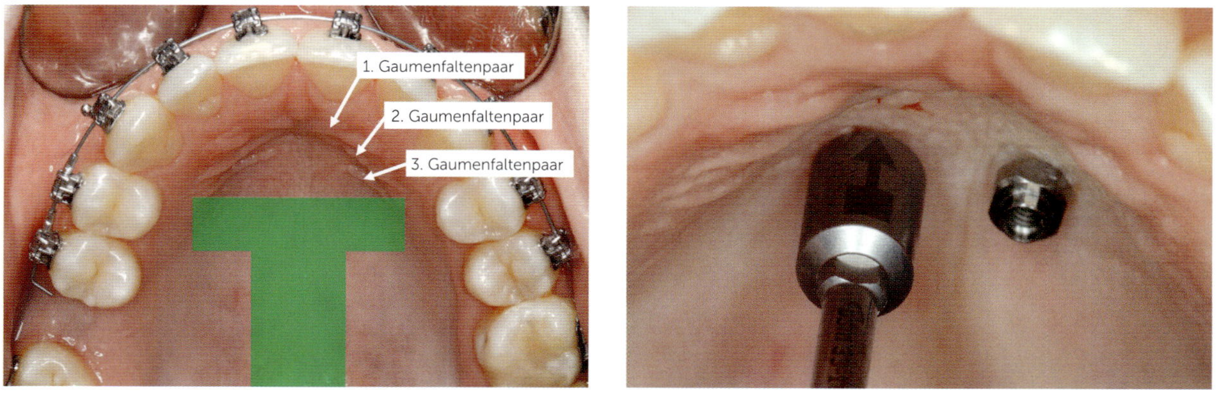

Abb. 7-4 und 7-5 Für einen Mesialslider wird als skelettale Verankerungsmöglichkeit eine paramediane Insertion zweier Mini-Implantate am Gaumen empfohlen in der sogenannten T-Zone[2], d. h. dorsal des dritten Gaumenfaltenpaares und senkrecht zur Okklusionsebene.

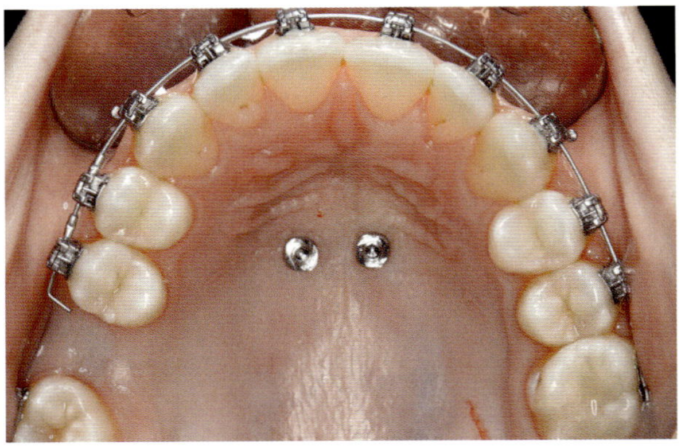

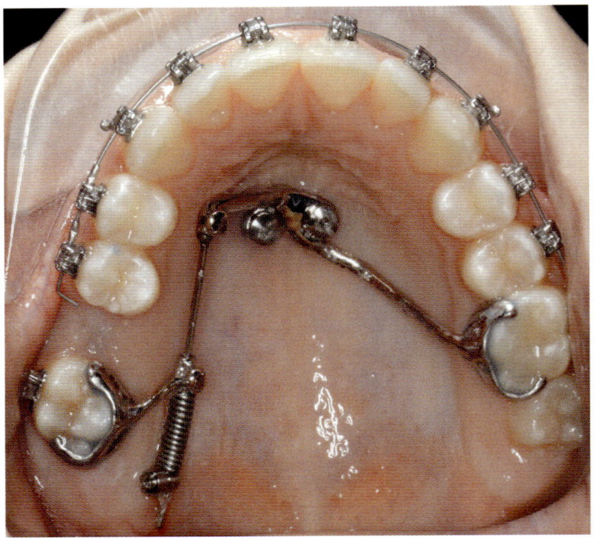

Abb. 7-6 und 7-7 Nach digitaler Abformung der Mini-Implantate erfolgt die CAD/CAM-Fertigung des Mesialsliders (Zahntechnik: DentalDigital, Diepoldsau SG, Schweiz) sowie die Eingliederung und Befestigung mit einem Adhäsivsystem. Im klinischen Alltag wird die Verwendung von NiTi-Druckfedern (400–500 g) empfohlen, die über einen Mobilizer nachaktiviert werden können.

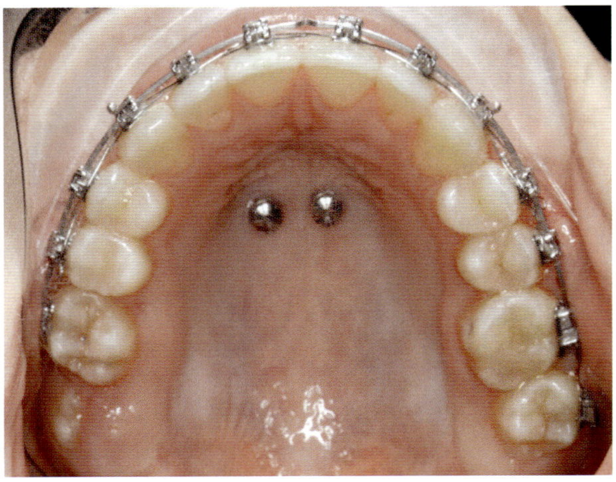

Abb. 7-8 Lückenschluss regio 16 durch Mesialisierung von Zahn 17. Zahn 18 ist im Durchbruch. Der Mesialslider wurde zwischenzeitlich entfernt.

der oberen seitlichen Schneidezähne und der unteren zweiten Prämolaren durch Nichtanlage, oder den vorzeitigen Verlust oberer mittlerer Schneidezähne durch Trauma. Die im Einzelfall gewählte Therapieoption hat die Aufgabe, ästhetische und funktionelle Anforderungen bestmöglich zu erfüllen. In Sonderfällen, wie beispielsweise bei ektodermaler Dysplasie, müssen zusätzliche Befunde berücksichtigt werden. Hier kann eine strategische kieferorthopädische Zahnbewegung die spätere prothetische Versorgung erleichtern. Ein weiterer Vorteil des kieferorthopädischen Lückenschlusses besteht in der Knochenapposition im hypoplastischen Alveolarfortsatzbereich, die eine verbesserte Grundlage für spätere Implantate schaffen kann[9].

Tab. 7-2 Wichtige diagnostische Faktoren für die Entscheidung über Lückenöffnung oder Lückenschluss[3–5].

Alter	Chronologisches und skelettales Alter des Patienten: Je jünger der Patient ist, desto eher wird ein Lückenschluss favorisiert. Eine frühe Therapieentscheidung erleichtert die kieferorthopädische Therapie durch Ausnutzung der physiologischen Mesialwanderung[6,7]. Je älter der Patient ist, desto schlechter ist seine Gewebereaktion, was einen erhöhten Verankerungsbedarf nach sich zieht.
Profiltyp	Ein volles, konvexes Profil spricht für Lückenschluss; ein konkaves, einfallendes Profil spricht für Lückenöffnung.
Skelettale Relationen (im Fernröntgenseitenbild)	Vertikales (offenes) Wachstumsmuster; Gesichtsschädelaufbau spricht für Lückenschluss.
Okklusionsverhältnisse	Eine scharfe Okklusion spricht eher für Lückenöffnung. Ausnutzen der Okklusion: Lückenschluss für eine dentoalveoläre Kompensation: Aplasie im Oberkiefer bei Klasse II. Kein Lückenschluss ohne skelettale Verankerung im Oberkiefer bei Klasse III.
Eckzahn	Lässt sich der Eckzahn zum seitlichen Schneidezahn umbauen? Position, Form, Farbe und Gingivaverlauf des Eckzahns beachten[8].
Lachlinie und Gingivaverlauf	Hohe Lachlinie spricht aufgrund der Rot-Weiß-Ästhetik eher für einen Lückenschluss. Tiefe Lachlinie: Alle Behandlungen sind möglich.
Verteilung der Aplasien (symmetrische oder asymmetrische)	Bei asymmetrischer Verteilung der Aplasien ist es sinnvoll, eine Ausgleichsextraktion in Erwägung zu ziehen oder die Verankerung mittels skelettaler Verankerung zu erhöhen.
Zahnachse	Protrusion und mesial geneigte Wurzeln sprechen für Lückenschluss.

Fehlen der oberen seitlichen Schneidezähne

Das Fehlen seitlicher Schneidezähne im Oberkiefer tritt mit einer Häufigkeit von 0,5 bis 3 % auf, gehört damit zu den häufigsten Aplasien und kann symmetrisch oder asymmetrisch auftreten (Abb. 7-9 bis 7-19). Ein entscheidender Vorteil des kieferorthopädischen Lückenschlusses liegt in der Förderung des Knochenwachstums durch gezielte Zahnbewegungen. Der Zahn nimmt sozusagen „seinen Knochen" mit[9]. Sowohl das Offenhalten als auch das Schließen der Lücke stellt Anforderungen an eine stabile Verankerung. Wichtig ist dabei die Sicherstellung eines korrekten sagittalen Überbisses sowie die Anpassung der Okklusion. Durch den Einsatz von Mini-Implantaten lässt sich heute auch bei schwierigen Situationen, wie zum Beispiel bei einem knappen Überbiss, allen Formen der Klasse-III-Anomalien oder asymmetrischen Zahnstellungen, ein kieferorthopädischer Lückenschluss durchführen. Durch dieses erweiterte kieferorthopädische Spektrum sind die bisherigen „Kontraindikationen" des Lückenschlusses differenzierter zu betrachten. Der Einsatz von Mini-Implantaten bietet dem Kieferorthopäden einige klinische Vorteile. Zum einen bedarf es keiner Compliance des Patienten, zum anderen braucht es weniger Einsatz intermaxillärer Gummizüge, die den Nachteil haben, dass es häufig zu unerwünschten Zahnbewegungen kommt[11]. Die Mesialisierung der Eckzähne an die Stelle der seitlichen Schneidezähne wird oft kritisch gesehen, da dies funktionelle Probleme verursa-

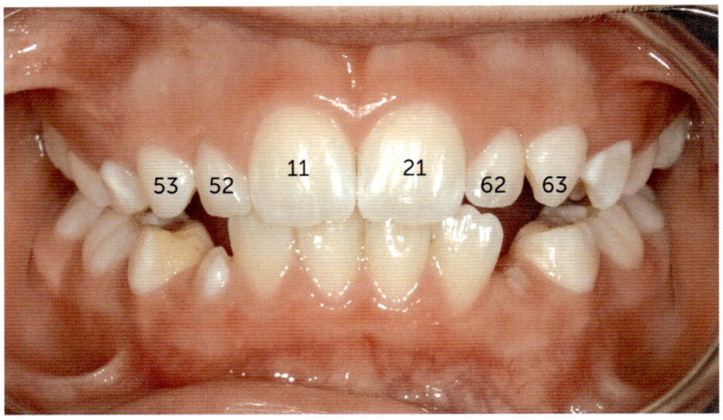

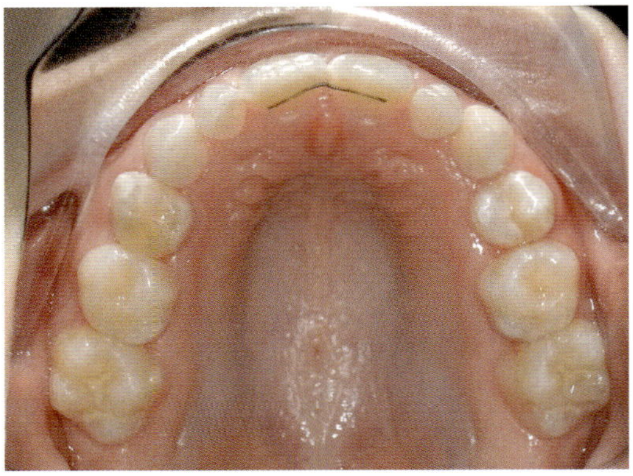

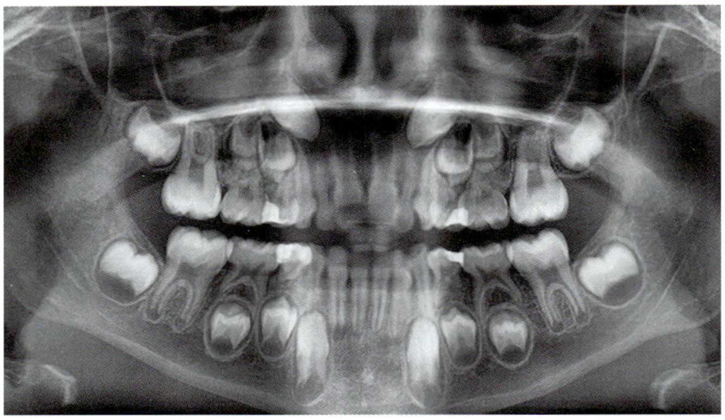

Abb. 7-9 bis 7-11 Aplasie der seitlichen oberen Schneidezähne 12 und 22: Durch die frühzeitige Entfernung der Milchzähne 52 und 62 kann gezielt der Durchbruch der oberen Eckzähne eingeleitet werden, um spätere kieferorthopädische Maßnahmen zu erleichtern und ein harmonisches Gingivaprofil zu fördern.

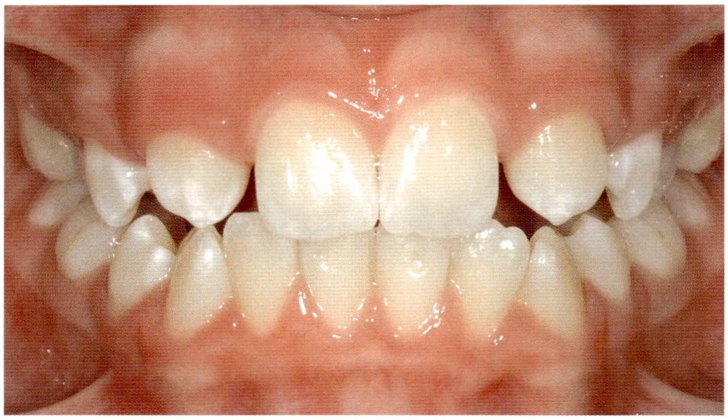

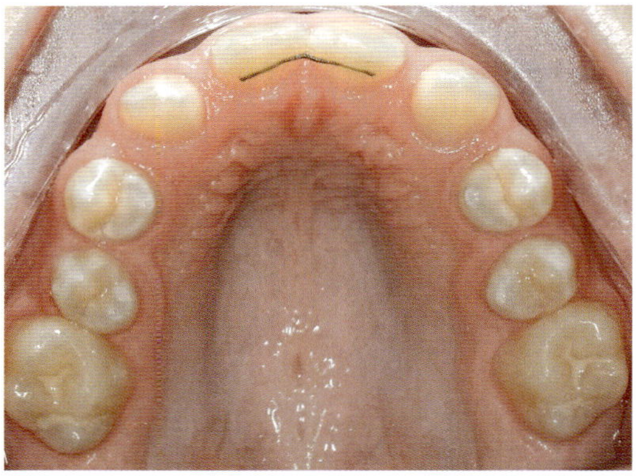

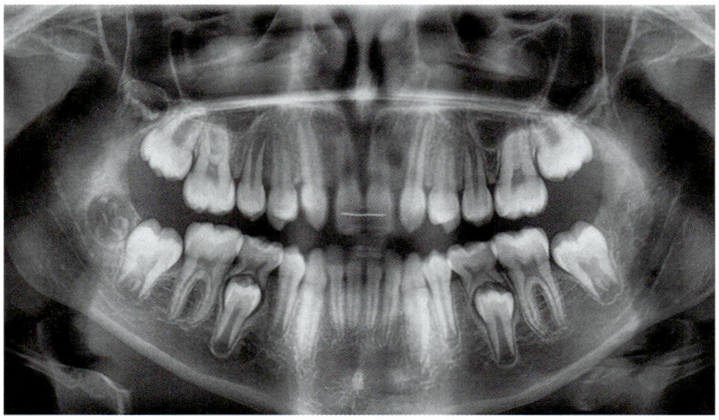

Abb. 7-12 bis 7-14 Mesialer Durchbruch der Eckzähne 13 und 23: In dieser Phase wird entschieden, ob die oberen Eckzähne für den morphologischen Ersatz der oberen seitlichen Schneidezähne geeignet sind: 1) Krone nicht breiter oder bauchiger als der obere mittlere Schneidezahn, 2) kein hoher Gingivaverlauf, 3) keine zu starke Gelbfärbung[10].

Abb. 7-15 bis 7-18 Insertion von zwei paramedianen Mini-Implantaten: Die Mesialisierung erfolgt gleichzeitig mithilfe des Sliders und des Aligners. Wegen der progenen Tendenz ist eine reine Mesialisierung der Seitenzähne wichtig.

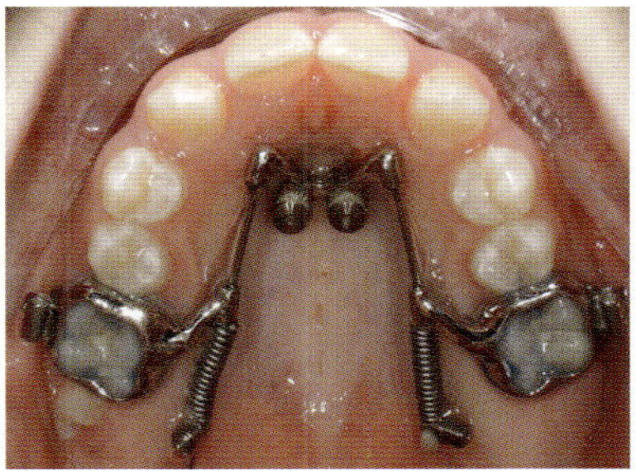
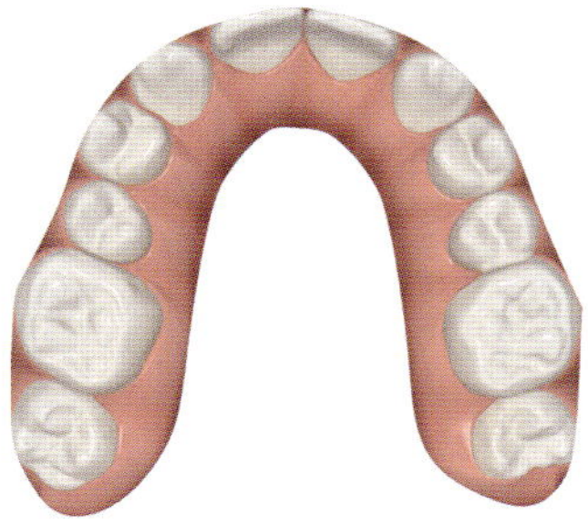
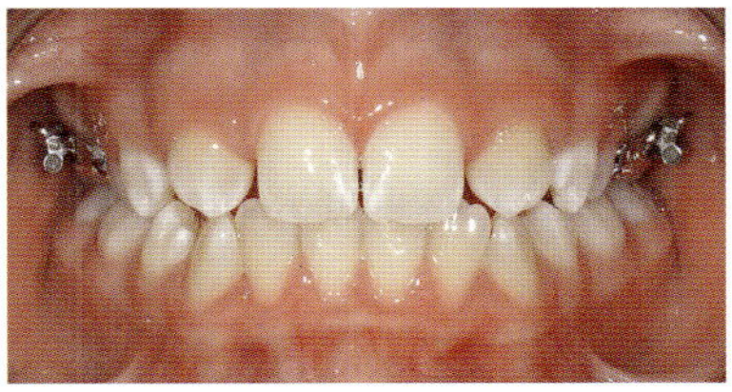
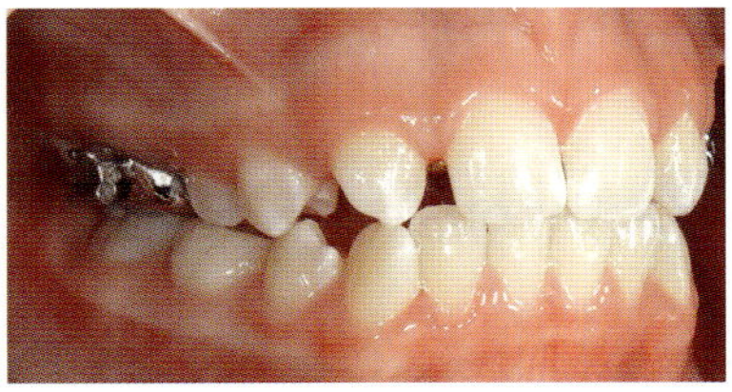

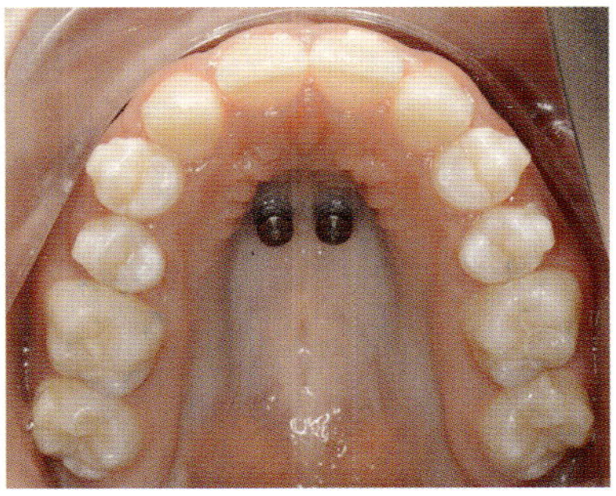
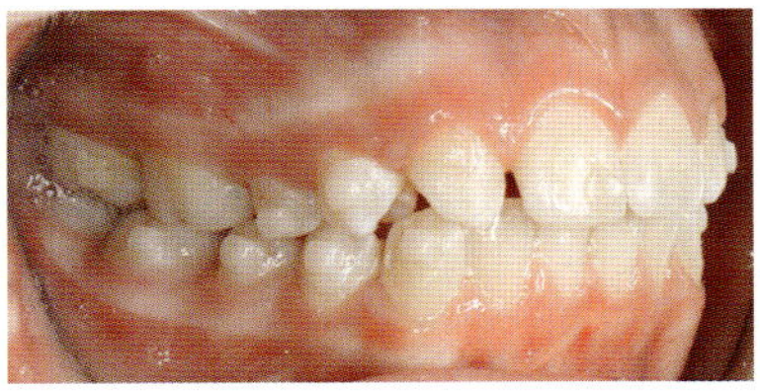
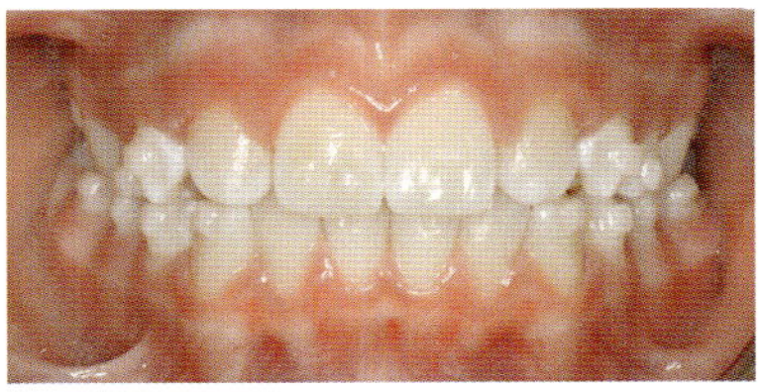
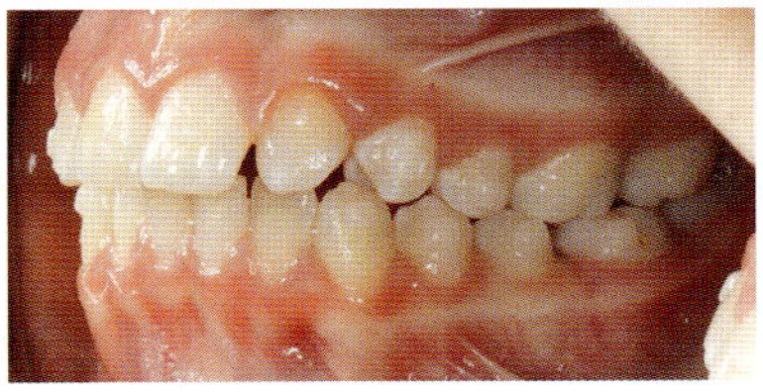
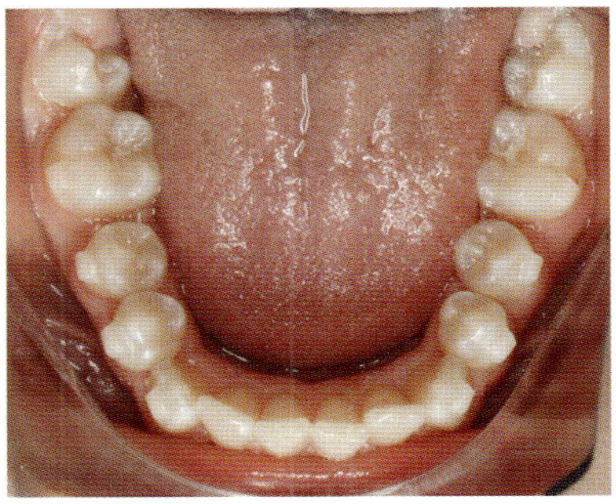

Abb. 7-19 Nach der Mesialisierung mit dem Slider erfolgt die Feineinstellung nur noch mit Alignern. Die Okklusion wurde ausreichend in eine therapeutische Klasse II gebracht. Jetzt liegt der Fokus besonders auf der korrekten Eckzahnpositionierung.

chen könnte. Traditionelle Okklusionsprinzipien betonen die zentrale Okklusion (maximale Interkuspidation) und die Eckzahnführung bei Seitwärtsbewegungen. Studien zeigen jedoch, dass diese Prinzipien nicht zwingend kausale Zusammenhänge mit Funktionsstörungen (CMD) haben und die Eckzahnführung keinen klaren funktionellen Vorteil bietet. In diesem Sinne hat sich der Ersatz des seitlichen Schneidezahns durch den Eckzahn als ästhetisch, funktionell und parodontal vorteilhaft erwiesen[12]. Ästhetisch erfordert die Umpositionierung eine Anpassung des Gingivaverlaufs durch gezielte Bracketplatzierung und Torque-Modifikation[13]. Weitere Maßnahmen, wie Bleaching, Schmelzreduktion oder Kompositaufbauten, optimieren das Erscheinungsbild der Eckzähne und Prämolaren.

Fehlen der unteren Prämolaren

Beim Fehlen unterer Prämolaren ist das Vorhandensein der Weisheitszähne im jeweiligen Quadranten das wichtigste Entscheidungskriterium, ob die Lücke kieferorthopädisch geschlossen oder offengehalten wird (Tab. 7-3, Abb. 7-20 bis 7-28). Die röntgenologische Abklärung erfolgt hierbei mittels OPT. Sollten im 14. Lebensjahr keine Weisheitszahnkeime zu erkennen sein, besteht eine hohe Wahrscheinlichkeit für eine Aplasie der Weisheitszähne[15].

Tab. 7-3 Kieferorthopädische Checkliste beim Fehlen der unteren Prämolaren.

Wichtigstes Entscheidungskriterium: Weisheitszahn im jeweiligen Quadranten:
- UK-8er angelegt: Kieferorthopädischer Lückenschluss ist möglich.
- UK-8er nicht angelegt: Kein Lückenschluss, da bei Mesialisierung von UK-6er/7er der OK-7er unzureichend abgestützt wäre. Therapievariante: Milchzahnerhalt oder prothetische Alternative.

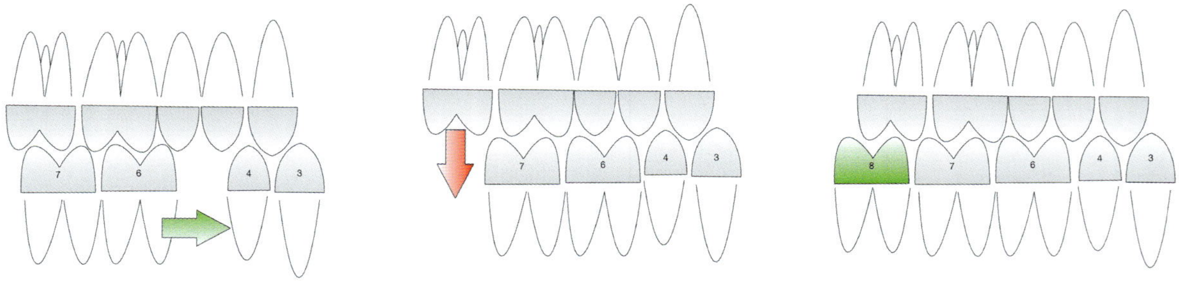

A	B	C
Geplanter Lückenschluss bei Aplasie des unteren 2. Prämolaren.	Fehlende vertikale Abstützung des OK-7ers bei vollständiger Mesialisierung des UK-7ers. Anmerkung: Für die Übergangsphase braucht es eine sehr gute Retention!	Einordnung des unteren Weisheitszahns mit anschließender vertikaler Abstützung des OK-7ers.

Behandlungsbeginn früh einplanen: Er sollte möglichst vor Durchbruch des UK-7ers (Mesialschub ausnutzen) durch Hemisektion des Milch-5ers erfolgen. Zunächst wird die distale Hälfte entfernt und die natürliche Mesialbewegung des UK-6ers ausgenutzt. Anschließend wird das mesiale Kronen-Wurzel-Fragment entfernt und die resultierende Lücke mit Hilfe kieferorthopädischer Apparaturen geschlossen[14].

Biomechanische Aspekte: Bei einseitigem Lückenschluss im Unterkiefer braucht es eine ausführliche Planung der Verankerung, damit keine dentoalveoläre Mittellinienverschiebung als Nebenwirkung resultiert. Hierbei wird biomechanisch zwischen zwei Verankerungsstrategien unterschieden:
- Moderate Verankerung: Hemisektion, intermaxilläre Gummizüge, elastische Elemente
- Maximale Verankerung: skelettale Verankerung mit Mini-Implantaten (direkte und indirekte Verankerung)

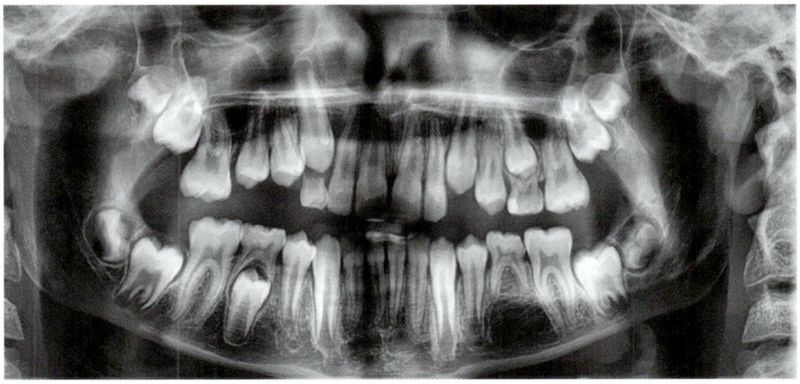

Abb. 7-20 Die Ausgangssituation ist durch eine Aplasie des Zahns 35 gekennzeichnet. Im vorliegenden Fallbeispiel wurde aufgrund des vorhandenen Weisheitszahnkeimes 38 ein asymmetrischer Lückenschluss bzw. eine Mesialisierung der Zähne 36 und 37 geplant.

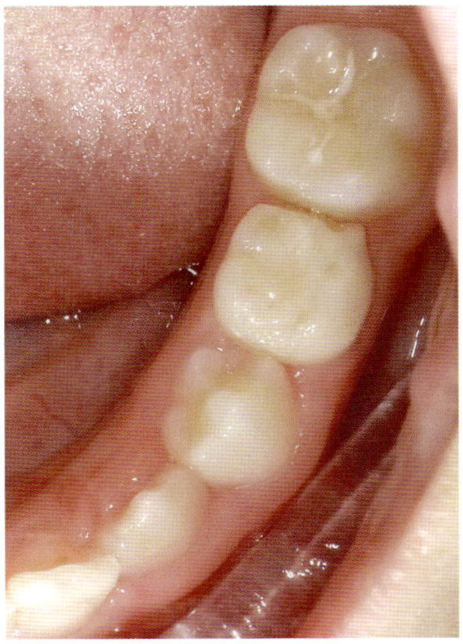

Abb. 7-21 Klinische Ausgangssituation.

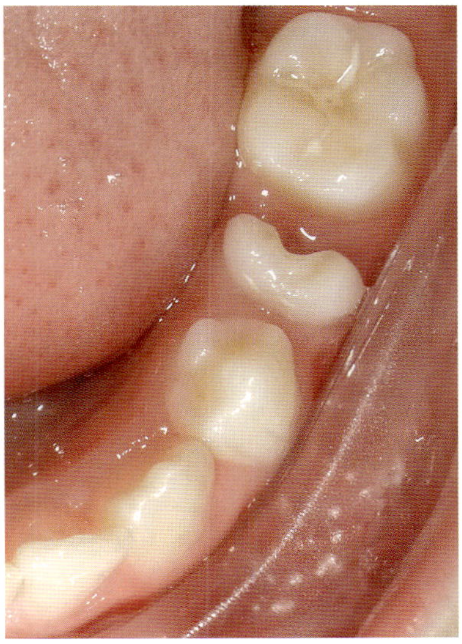

Abb. 7-22 Zustand nach Hemisektion und Entfernung der distalen Milchzahnhälfte 75. Die mesiale Milchzahnhälfte 75 dient hierbei als „Buchstütze", um eine Distalwanderung von Zahn 34 zu verhindern.

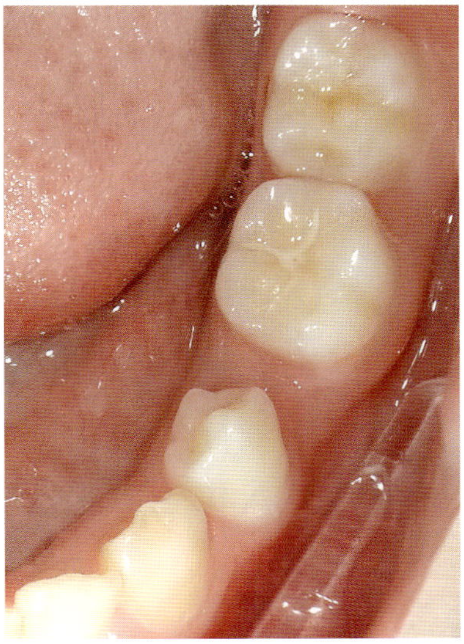

Abb. 7-23 Entfernung der mesialen Milchzahnhälfte 75. Es wurde eine Mesialwanderung des Zahns 36 von 3,5 mm erreicht. Außerdem ist der Spontandurchbruch von Zahn 37 ersichtlich.

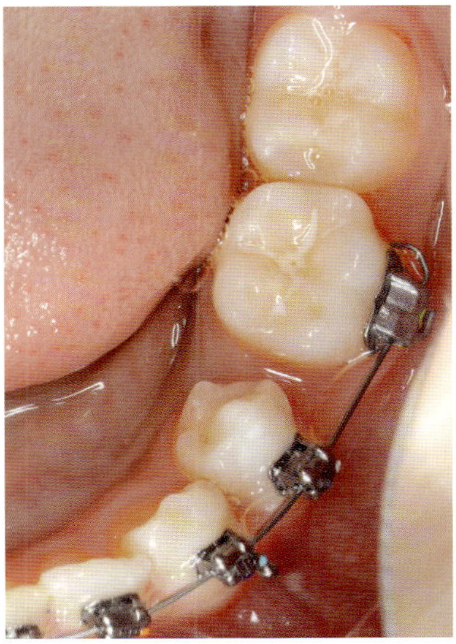

Abb. 7-24 Beginn der Multibandbehandlung mit intermaxillären Gummizügen (Early Elastics, low forces) von Zahn 36 zu 23, um die Mesialisierung von Zahn 36 zu unterstützen.

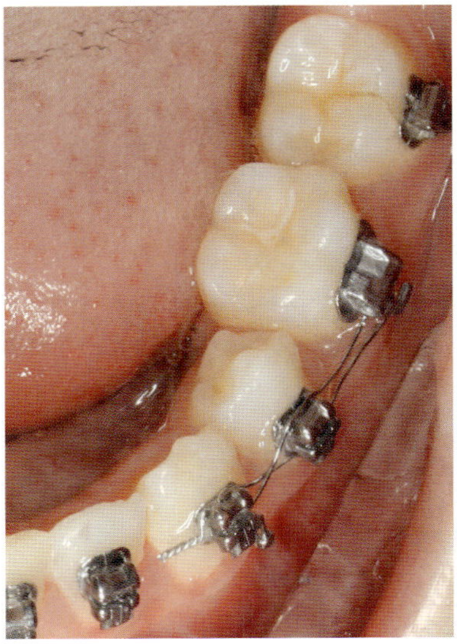

Abb. 7-25 Lücke ist vollständig geschlossen. Sicherung der Situation mithilfe eines LaceBacks.

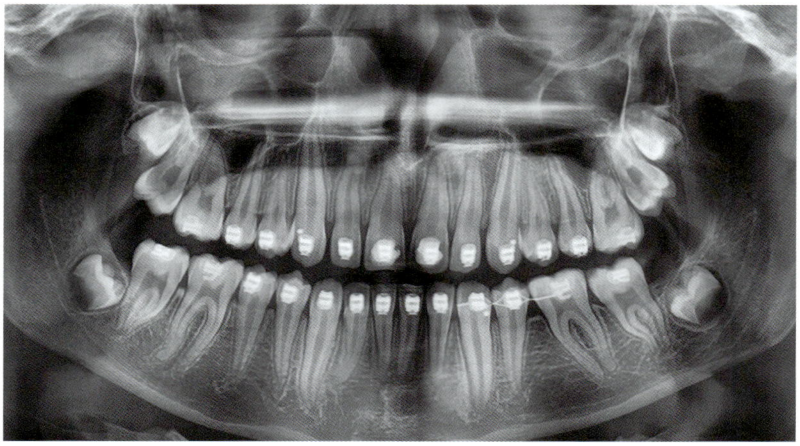

Abb. 7-26 OPT nach körperlichem Lückenschluss. Zur weiteren Wurzelaufrichtung von Zahn 36 folgt nun eine Gable-Bend-Biegung.

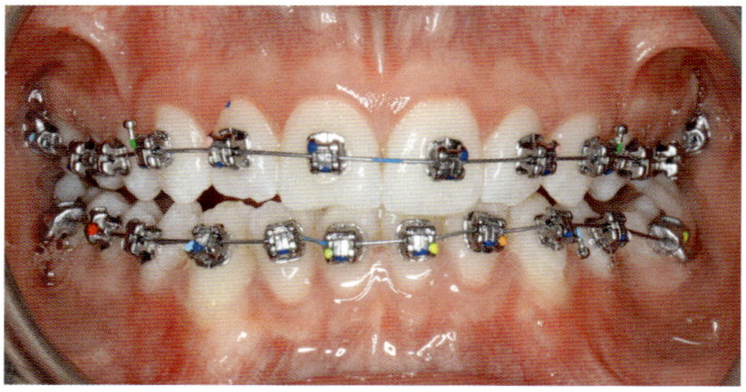

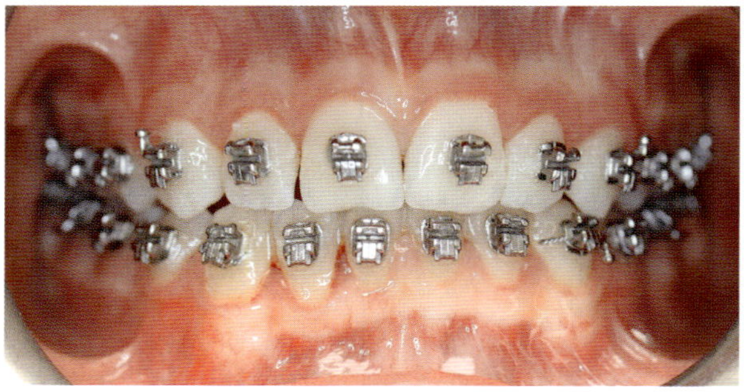

Abb. 7-27 und 7-28 Frontale Ansicht direkt nach dem Einsetzen der Brackets und Zustand nach Lückenschluss: Im Unterkiefer ist keine Mittellinienverschiebung (dentoalveolär) erkennbar. Beim einseitigen kieferorthopädischen Lückenschluss im Unterkiefer ist eine sorgfältige Planung der biomechanischen Verankerung unerlässlich.

Adhäsivattachment und Adhäsivbrücke

Unter Adhäsivbrücken versteht man festsitzende Brücken mit einem Metall- oder Keramikgerüst. Über einen Flügel wird der zu ersetzenden Zahn am Nachbarzahn permanent fixiert.

Indikation

Der Schwerpunkt bei der Anwendung von Adhäsivbrücken liegt in der Versorgung von Einzelzahnlücken. Dazu sollten die Nachbarzähne in der Regel vital sowie karies- und füllungsfrei sein, um eine ausreichende Adhäsivfläche zu gewährleisten (Tab. 7-4). Die häufigste Anwendung finden Adhäsivbrücken zum Ersatz von fehlenden (seitlichen) Schneidezähnen im Oberkiefer, Schneidezähnen im Unterkiefer und seltener zum Ersatz von Prämolaren.

Kontraindikation

Trotz großem Anwendungsbereich sind Adhäsivbrücken in ausgewählten Fällen kontraindiziert oder benötigen eine Vorbehandlung mittels Kieferorthopädie, Parodontitis- oder Funktionstherapie (Tab. 7-4).

Materialwahl

Adhäsivbrücken können aus Metallkeramik (verblendetes CrCo) oder vollkeramisch (Lithiumdisilikat/Zirkoniumdioxid) gefertigt werden. Metallkeramische Lösungen bieten eine hohe Retentionsmöglichkeit, minimale Verbindergestaltung und zeigen gute Langzeitdaten[16]. Bei

Tab. 7-4 Indikationen und Kontraindikationen für Adhäsivbrücken.

Indikationen	Kontraindikationen
▪ Nicht abgeschlossenes Kieferwachstum (Alter) ▪ Karies- und füllungsfreie Nachbarzähne ▪ Parodontal gesunde und vitale Nachbarzähne (Lockerung Grad I) ▪ Funktion: Angle-Klasse I, Eckzahn- oder Gruppenführung ▪ Implantat nicht gewünscht/möglich oder mit großem chirurgischem Aufwand verbunden ▪ Implantat aufgrund von Lückenbreite oder Wurzeldivergenz nicht möglich ▪ Ökonomische Aspekte	▪ Angle-Klasse II/2 ▪ Nachbarzähne mit Karies oder großen Füllungsrekonstruktionen ▪ Parodontal instabile Pfeilerzähne ▪ Kippung oder Rotation der Pfeilerzähne ▪ Intermaxilläre Platzverhältnisse, Tiefbiss ▪ Bruxismus

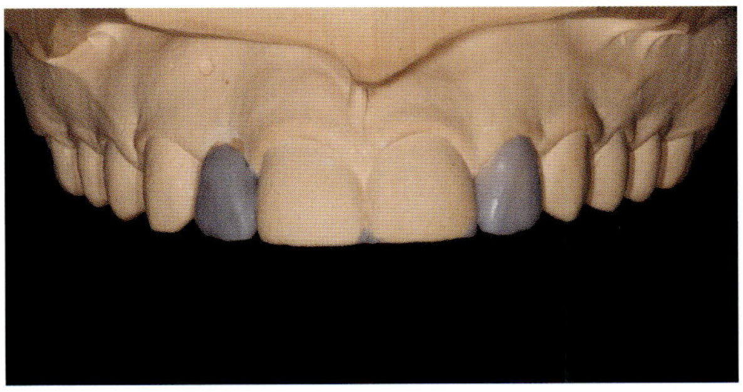

Abb. 7-29 Wax-up der Zähne 12 und 22.

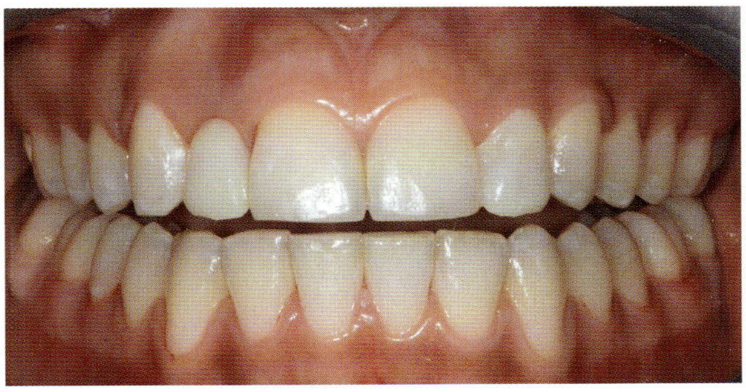

Abb. 7-30 Mock-up der Zähne 12 und 22.

transluzenten Zähnen kann es aber zu einem Durchschimmern des Metallflügels kommen, was zu einem Grauton des Pfeilerzahns führt. Als Alternative zeigen Versorgungen mit Zirkoniumdioxid gute Resultate[17]. Die Patienten müssen aber über mögliche Komplikationen wie Debonding und Chipping aufgeklärt werden. Im nachfolgenden Beispiel wird eine vollkeramische Adhäsivbrücke aus Zirkoniumdioxid beschrieben.

Planung

Nach ausführlicher Befundaufnahme, Parodontalstatus und Röntgenbild werden Alginatabformungen bzw. intraorale Scans für ein Wax-up angefertigt. Dieses Wax-up kann als Mock-up anprobiert werden, um dem Patienten schon vor Beginn der Therapie einen Eindruck vom möglichen Endresultat zu vermitteln (Abb. 7-29 und 7-30).

Pontic-Konditionierung und provisorische Versorgung

Nach Abschluss der kieferorthopädischen Behandlung kommen Gaumenplatten oder Tiefziehschienen als Provisorium zur Anwendung (Abb. 7-31 und 7-32). Zur Pontic-Konditionierung eignen sich Tiefziehschienen besser, da diese mehr Gestaltungsspielraum zulassen. In den meisten Fällen zeigt der Alveolarkamm ein konkaves Profil im Bereich des fehlenden Zahns (Abb. 7-33). Zur Optimierung des Weichgewebes empfiehlt sich ein minimalinvasiver Rolllappen, bei größeren Defekten in Kombination mit einem Bindegewebstransplantat.

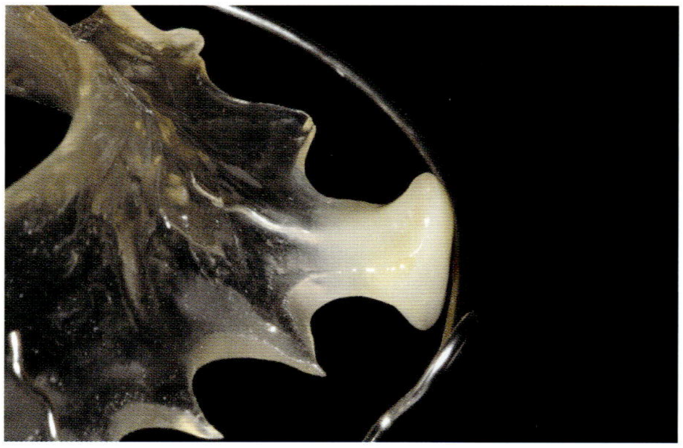

Abb. 7-31 Gaumenplatte als Provisorium.

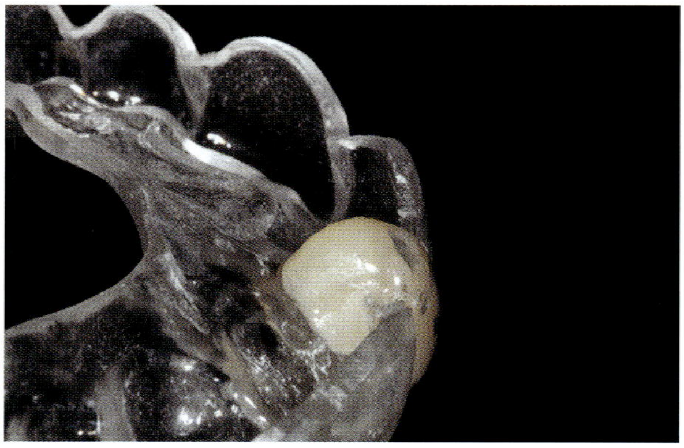

Abb. 7-32 Tiefziehschiene als Provisorium.

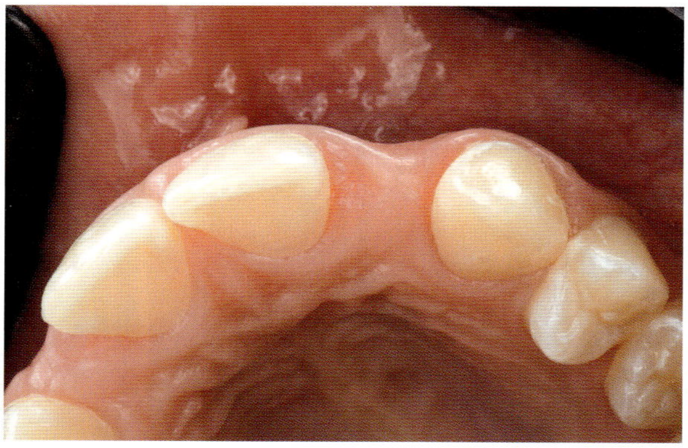

Abb. 7-33 Konkaver Kammverlauf.

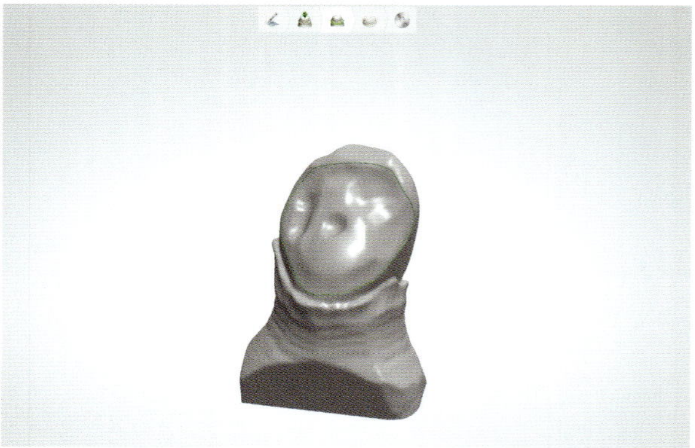

Abb. 7-34 Digitale Vermessung.

Adhäsivfläche

Eine Adhäsivfläche von mind. 30 mm^2 ist die Grundlage für einen optimalen Halt der geplanten Adhäsivbrücke. Diese Fläche sollte karies- und füllungsfrei sein. Ein genaues Ausmessen der Adhäsivfläche vor der Präparation ist digital (Scan und Vermessung am Modell) oder analog (Zinnfolie auf Millimeterpapier) möglich (Abb. 7-34 und 7-35).

Planung der Präparation und Platzverhältnisse

Mithilfe eines Silikonschlüssels wird die vestibuläre Ausdehnung des Pontics im Bereich des Approximalkontaktes auf den Pfeilerzahn übertragen (permanenter Marker). Okklusale Kontakte können mit einer Okkluwachsplatte dargestellt und markiert werden (rot). Anschließend wird die ganze palatinale Zahnfläche schwarz bemalt (Abb. 7-36 bis 7-38).

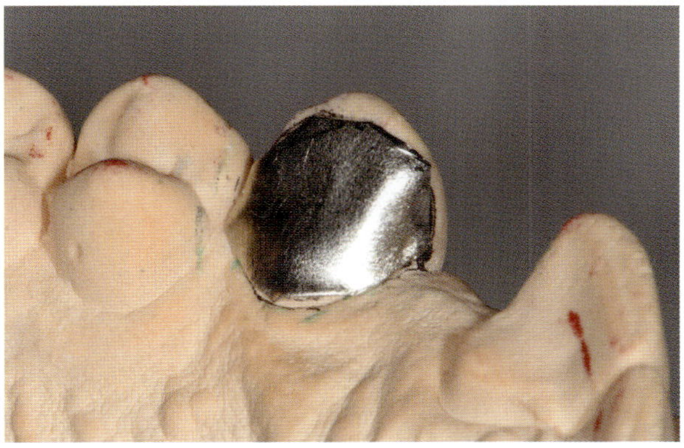

Abb. 7-35 Vermessung mit Zinnfolie auf dem Zahn.

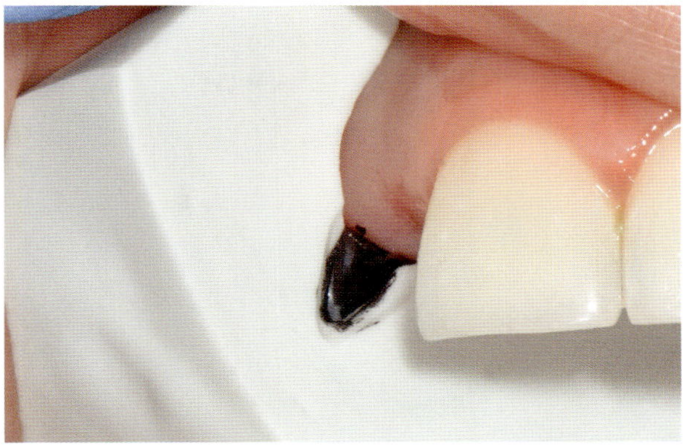

Abb. 7-36 Vestibuläre Ausdehnung des Pontics.

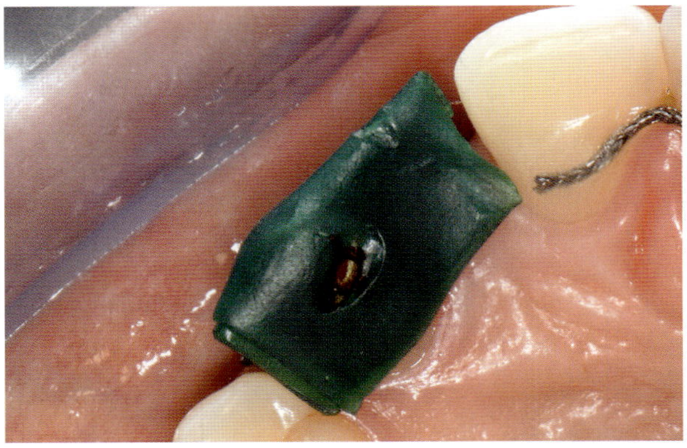

Abb. 7-37 Okklusale Kontakte.

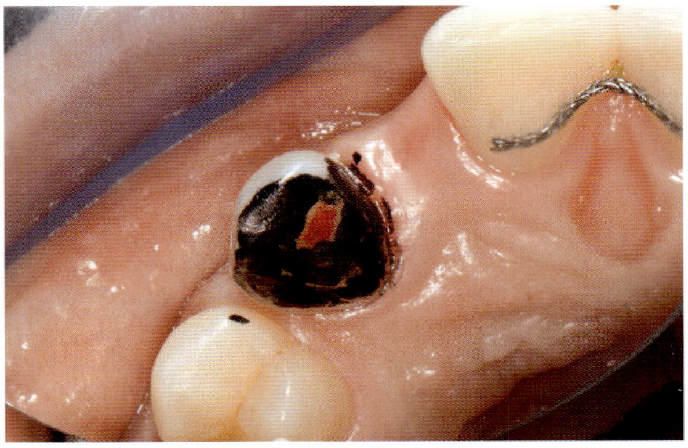

Abb. 7-38 Finale Anzeichnung.

Präparation und Abformung

Zuerst wird eine Hohlkehlpräparation als Begrenzung der palatinalen Ausdehnung durchgeführt (Abb. 7-39). Diese wird soweit wie möglich nach gingival und in den Approximalraum extendiert, ohne die Kontaktpunkte aufzulösen. Inzisal findet die Begrenzung durch eine Markierung mit einem 0,8 mm zylindrischen Diamanten 1 bis 2 mm unterhalb der Inzisalkante statt. Für einen größeren Verbinder zum Adhäsivflügel wird anschließend mit einem eiförmigen Diamanten ein Kasten bis zur bukkalen Pontic-Begrenzung präpariert. Zur sicheren Positionierung der Rekonstruktion wird eine kleine Delle mittig des Adhäsivflügels geschliffen (Kugeldiamant). Abschließend wird die gesamte Klebefläche leicht angeraut und scharfe Kanten werden geglättet.

Zur Vorbereitung einer erfolgreichen Präzisionsabformung werden Fäden gelegt (Abb. 7-40). Falls die Gingiva die Präparationsgrenze stark überlappt, können minimale Korrekturen mit dem Elektrotom durchgeführt werden. Anschließend kann die Präzisionsabformung analog oder digital durchgeführt werden (Abb. 7-41).

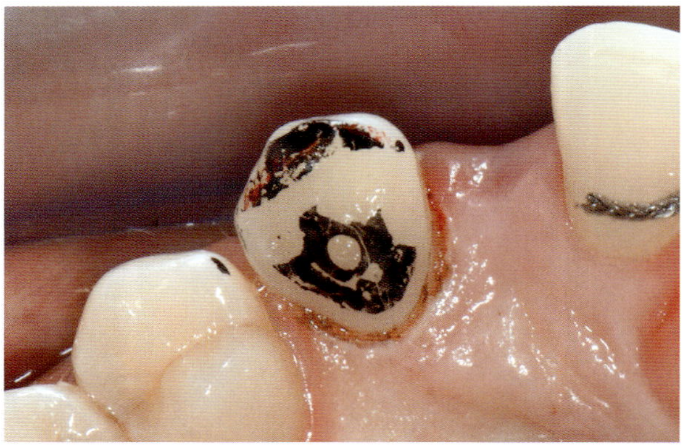

Abb. 7-39 Finale Präparation vor Anrauen der gesamten Klebefläche.

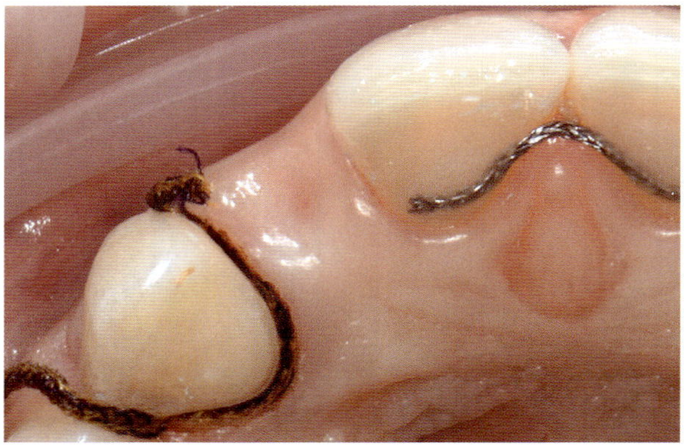

Abb. 7-40 Vorbereitung des Pfeilerzahns mittels Doppelfadentechnik.

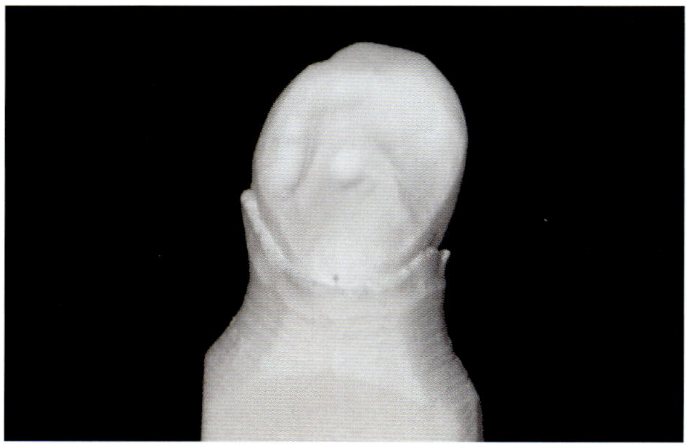

Abb. 7-41 Pfeilerzahn auf dem Meistermodell.

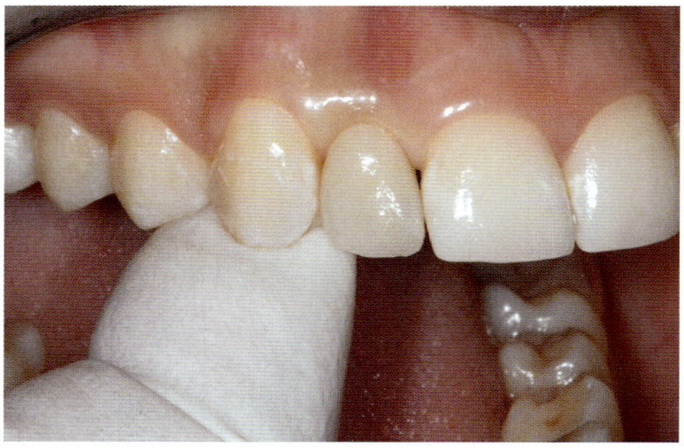

Abb. 7-42 Ausgeformtes Pontic bei der Rohbrand-einprobe.

Gerüst-/Rohbrandeinprobe und Befestigung

Zur perfekten Farb-, Form- und Pontic-Gestaltung muss eine Gerüst- oder Rohbrandeinprobe stattfinden (Abb. 7-42). Zuerst wird die Passung des Flügels auf dem Pfeilerzahn kontrolliert. Farbe und Form sollten mit dem Zahntechniker und dem Patienten zusammen besprochen werden, um ein ideales Ergebnis erzielen zu können. Der optimale Gingivadruck des Pontics wird durch Auftragen von Komposit direkt auf die Keramik erarbeitet. Der Zahntechniker kann diese Schichtstärke anschließend in Keramik aufbrennen.

Um einen suffizienten Klebeverbund zwischen Rekonstruktion und Zahn herzustellen, ist bei Zirkoniumdioxid-Rekonstruktionen ein MDP-haltiger Zement oder Primer unabdingbar. Zuerst wird das Werkstück mit 1 bar korundgestrahlt und im Ultraschallbad für 10 min gereinigt. Nach Herstellerangaben werden nun die Keramik und der Pfeilerzahn konditioniert. Dabei sollte das Arbeitsfeld mithilfe von Kofferdam isoliert werden. Es empfiehlt sich, diesen im Pontic-Bereich auszuschneiden, um eine perfekte Werkstückpositionierung zu gewährleisten (Abb. 7-43 bis 7-45).

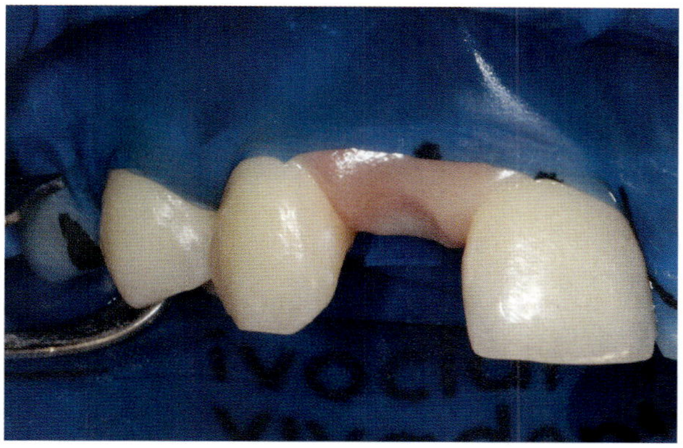

Abb. 7-43 Arbeitsfeldisolierung vor definitivem Zementieren.

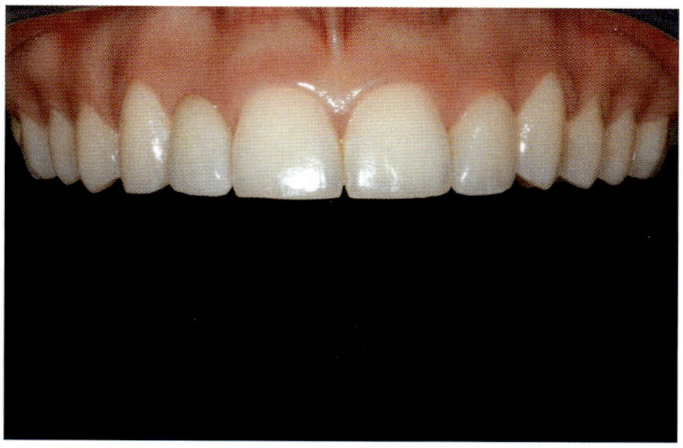

Abb. 7-44 Abschlussbild mit Adhäsivbrücke.

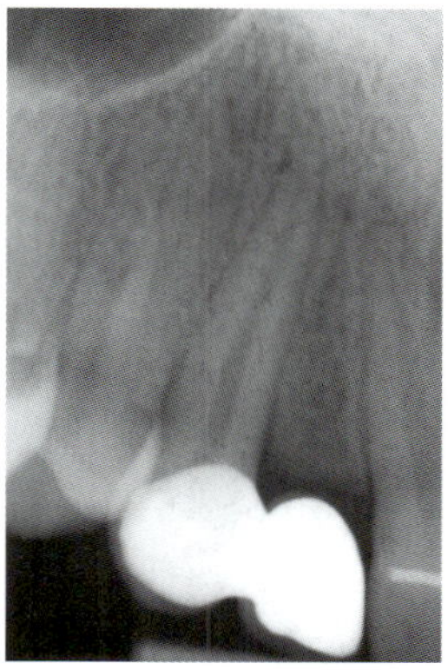

Abb. 7-45 Abschlussröntgenbild.

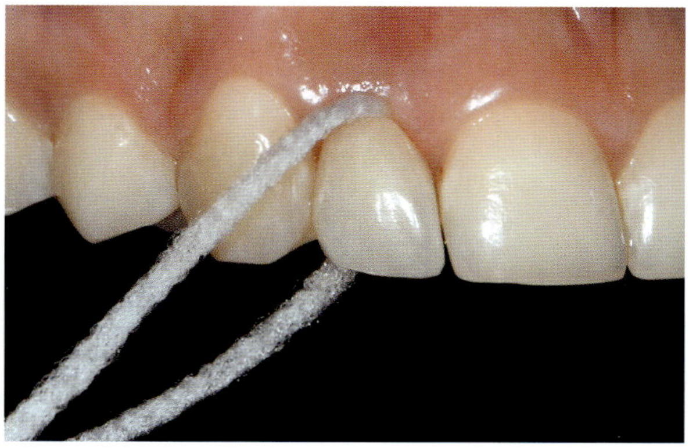

Abb. 7-46 Reinigungsunterweisung mit Superfloss.

Mundhygieneinstruktion und Recall

Zum Abschluss erfolgen eine individuelle Mundhygieneinstruktion und die Festlegung des Recallintervalls. Der Pontic-Bereich der Adhäsivbrücke ist mit Superfloss zu reinigen. Ebenfalls können Interdentalbürstchen instruiert werden. Bei der Recalluntersuchung werden die Ränder des Klebeflügels, Okklusionskontakte, der Ausschluss von Laterotrusionskontakten und die Mundhygiene kontrolliert (Abb. 7-46).

Konventionelle Brückenversorgung

Konventionelle Brücken stellen eine lang bewährte Option der Versorgung von zahnbegrenzten Lücken dar. Diverse Studien zeigen gute Langzeitdaten für diese Versorgungsart[18]. Dennoch ist die Indikation genau abzuwägen, da die Nachbarzähne invasiv beschliffen werden müssen (Tab. 7-5).

Tab. 7-5 Indikationen und Kontraindikationen für konventionelle Brücken (Lj. = Lebensjahr).

Indikationen	Kontraindikationen
▪ Patient > 20. Lj. ▪ Brückenpfeiler mit großen Füllungsrekonstruktionen ▪ Parodontal gesunde Nachbarzähne ▪ Ablehnung/Kontraindikation für Implantation ▪ Ökonomische Aspekte	▪ Patient < 20. Lj. ▪ Brückenpfeiler füllungsfrei oder mit kleinen Rekonstruktionen ▪ Parodontal instabile Pfeilerzähne ▪ Fehlende Retentionshöhe ▪ Gekippte Pfeilerzähne

Materialwahl

Konventionelle Brücken können klassisch als Verblend-Metall-Keramik oder Vollkeramik (Lithiumdisilikat/Zirkoniumdioxid) hergestellt werden. Die Überlebensrate von Verblend-Metall-Keramik-Brücken ist gegenüber Vollkeramikbrücken minimal höher, aber ihre Herstellung ist kostenintensiver. Die häufigste Komplikation stellt das Chipping der Verblendung dar[19].

Planung

Die Pfeilerzähne müssen vor einer Überkronung dental und parodontal gesund sein. Im Rahmen der Befundaufnahme erfolgt eine Vitalitätsprüfung, Röntgenbildaufnahme und die Erhebung des Parodontalstatus (Abb. 7-47). Kariöse Läsionen oder insuffiziente Füllungen werden therapiert. Für eine optimale Planung der Präparation wird auf Basis von Alginatabformungen oder Scans ein Wax-up angefertigt.

Präparation

Die mechanische Retention der Brücke steigt mit der Stumpfhöhe und dem Präparationswinkel, welcher < 15° sein sollte. Ein zu konisches Beschleifen der Pfeilerzähne vermindert die Retention und gefährdet die Vitalität des Zahns. Das Wax-up der geplanten Brückenform lässt sich als Mock-up vor der Präparation intraoral übertragen (Abb. 7-48). Über dieses Mock-up werden die Zähne minimalinvasiv mit einer Hohlkehle oder Schulter präpariert (Abb. 7-49 und 7-50). Es müssen die unterschiedlichen Mindestschichtstärken je nach Materialwahl berücksichtigt werden.

Provisorien und Zwischengliedgestaltung

Die Pfeilerzähne müssen provisorisch versorgt werden, um die Dentinwunde abzudecken und die korrekte Lagebeziehung der Pfeiler zu gewährleisten. Mittels Silikonschlüssel des Wax-ups wird das Provisorium intraoral direkt aus Kunststoff hergestellt. Dies bietet den Vorteil, dass die geplante Form der neuen Brücke und das Hygienemanagement des Patienten getestet werden können. Pontic-Bereiche können bei Bedarf durch Anbringen von Komposit konditioniert werden (Abb. 7-51). Zur Reinigung unter dem Pontic ist darauf zu achten, dass dieses stets eine konvexe oder tangentiale Form aufweist.

Abformung und Einprobe

Die Abformung kann analog oder digital stattfinden (Abb. 7-52). Mittels adäquatem Gewebemanagement (Fäden) ist sicherzustellen, dass die Präparationsgrenze vollständig abgebildet ist. Bei Brücken empfiehlt sich immer eine Gerüst- oder Rohbrandeinprobe. Es werden Form, Farbe, Funktion und Hygienefähigkeit geprüft. Zur Erarbeitung des finalen Pontic-Drucks auf die Gingiva kann direkt Komposit auf das Werkstück aufgebracht werden. Der Zahntechniker wird die Form dann in Keramik umsetzten.

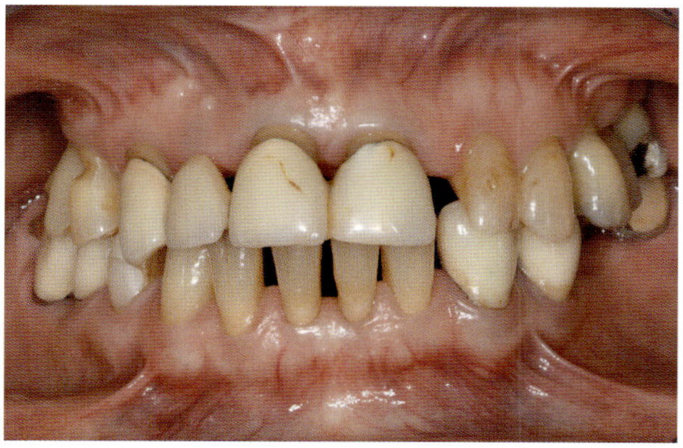

Abb. 7-47 Ausgangssituation Brücke 13-x-11-21.

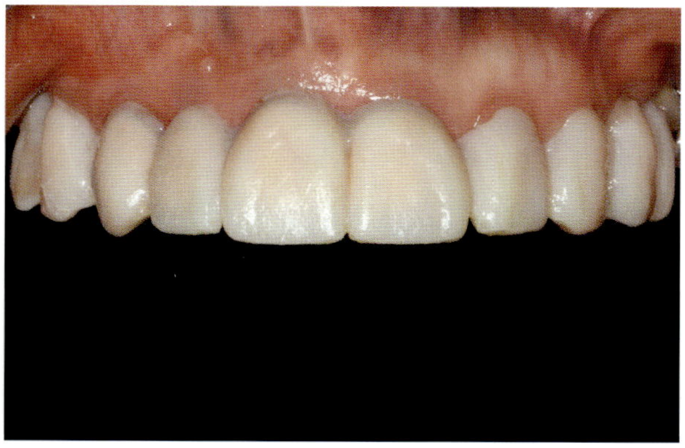

Abb. 7-48 Mock-up Brücke.

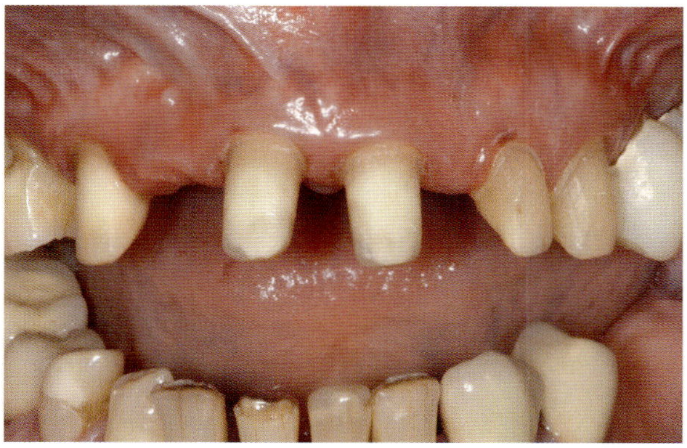

Abb. 7-49 Finale Präparation frontal.

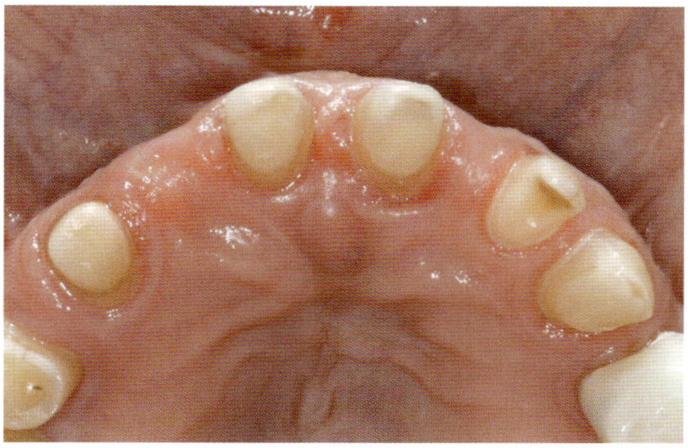

Abb. 7-50 Finale Präparation okklusal.

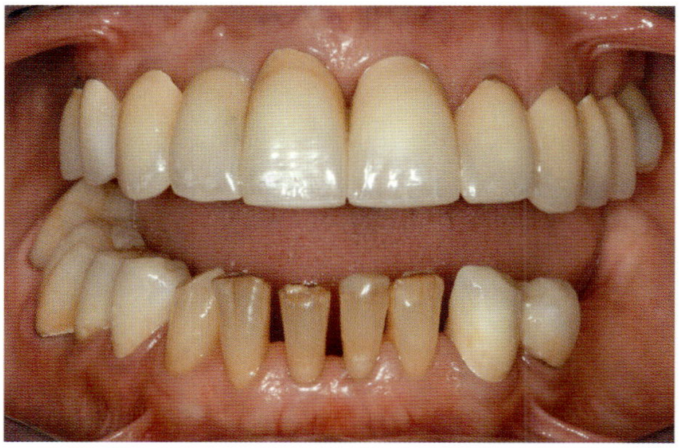

Abb. 7-51 Provisorium mit Pontic-Konditionierung.

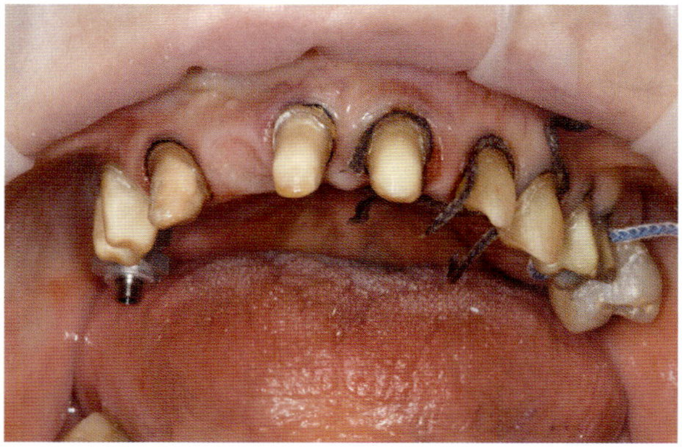

Abb. 7-52 Vorbereitung vor der Abformung mit Pontic-Konditionierung mittels Provisoriums.

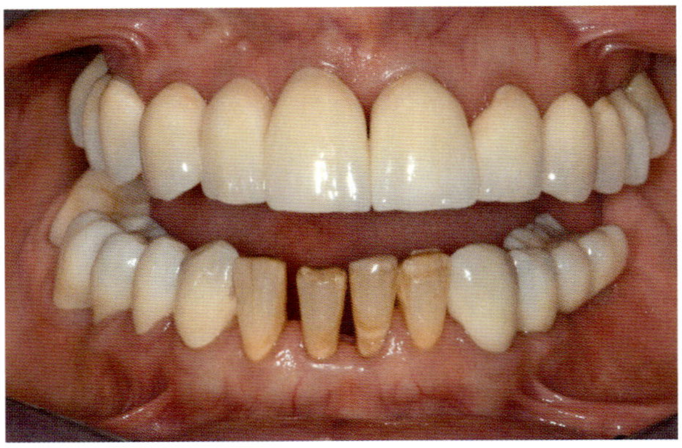

Abb. 7-53 Finale Brückenrekonstruktion.

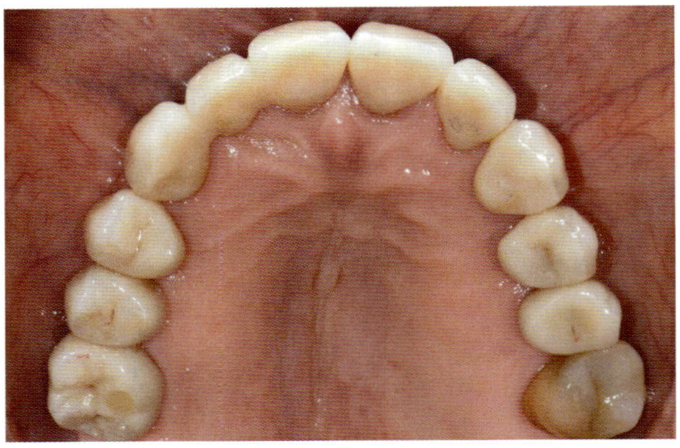

Abb. 7-54 Finale Brückenrekonstruktion.

Befestigung

Als Goldstandard wird eine Befestigung mit Glasionomerzement oder Zinkphosphatzement empfohlen. In kritischen Fällen (mangelnde Pfeilerhöhe/zu konische Pfeiler) können adhäsive Zemente zum Einsatz kommen. Es sind die jeweiligen Herstellerangeben bezüglich Werkstück- und Zahnkonditionierung zu beachten (Abb. 7-53 und 7-54).

Mundhygieneinstruktion und Recall

Zum Abschluss erfolgen eine individuelle Mundhygieneinstruktion und die Festlegung des Recallintervalls. Der Auflagebereich des Pontics ist mit Superfloss zu reinigen. Ebenfalls können Interdentalbürstchen instruiert werden. Bei der Recalluntersuchung werden die Kronenränder, Okklusionskontakte, Vitalität der Pfeiler und die Mundhygiene kontrolliert.

Implantatversorgung

Bei Erwachsenen stellen Implantate eine sichere Methode dar, um fehlende Zähne erfolgreich zu ersetzen, sofern die Indikationen und Kontraindikationen berücksichtigt werden (Tab. 7-6, Abb. 7-55 bis 7-76). Allerdings sollten Implantatversorgungen bei Kindern, Jugendlichen und jungen Erwachsenen aufgrund des noch vorhandenen Kieferwachstums vermieden werden, da Implantate durch die Osseointegration nicht in das Wachstum des Alveolarfortsatzes einbezogen werden. Je nach Patientenalter kann dies zu einer ausgeprägten Infraokklusion der Implantatversorgung (Tab. 7-7) und zu größeren Hart- und Weichgewebsdefekten in der umliegenden Region führen. Zudem können im weiteren Verlauf auch Schäden an den Nachbarzähnen entstehend. Knochenabbau, erhöhte Sondierungstiefen, Attachmentverlust, Rezession und/oder Wurzelkaries sind typische iatrogene Folgenschäden. Des Weiteren haben Implantate bei Kindern und Jugendlichen eine geringere Überlebensrate (Tab. 7-7)[20]. Mögliche Gründe können höhere Knochenaktivität mit zu rascher Auflösung der Primärstabilität, aber auch aktiveres Immunsystem und geringere Toleranz gegenüber inkorporiertem Fremdkörper sein. Zudem atrophiert der Knochen bei jungen Patienten rascher bei fehlender okklusaler Belastung (Knochenquantität). Häufig ist der Knochen an der Stelle der Nichtanlage kortikaler und spröder (Knochenqualität).

Tab. 7-6 Indikationen und Kontraindikationen für die Implantatversorgung (Lj. = Lebensjahr).

Indikationen	Kontraindikationen
▪ Patientenalter > 25. Lj. (idealerweise nach Abschluss des Kieferwachstums) ▪ Gesunde Nachbarzähne ▪ Ausreichendes Knochenangebot ▪ Ausreichender Sicherheitsabstand zu benachbarten, anatomischen Strukturen	▪ Schwerwiegende Erkrankungen (schwere Herz-Kreislauf-Erkrankung, schwere Gerinnungsstörung, schwere Knochenerkrankung, ausgeprägte Stoffwechselerkrankung, Autoimmunerkrankung, Immundefekt/Immunsuppression, Zustand nach Radiotherapie/Chemotherapie, fortgeschrittene Tumorerkrankung etc.) ▪ Antiresorptive Medikamente (Bisphosphonate, Denosumab, Tyrosinkinaseinhibitoren, VGEF-Inhibitoren etc.) ▪ Schwere psychiatrische Erkrankung ▪ Nicht eingestellter oder unbehandelter Diabetes mellitus ▪ Unbehandelte Parodontitis ▪ Nikotin-, Drogen-, Alkoholabusus ▪ Fehlende/mangelnde Compliance ▪ Gravidität (temporär) ▪ Kinder, Jugendliche und junge Erwachsene (Kieferwachstum)

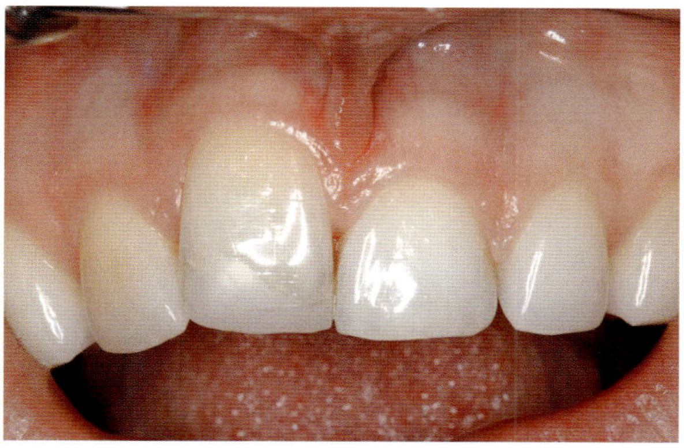

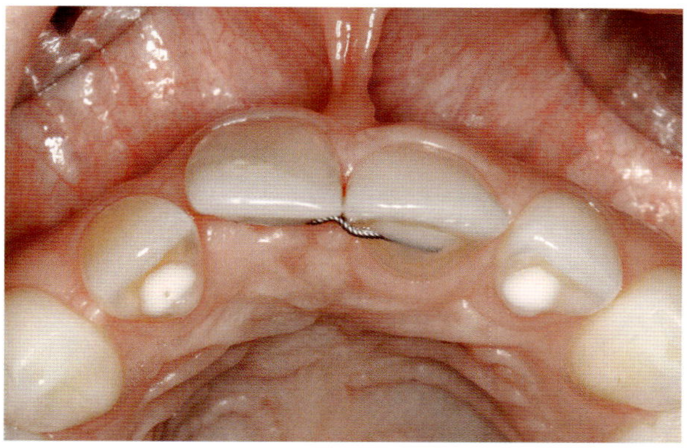

Abb. 7-55 und 7-56 Die 28-jährige Patientin erlitt im Alter von 10 Jahren einen Zahnunfall mit Avulsion 11. Im weiteren Verlauf entstand eine Ersatzgewebsresorption bzw. Ankylose am Zahn 11, die im wachsenden Kiefer rasch zu einer Infraposition führte. Anstatt den Zahn 11 zu entfernen, um weitere Hart- und Weichgewebsdefizite zu vermeiden, wurde die zwischenzeitliche 4 mm große Infraposition mit einem Kompositaufbau kompensiert.

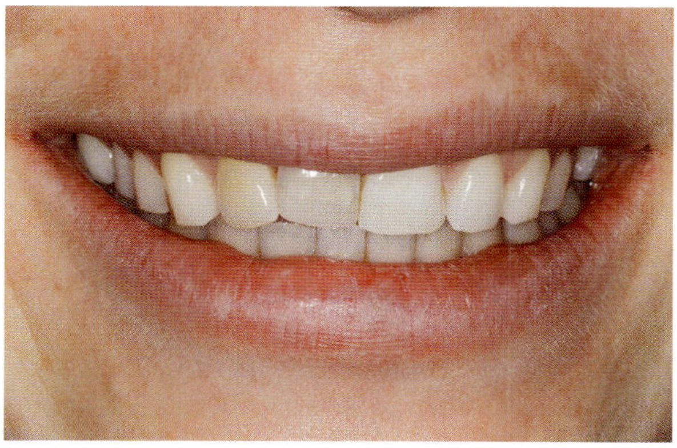

Abb. 7-57 Das ästhetisch kompromittierende Erscheinungsbild störte die Patientin aufgrund der tiefen Lachlinie jedoch kaum.

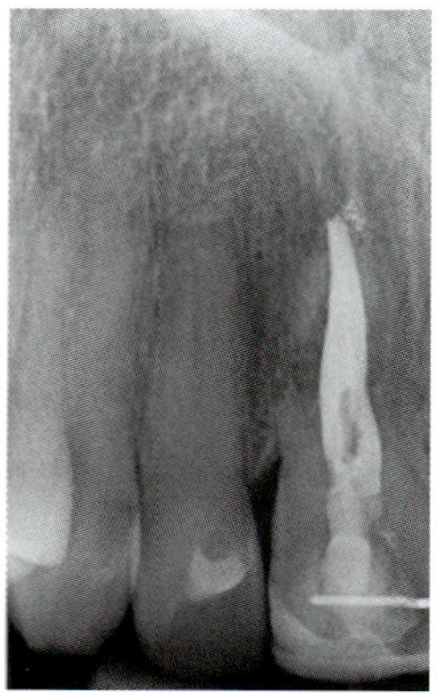

Abb. 7-58 Nicht erhaltungswürdiger Zahn 11 mit inhomogener Wurzelfüllung und Ersatzgewebsresorption.

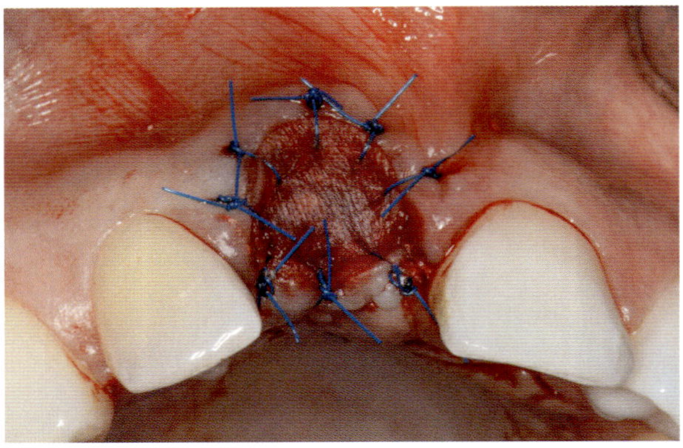

Abb. 7-59 Ridge-Preservation (ohne Lappenbildung) mit bovinem Knochenersatzmaterial und Socket-Seal mit porciner Kollagenmatrix.

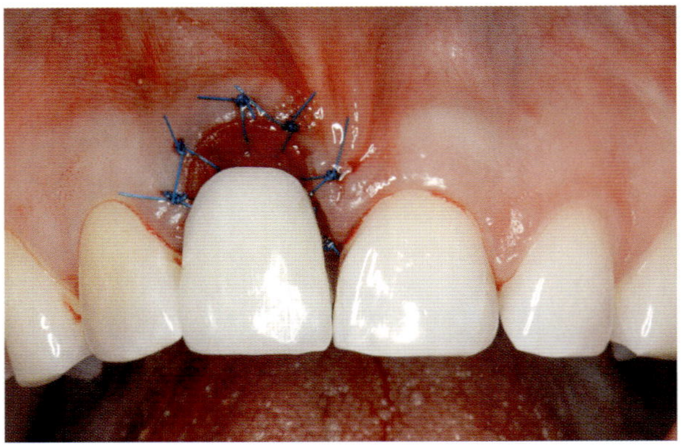

Abb. 7-60 Das Drahtklammerprovisorium muss im Bereich der erfolgten Ridge-Preservation sorgfältig ausgeschliffen bzw. entlastet werden.

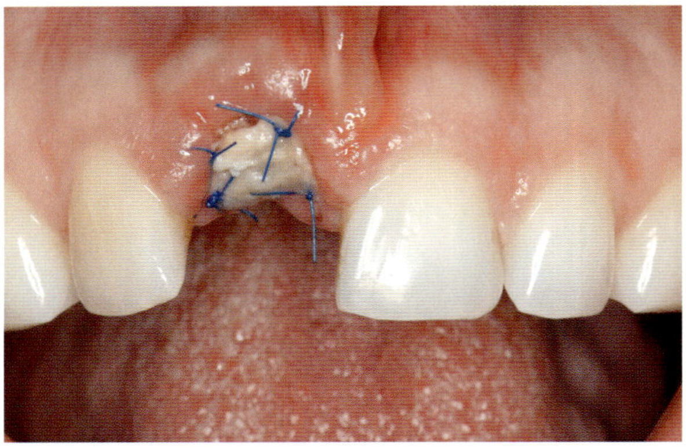

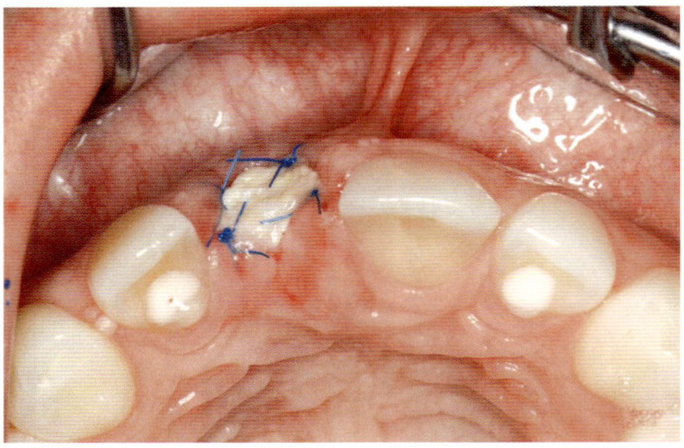

Abb. 7-61 und 7-62 Typische Wundsituation 1 Woche nach Socket-Seal mit Kollagenmatrix.

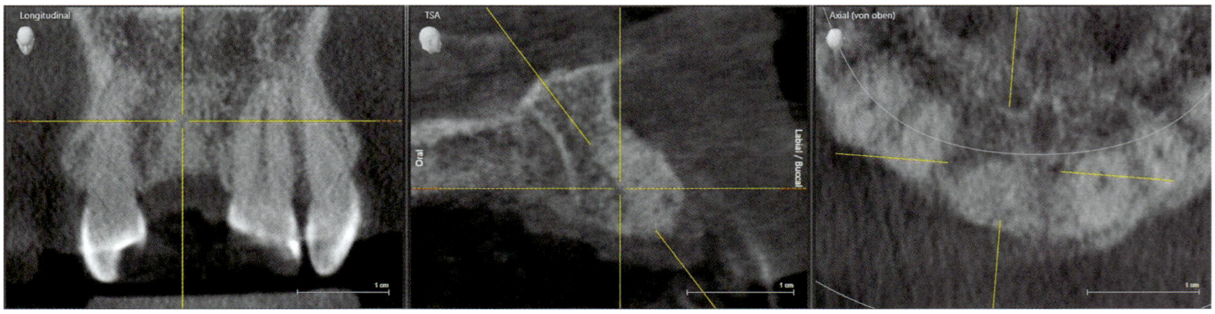

Abb. 7-63 Präoperative Ausgangssituation (digitale Volumentomografie).

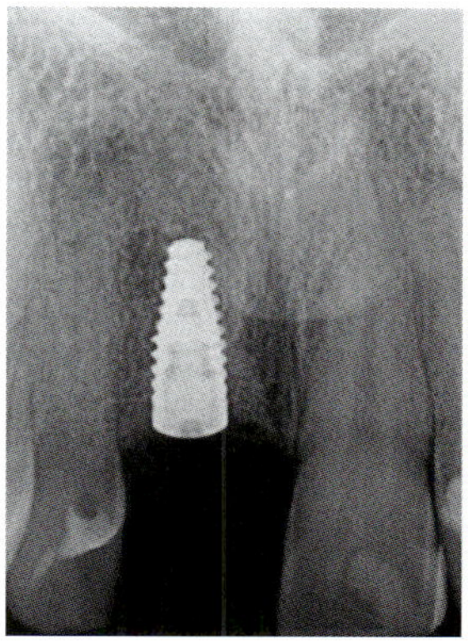

Abb. 7-64 Postoperatives Einzelzahnröntgenbild nach erfolgter Implantatinsertion regio 11 mit lateraler GBR.

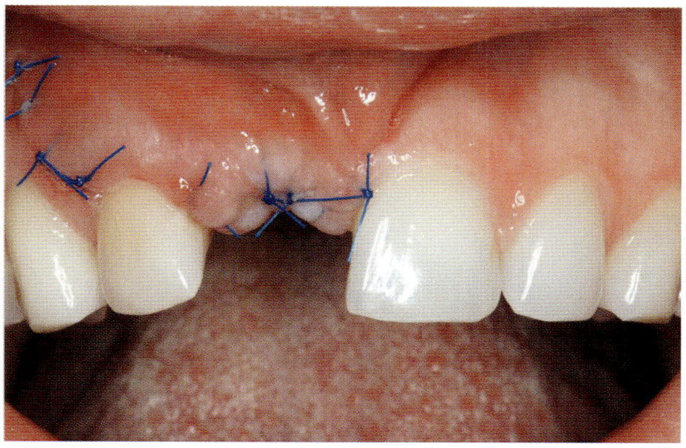

Abb. 7-65 Wundsituation 1 Woche nach Implantatinsertion (submukosale Einheilung).

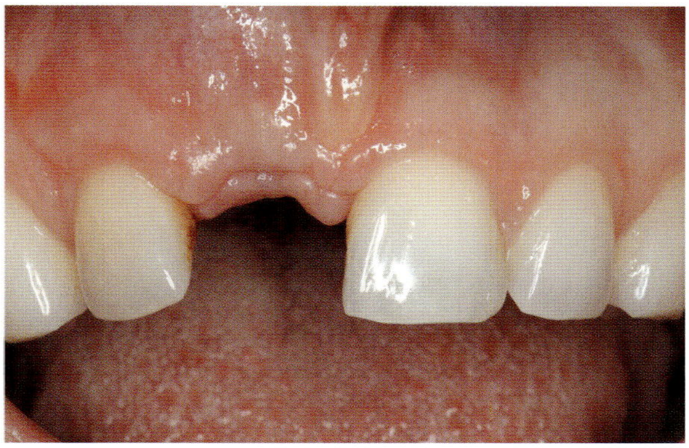

Abb. 7-66 Klinische Situation 1 Monat nach Implantatinsertion regio 11.

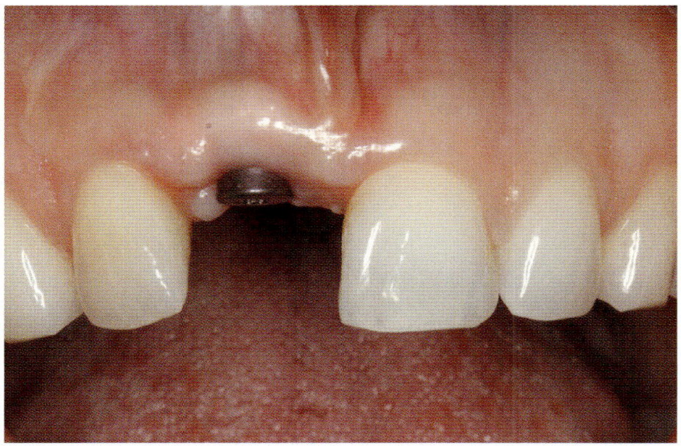

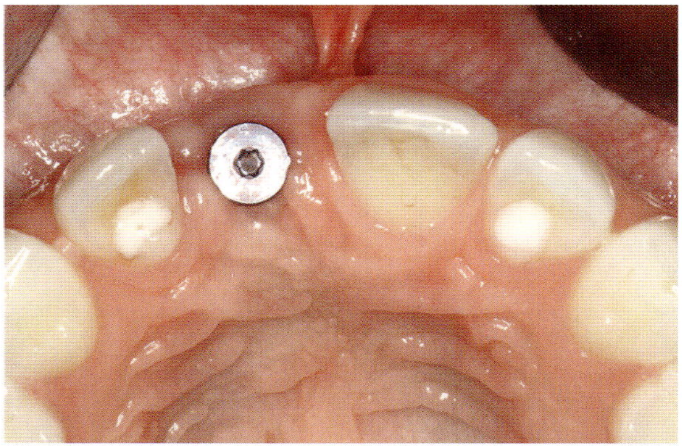

Abb. 7-67 und 7-68 Klinische Situation 1 Monat nach Implantatfreilegung 11 (Rolllappentechnik).

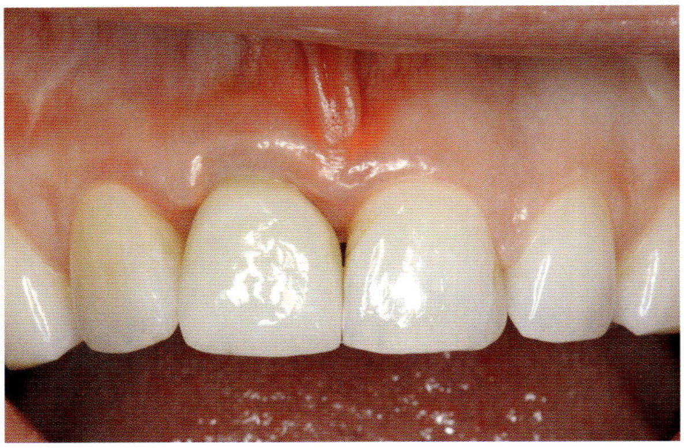

Abb. 7-69 Provisorische Kronenversorgung regio 11 (Zahntechnik: Giorgio und Renata Saccardin).

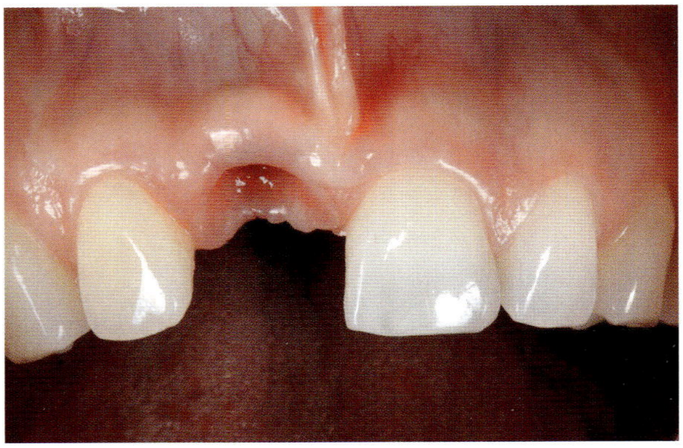

Abb. 7-70 Klinische Situation während der Konditionierungsphase regio 11.

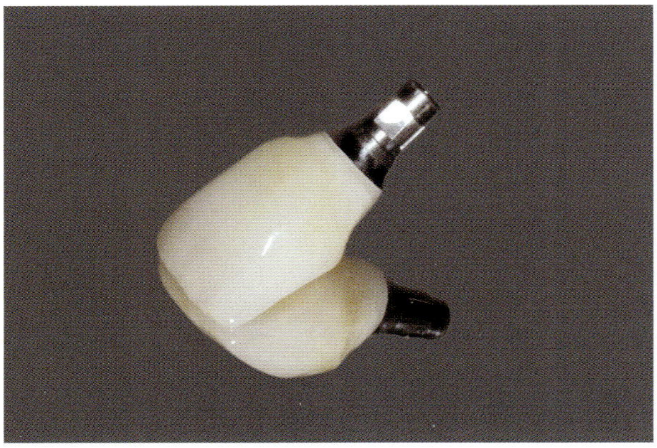

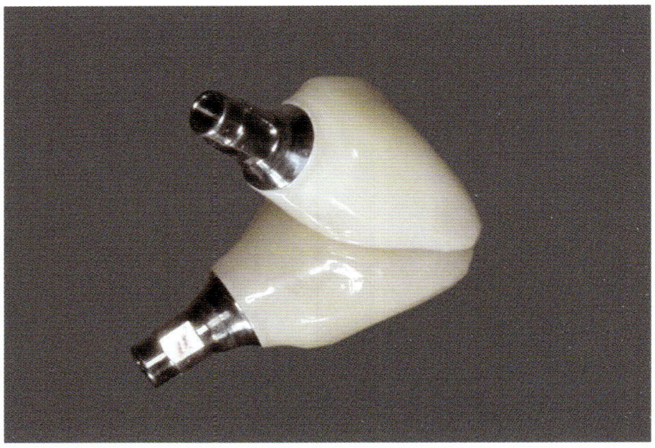

Abb. 7-71 und 7-72 Implantatkrone: Zirkoniumdioxid-Gerüst mit Backing, .abial verblendet (Zahntechnik: Jeffrey Rutz).

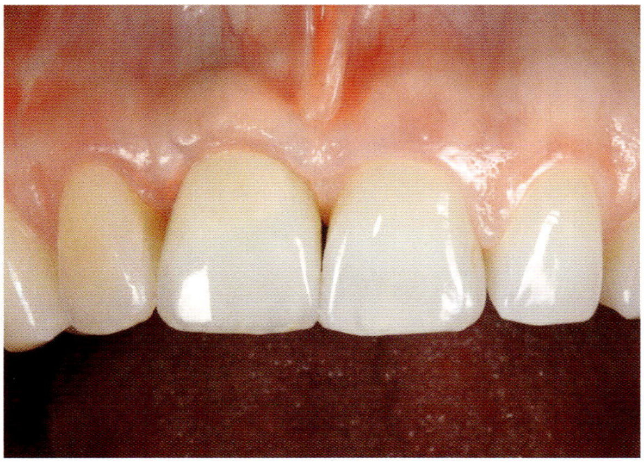

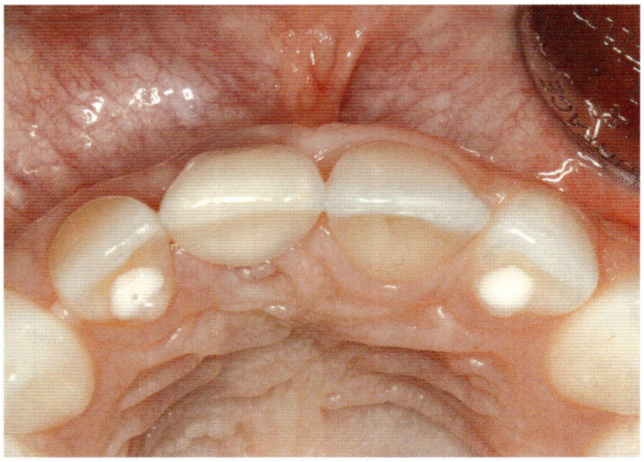

Abb. 7-73 und 7-74 Klinische Situation nach Einsetzen der definitiven Implantatkrone.

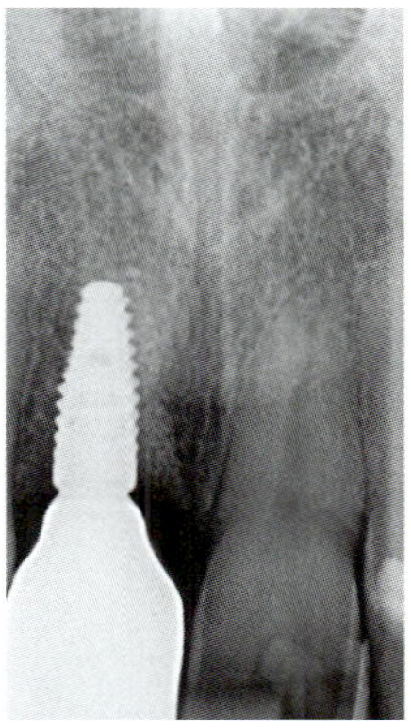

Abb. 7-75 Radiologische Schlusskontrolle.

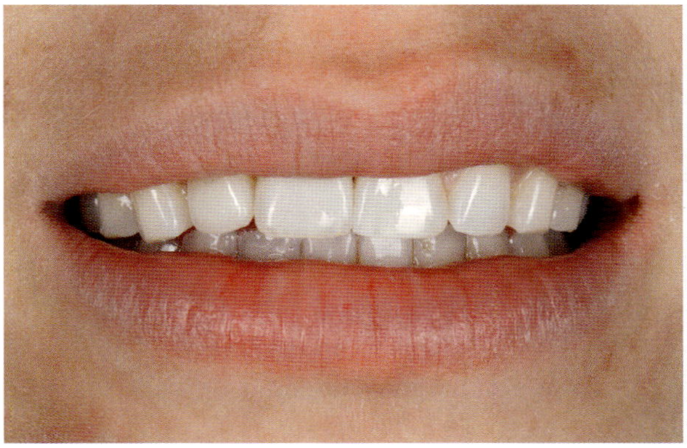

Abb. 7-76 Lippenbild.

Tab. 7-7 Die zu erwartende Infraokklusion und Implantatüberlebensrate bei Implantatinsertion im wachsenden Kiefer in Bezug auf Altersgruppen und Geschlecht (Lj. = Lebensjahr, M = Männer, F = Frauen)[20].

	Mittlere Infraokklusion	Maximale Infraokklusion	Implantat-überlebensrate
Kinder < 12. Lj.	M = 17,4 mm F = 14,0 mm	M = 23,7 mm F = 20,3 mm	72,4 %
Adoleszente 12.–18. Lj.	3,1 mm	7,9 mm	93 %
Junge Erwachsene 18.–31. Lj.	1,7 mm	5,8 mm	97,4 %
Erwachsene > 31. Lj.	0,3 mm	> 1 mm	bis 100 %

Eine eindeutige evidenzbasierte Altersempfehlung, ab wann bei Kindern, Jugendlichen und jungen Erwachsenen frühestens implantiert werden kann, gibt es nicht wirklich. Selbst bei der ursprünglich tradierten Altersgrenze von 18 Jahren ist eine Infraokklusion zu erwarten, insbesondere bei jungen Männern, bei Patienten mit vertikalem Wachstumstyp und wenn das Implantat im Oberkieferfrontzahnbereich inseriert werden soll. Im Allgemeinen gilt daher für Implantatversorgungen im Frontzahnbereich: „Je später der Zeitpunkt der Implantation, desto besser bzw. geringer die Infraokklusion." Heutige Lehrmeinungen empfehlen, frühestens ab einem Alter von 25 oder sogar 30 Jahren im Frontzahngebiet zu implantieren. Davon ausgeschlossen sind Kinder mit Anodontie, schwerer Hypodontie oder Tumordefekten. Oft ist in diesen Fällen eine frühe Implantatinsertion die einzige Versorgungsmöglichkeit.

Fazit

Die Versorgung von Zahnlücken bei Kindern und Jugendlichen, insbesondere im Frontzahngebiet, stellt jeden Behandler vor eine größere Herausforderung. Grundsätzlich sind biologische Behandlungsansätze, die das natürliche Wachstumspotential sowie aber auch den Erhalt der Zahnhartsubstanzen unterstützen, wie Autotransplantation oder kieferorthopädischer Lückenschluss, zu bevorzugen. Prothetische Versorgungen, wie konventionelle Brückenversorgung oder Implantate, sollten so spät wie möglich zum Einsatz kommen, um biologische und technische Komplikationen zu vermeiden. Adhäsivattachments und Adhäsivbrücken dienen hierbei oft als Übergangslösung bis zur definitiven Versorgung im jungen Erwachsenenalter.

Literatur

1. Zitzmann NU, Özcan M, Scherrer SS, Bühler JM, Weiger R, Krastl G: Resin-bonded restorations: a strategy for managing anterior tooth loss in adolescence. J Prosthet Dent 2015;113: 270–276.
2. Wilmes B, Willmann J, Stocker B, Drescher D: Mini-Implantate zur kieferorthopädischen Verankerung im anterioren Gaumen, mediane vs. paramediane Insertion. Information aus Orthodontie und Kieferorthopädie 2015;47:243–248.
3. Kinzer GA, Kokich VO Jr: Managing congenitally missing lateral incisors. Part II: tooth-supported restorations. J Esthet Restor Dent 2005;17: 76–84.
4. Kinzer GA, Kokich VO Jr: Managing congenitally missing lateral incisors. Part III: single-tooth implants. J Esthet Restor Dent 2005;17:202–210.
5. Kokich VO Jr, Kinzer GA: Managing congenitally missing lateral incisors. Part I: Canine substitution. J Esthet Restor Dent 2005;17:5–10.
6. Baume LJ: Auswirkungen der Extraktion von Zähnen auf das deforme Gebiss. Schweiz Mschr Zhlk 1939;49:295–337.
7. Baume LJ: Auswirkungen der Extraktion von Zähnen auf das deforme Gebiss. Schweiz Mschr Zhlk 1940;50:45–64.
8. Brough E, Donaldson AN, Naini FB: Canine substitution for missing maxillary lateral incisors: the influence of canine morphology, size, and shade on perceptions of smile attractiveness. Am J Orthod Dentofacial Orthop 2010;138:705.e1-9; discussion 705–707.
9. Zachrisson BU: Alveolar bone augmentation for implants by orthodontic extrusion. World J Orthod 2003;4:168–173.
10. Lapatki BG: Orthodontischer Lückenschluss vs. prothetische Versorgung bei Nichtanlage der lateralen Oberkieferschneidezähne. Quintessenz Zahnmedizin 2022;73:346–357.
11. Wehrbein H, Merz BR, Diedrich P, Glatzmaier J: The use of palatal implants for orthodontic anchorage. Design and clinical application of the orthosystem. Clin Oral Implants Res 1996;7:410–416.
12. Rosa M, Lucchi P, Ferrari S, Zachrisson BU, Caprioglio A: Congenitally missing maxillary lateral incisors: Long-term periodontal and functional evaluation after orthodontic space closure with first premolar intrusion and canine extrusion. Am J Orthod Dentofacial Orthop 2016;149:339–348.
13. Rosa M, Zachrisson BU: The space-closure alternative for missing maxillary lateral incisors: an update. J Clin Orthod 2010;44:540–549.
14. Glockengieser J: Lückenschluss durch Hemisektion bei Nichtanlagen unterer Prämolaren. Kieferorthopädie 2015;29:61–64.
15. Sharma G, Johal AS, Liversidge HM: Predicting agenesis of the mandibular second premolar from adjacent teeth. PLoS One 2015;10:e0144180.
16. Yoshida T, Kurosaki Y, Mine A, et al.: Fifteen-year survival of resin-bonded vs. full-coverage fixed dental prostheses. J Prosthodont Res 2019;63: 374–382.
17. Thoma DS, Sailer I, Ioannidis A, Zwahlen M, Makarov N, Pjetursson BE: A systematic review of the survival and complication rates of resin-bonded fixed dental prostheses after a mean observation period of at least 5 years. Clin Oral Implants Res 2017;28:1421–1432.
18. Kerschbaum T: Langzeitüberlebensdauer von Zahnersatz. Quintessenz 2004;55:1113–1126.
19. Pjetursson BE, Sailer I, Makarov NA, Zwahlen M, Thoma DS: All-ceramic or metal-ceramic tooth-supported fixed dental prostheses (FDPs)? A systematic review of the survival and complication rates. Part II: Multiple-unit FDPs. Dent Mater 2015;31:624–639.
20. Terheyden H: Implantatversorgungen bei Kindern, Jugendlichen und jungen Erwachsenen - Indikation und Zeitpunkt. Implantologie 2018;26: 115–122.

8 Kosten einer Zahntransplantation

Valentin Herber, Puria Parvini

Die Kosten einer autologen Zahntransplantation können je nach Behandlungsaufwand, Anzahl der transplantierten Zähne und länderspezifischen Preisstrukturen variieren. Das vorliegende Kapitel gibt einen umfassenden Überblick über die Kostenstruktur und beleuchtet wirtschaftliche Aspekte für Patientinnen und Patienten sowie für die behandelnden Zahnärztinnen und Zahnärzte. Zunächst werden die Kosten in der Schweiz behandelt und in Tabelle 8-1 zusammengefasst dargestellt. Danach folgen die Vergleiche zu den Nachbarländern Deutschland, Österreich und Frankreich.

Präoperative Untersuchungen und Diagnostik

In der Planungsphase sind verschiedene diagnostische Maßnahmen notwendig: Eine Panoramaschichtaufnahme, ggf. eine digitale Volumentomographie (DVT) (394 CHF) oder im Einzelfall eine Platzanalyse anhand vorhandener kieferorthopädischer Modelle (ca. 150 CHF).

Chirurgischer Eingriff

Der operative Eingriff umfasst die Entnahme des Transplantats, die Vorbereitung der Empfängerregion und die Transplantation des Zahnkeims. Die Kosten liegen dafür bei etwa 400 CHF für die operative Entfernung des Zahnkeims und bei rund 350 CHF für dessen Transplantation. Mittels TTS (Titan-Trauma-Schiene, Medartis, Basel, Schweiz) werden die Zähne nach der Transplantation geschient. Die Kosten für die Schienung liegen bei etwa 200 CHF. Gegebenenfalls müssen zusätzlich (Milch-)Zähne an der Entnahmestelle und/oder in der Empfängerregion entfernt werden.

Nachsorge und Erfolgskontrolle

Im Rahmen einer strukturierten und engmaschigen Nachsorge fallen Kosten für die regelmäßigen Kontrolluntersuchungen, Röntgenaufnahmen und Schienenentfernung zwischen etwa 50 CHF und 250 CHF pro Sitzung an.

Vergleich mit Alternativen

Eine autologe Zahntransplantation kann eine kostengünstigere Alternative zu Implantaten sein. Ein Zahnimplantat kostet in der Schweiz je nach Region, Knochenangebot und Material zwischen 2.500 und 5.000 CHF, Brückenversorgungen liegen zwischen 1.500 CHF und 4.000 CHF. Zu beachten ist jedoch, dass nicht in allen Altersgruppen und in jeder Situation sämtliche Behandlungsalternativen möglich sind.

Vergleich der Kosten und Kostenübernahme in der Schweiz, in Deutschland, Österreich und Frankreich

Die Kosten einer autologen Zahntransplantation variieren je nach Land. Die Kosten belaufen sich in der **Schweiz** auf etwa 2.000 CHF (Tab. 8-1) inklusive Vor- und Nachbehandlungen, in Abhängigkeit von individuellen Faktoren. In der Schweiz wird die Zahntransplantation in der Regel nicht von der obligatorischen Grundversicherung übernommen, es sei denn, es handelt sich um einen Versicherungsfall nach unfallbedingtem Zahnverlust oder um multiple Nichtanlagen. Private Zusatzversicherungen decken unter Umständen einen Teil der Kosten.

Die Kosten einer autologen Zahntransplantation in **Deutschland** variieren je nach diag-

Tab. 8-1 Übersicht der Abrechungspositionen im Rahmen einer Zahntransplantation gemäß schweizerischem Leistungskatalog Dentotar exemplarisch zu einem Taxpunktwert (TPW) von 1.00 von der Planungsphase bis zur Schienenentfernung.

	Position	Anzahl	Bezeichnung	TP (TPW 1.00)	Total (CHF)
Präoperative Untersuchung und Diagnostik	4.0000	1	Befundaufnahme; Zweitmeinung	73.20	73,20
	4.0530	1	OPT	156.90	156,90
	4.0110	1	Instruktion und Aufklärung	52.30	52,30
Chirurgischer Eingriff	4.0650	2	Infiltrationsanästhesie	38.40	76,80
	4.2080	1	Zahnkeimentnahme zur Transplantation	404.40	404,40
	4.2010	1	Zahnextraktion, aufwendig	104.60	104,60
	4.2950	4	Naht, pro Naht	13.90	55,60
	4.2460	1	Transplantation eines Zahnkeims	331.20	331,20
	4.2890	1	TTS-Schiene	146.40	146,40
	4.8720	3	Kleben, pro Klebestelle	19.20	57,60
	4.0500	1	Intraorales Röntgenbild	19.20	19,20
	4.0300	1	Grundtaxe für Arbeitsplatzdesinfektion	13.90	13,90
		1	OP-Material	49.90	49,90
		1	Zahnrettungsbox	26.10	26,10
		1	Zusatzmischung für die Zahnrettungs-box	13.00	13,00
		2	TTS, Schiene pro cm	6.50	13,00
Nachsorge	4.2910	1	Wundbehandlung	62.80	62,80
	4.2900	3	Wundkontrolle	41.80	125,40
	4.0500	2	Intraorales Röntgenbild	19.20	38,40
	4.8710	3	Entfernung des Bandes oder geklebten Teils/Retainers, pro Klebestelle	20.90	62,70
	4.0300	1	Grundtaxe für Arbeitsplatzdesinfektion	13.90	13,90
					1.897,30

nostischen Maßnahmen und chirurgischem Aufwand. Für präoperative Diagnostik fallen Kosten für die Panoramaschichtaufnahme (52,29 EUR), ein mögliches DVT (139,89 EUR) und die Modellanalyse (23,28 EUR) an. Der chirurgische Eingriff einschließlich der operativen Entfernung eines Zahnkeims (116,14 EUR) und der Transplantation (127,95 EUR) wird durch Materialkosten für die TTS-Schiene (71,40 EUR) ergänzt. Eine eventuelle Entfernung von Milchzähnen in der Entnahme- und Empfängerregion kostet 45,50 EUR. Die Nachsorge, einschließlich Röntgenaufnahmen und Schienenentfernung, wird mit 100–150 EUR pro Sitzung veranschlagt.

Im Vergleich zu Alternativen wie Zahnimplantaten (ca. 2.500 EUR) oder Brücken (ca. 2.500–3.000 EUR) stellt die autologe Zahntransplantation in Deutschland eine kostengünstigere Option dar. Die Kostenübernahme durch die gesetzlichen Krankenkassen ist in Deutschland auf unfallbedingte Fälle von Zahnverlust beschränkt, während private Zusatzversicherungen unter bestimmten Bedingungen einen Teil der Kosten übernehmen können.

Die Kosten für Zahntransplantationen in **Österreich** liegen zwischen 500 und 800 EUR, wobei die gesetzlichen Krankenkassen und privaten Zusatzversicherungen die Kosten einer Zahntransplantation nur unter bestimmten medizinischen Voraussetzungen (z. B. nach Unfällen) übernehmen.

In **Frankreich** liegen die Kosten bei 210 EUR für die Entfernung eines Zahnkeims, dessen Transplantation und Schienung. Darüber hinaus liegt der durchschnittliche Preis für ein DVT zwischen 150 und 300 EUR. Die gesetzliche Krankenversicherung übernimmt in der Regel einen Teil der Kosten für Zahntransplantationen. Eine private Zusatzversicherung kann den verbleibenden Betrag abdecken, sofern der Patient eine solche hat.

Fazit

Die Zahntransplantation bietet eine kosteneffiziente, wirtschaftliche und sinnvolle Lösung als Zahnersatz. Allerdings werden die Kosten von individuell variablen Faktoren beeinflusst. Während in der Schweiz die Kosten grundsätzlich privat getragen werden müssen, bestehen in anderen Ländern mehr Möglichkeiten für eine (Teil-)Erstattung durch öffentliche Krankenkassen.

Digitaler Workflow und Einsatz von Zahnduplikaten

9

Michael Alfertshofer, Florian Gebhart, Dirk Nolte

Bei der Zahntransplantation dient der entfernte Spenderzahn als Vorlage für die Präparation der Alveole am Empfängerort. Dieses Vorgehen birgt das Risiko multipler „Fitting"-Versuche mit daraus resultierender verlängerter extraalveolärer Zeit des Transplantats einschließlich der potenziellen Traumatisierung des parodontalen Gewebes auf der Wurzeloberfläche. Die sog. schablonengesteuerte Zahntransplantation nutzt digitale Planungsmethoden und 3D-gedruckte Zahnduplikate (Replicae), um die Empfängerregion bereits vor der Zahnentfernung und Transplantation des Spenderzahns optimal vorbereiten zu können. Dies reduziert die extraalveoläre Zeit erheblich, minimiert die Manipulation des Transplantats, insbesondere seiner Wurzeloberfläche, und verbessert die Passgenauigkeit in der Alveole. Aktuellen Studien zufolge korreliert eine extraalveoläre Lagerungszeit von unter drei Minuten mit einer höheren Erfolgsrate und Verbesserung der Prognose des Transplantats. Die Schonung der Wurzeloberfläche spielt eine entscheidende Rolle bei der Vermeidung unerwünschter Komplikationen wie Ankylose und Wurzelresorptionen. Die digitale Planung ermöglicht zudem eine optimale Positionierung des Transplantats. Durch präoperative, softwaregestützte Modellierung kann die Präparation in der Empfängerregion bereits vor der Transplantatentnahme und Transplantation geplant werden. Dadurch lassen sich Fehlpositionierungen vermeiden, die spätere Korrekturen erforderlich machen könnten. Der digitale Workflow sowie die Planung und Herstellung von Zahnduplikaten werden nachfolgend detailliert dargestellt.

Digitale Extraktion des Transplantats

Die genaue bildmorphologische Erfassung des zu transplantierenden Zahns ist die Grundlage für eine erfolgreiche digitale Planung und Fertigung eines Zahnduplikats. In der Praxis hat sich die digitale Volumentomographie (DVT) als bevorzugtes bildgebendes Verfahren etabliert. Sie ermöglicht eine hochauflösende dreidimensionale Darstellung der Zahnmorphologie sowie der umliegenden Gewebestrukturen und bietet die Grundlage für die digitale Segmentierung des Transplantats. Insbesondere in komplexen Fällen, in denen eine exakte Beurteilung von Wurzelkrümmungen, der genauen Position oder der knöchernen Strukturen erforderlich ist, ist eine DVT eine diagnostische und planerische Unterstützung. Durch die dreidimensionale Bildgebung lassen sich sowohl das Transplantat als auch die Empfängerregion präzise analysieren.

Nach der Bildgebung wird der zu transplantierende Zahn digital extrahiert. Dies geschieht durch Segmentierung und Modellierung des Zahnmodells aus der gescannten Kieferstruktur. Dabei werden Wurzellänge, Kronenmorphologie und potenzielle Hindernisse in der Empfängerregion berücksichtigt. Im Anschluss wird der Zahn für den 3D-Druck optimiert. Die in diesem Beitrag verwendete Software war Onyx-Ceph (Image Instruments GmbH). Zahlreiche andere kommerzielle und Open-Source-Software-Lösungen haben sich in diesem Rahmen bewährt, wie Mimics (Materialise), Dolphin Imaging (Patterson Dental), Exocad (Align Technology) sowie 3D Slicer, Invesalius oder Seg3D (jeweils Open-Source-Software).

Die Wahl der passenden Software hängt von den spezifischen Anforderungen, der gewünschten Genauigkeit und der Integration in bestehende digitale Workflows ab. Allen Software-Lösungen gemein ist jedoch, dass durch deren Einsatz die digitale Planung präziser und effizienter wird, was wiederum eine bessere Vorhersagbarkeit der chirurgischen Umsetzung ermöglicht.

Herstellung der Zahnduplikate

Nach der digitalen Extraktion wird das Zahnduplikat durch moderne 3D-Druckverfahren hergestellt. Dabei richtet sich die Wahl der Drucktechnologie nach den Anforderungen an Präzision, Materialeigenschaften und dem geplanten Verwendungszweck. Besonders bewährt hat sich in diesem Kontext die PolyJet-Technologie, die durch eine extrem hohe Detailgenauigkeit und eine glatte Oberflächenbeschaffenheit überzeugt. Sie ermöglicht die Verarbeitung von mehreren Materialien gleichzeitig. Eine weitere präzise Methode stellt die Stereolithographie (SLA) dar, die durch eine sehr hohe Detailgenauigkeit besticht und daher ideal für anatomisch exakte Zahnduplikate ist. *Digital Light Processing* (DLP) bietet eine vergleichbare Qualität bei höherer Druckgeschwindigkeit und ermöglicht die simultane Fertigung mehrerer Modelle. Für kostengünstige, aber weniger detailgenaue Prototypen kommt auch das *Fused Deposition Modeling* (FDM) in Betracht, das jedoch eine geringere Präzision als SLA, DLP und PolyJet aufweist. FDM eignet sich vor allem für die Herstellung von Studienmodellen oder als Hilfsmittel für die chirurgische Planung. In spezialisierten Studien wurden zudem metallbasierte Verfahren wie *Selective Laser Melting* (SLM) oder *Direct Metal Laser Sintering* (DMLS) verwendet, um besonders widerstandsfähige, sterilisationsfeste Zahnduplikate aus Titan oder Kobalt-Chrom-Legierungen zu fertigen.

Neben der Drucktechnologie spielt das verwendete Material eine entscheidende Rolle für die biomechanischen Eigenschaften des Zahnduplikats. Für intraoperative Anwendungen kommen vor allem biokompatible Photopolymere (z. B. Med610) zum Einsatz, die eine hohe Formstabilität und Sterilisationsfähigkeit besitzen. Alternativ können lichthärtende Harze verwendet werden, die sich insbesondere für SLA- und DLP-Druck eignen und eine exzellente Präzision sowie Stabilität aufweisen. PolyJet-Drucke bieten zudem die Möglichkeit, Materialien mit variabler Steifigkeit zu kombinieren, wodurch die Replikate in ihrer Flexibilität bei Bedarf an natürliche Zahnstrukturen angepasst werden können. Wichtige Voraussetzung für das zu verwendende Material ist in jedem Fall die Sterilisierbarkeit des Zahnduplikates vor der Anwendung am Patienten.

Nach dem Druckprozess erfolgt eine Nachbearbeitung, um die Oberflächenqualität zu optimieren und Stützstrukturen sowie mögliche Druckartefakte zu entfernen. Bei der anschließenden gründlichen Reinigung, etwa mit Ultraschall, werden verbleibende Harzrückstände beseitigt. Danach wird das Material durch Licht- oder Wärmehärtung stabilisiert und anschließend sterilisiert. Hierfür kommen unterschiedliche Sterilisationsverfahren zum Einsatz: Während Dampfsterilisation bei Hochtemperaturen (> 120 °C) nur für metallische Replikate geeignet ist, werden Kunststoffe wie PolyJet- oder SLA-Drucke typischerweise mittels Niedertemperatur-Plasmasterilisation (< 50 °C) mit Wasserstoffperoxid behandelt. Diese standardisierten Arbeitsschritte gewährleisten eine hohe Qualität und Formkongruenz des Zahnduplikats, was die Anpassung und Präparation der Empfängerregion deutlich erleichtert. Abbildung 9-1 fasst den digitalen Workflow bei der Herstellung von Zahnduplikaten zusammen.

Vorbereitung der Empfängerregion

Durch den Einsatz von 3D-gedruckten Zahnduplikaten kann die Empfängerregion bereits vor der Extraktion des Spenderzahns optimal geformt und exakt an die Anatomie des Spenderzahns angepasst werden. Dies reduziert die intraoperative Manipulation des Spenderzahns.

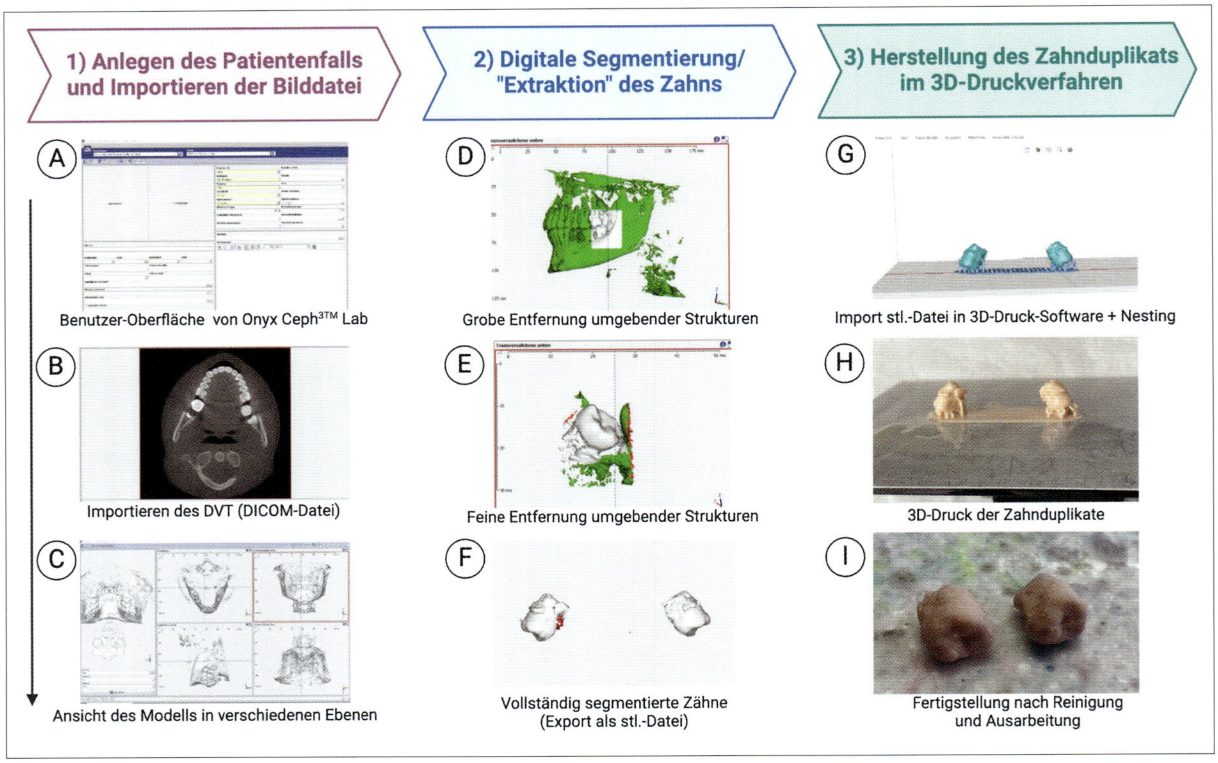

Abb. 9-1 Schematische Übersicht über den digitalen Workflow bei der Herstellung von Zahnduplikaten für die Vorbereitung der Alveole bei einer Zahntransplantation. Zum Slicen der STL-Dateien wurde die Software Anycubic (Shenzen, China) verwendet, die mit den 3D-Druckern mitgeliefert wird. **A**: Benutzer-Oberfläche von OnyxCeph3TM Lab. **B**: Importieren der DVT (DICOM-Datei). **C**: Ansicht des Modells in verschiedenen Ebenen. **D**: Grobe Entfernung umgebender Strukturen. **E**: Feine Entfernung umgebender Strukturen. **F**: Vollständig segmentierte Zähne (Export als .stl-Datei). **G**: Import der .stl-Datei in 3D-Druck-Software + Nesting. **H**: 3D-Druck der Zahnduplikate. **I**: Fertigstellung nach Reinigung und Ausarbeitung.

Falls sich noch ein nicht erhaltungswürdiger Zahn an der Empfängerstelle befinden sollte, wird zunächst die bestehende Zahnstruktur entfernt. In Fällen, in denen ein einzeitiges Transplantationsverfahren geplant ist, wird das Empfängerfach unmittelbar nach der Entfernung des ursprünglichen Zahns vorbereitet. Hierbei dient das Zahnduplikat als Schablone zur Ausformung der Alveole. Diese erfolgt mithilfe runder rotierender Instrumente unter Berücksichtigung der lokalen Anatomie, wie beispielsweise angrenzende Zahnwurzeln oder Nerven (z. B. N. alveolaris inferior). Die schrittweise Anpassung der Alveole an das Zahnduplikat wird so lange fortgeführt, bis dieses die gewünschte Okklusionshöhe mit stabiler Position erreicht hat. Dank der präzisen Vorbereitung der Empfängeralveole werden unerwünschte Kontaktpunkte der Wurzeloberfläche des Transplantats mit dem umliegenden Knochen auf ein Minimum reduziert.

Ein weiterer entscheidender Aspekt ist das Weichgewebsmanagement, insbesondere ein dichter dentogingivaler Verschluss. Dieser ist essenziell für die Heilung des Transplantats und beugt postoperativen Komplikationen wie Rezessionen vor. Falls erforderlich, müssen Weichgewebstechniken zur Optimierung der Gewebequalität angewendet werden.

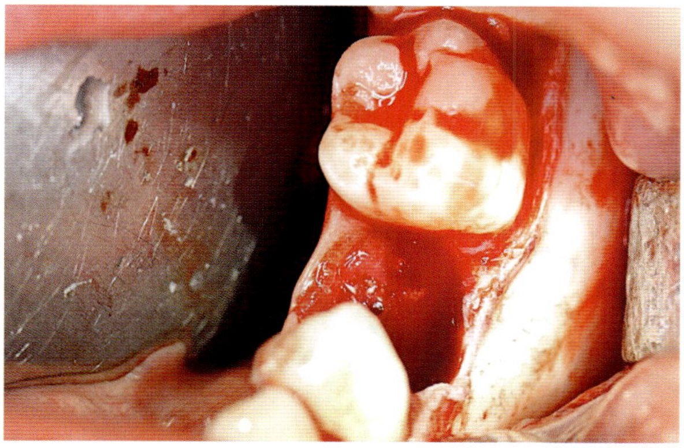

Abb. 9-2 Zustand nach operativer Entfernung des ankylosierten und in Infraposition stehenden Zahns 75.

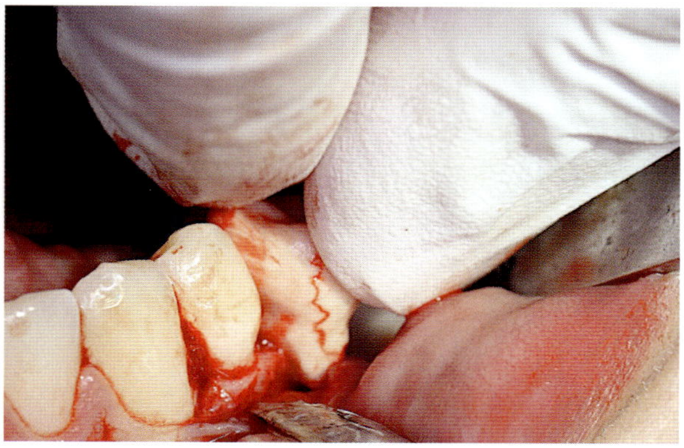

Abb. 9-3 Erste Einprobe Replika 18 in Alveole regio 75.

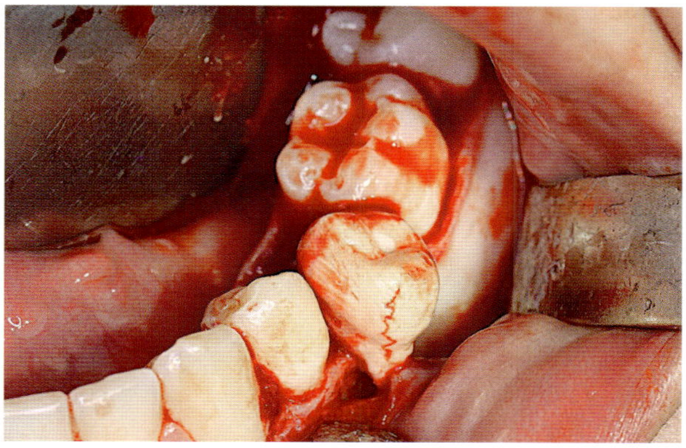

Abb. 9-4 Wiederholte Einprobe Replika unter kontinuierlicher Anpassung der Alveole.

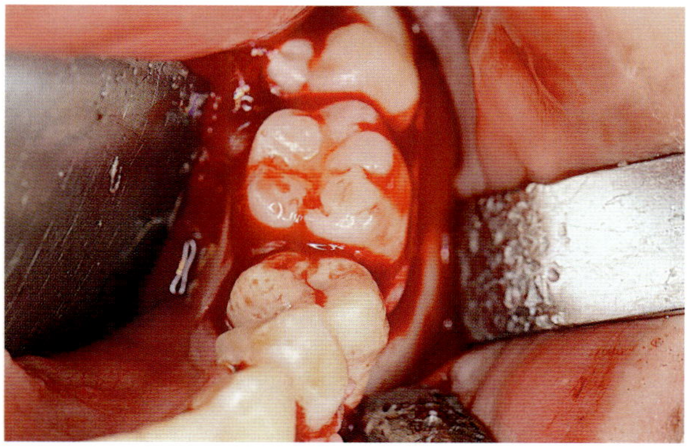

Abb. 9-5 Passender Sitz Replika kurz vor Entnahme des Transplantats Zahn 18.

Chirurgisches Vorgehen bei der Zahntransplantation mit Zahnduplikaten

Nach der Vorbereitung der Empfängerregion erfolgt die eigentliche Transplantation. Das Transplantat wird unter Schonung des umgebenden Gewebes vorsichtig entnommen, wobei besonders darauf geachtet wird, das parodontale Ligament möglichst nicht zu beschädigen. Das zuvor angepasste Empfängerfach gewährleistet, dass der nun frisch entfernte Zahn ohne extraorale Zwischenlagerung sofort in die neue Alveole eingesetzt werden kann. Nach dem Einsetzen des Transplantats wird die Passform ggf. noch optimiert. So sollte beispielsweise sichergestellt werden, dass keine spitzen Knochenkanten die Wurzeloberfläche des Transplantats verletzen können. Falls erforderlich, kann auch eine minimale Anpassung der Alveole erfolgen, um eine noch bessere Positionierung zu erreichen (Abb. 9-2 bis 9-13).

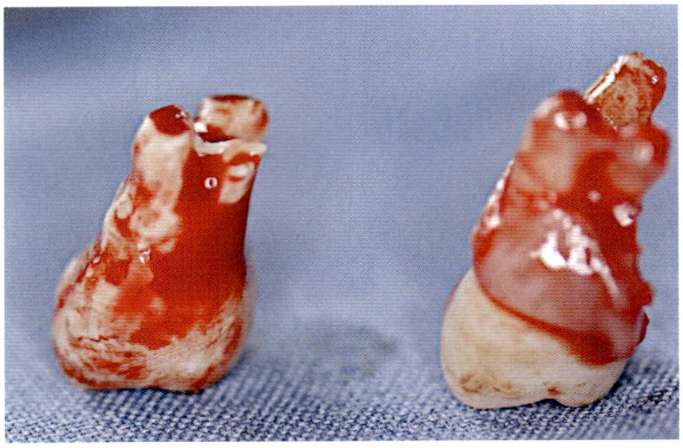

Abb. 9-6 Größenvergleich zwischen Replika (links, nach Einprobe im Mund) und Transplantat 18 (rechts, nach operativer Entfernung).

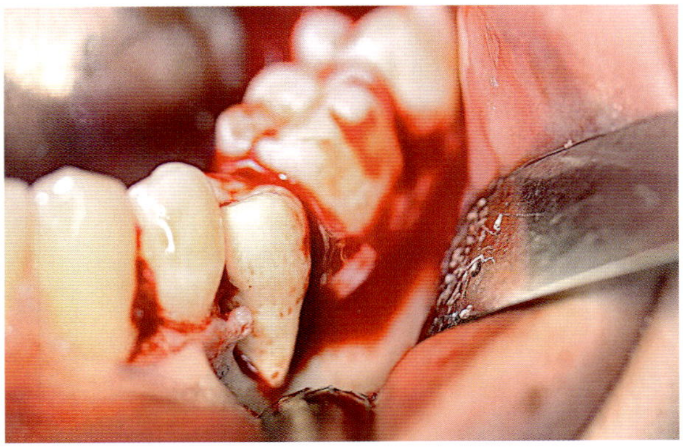

Abb. 9-7 Einprobe des Transplantats 18 vor Fixation mittels TTS (Titan-Trauma-Schiene, Medartis, Basel, Schweiz).

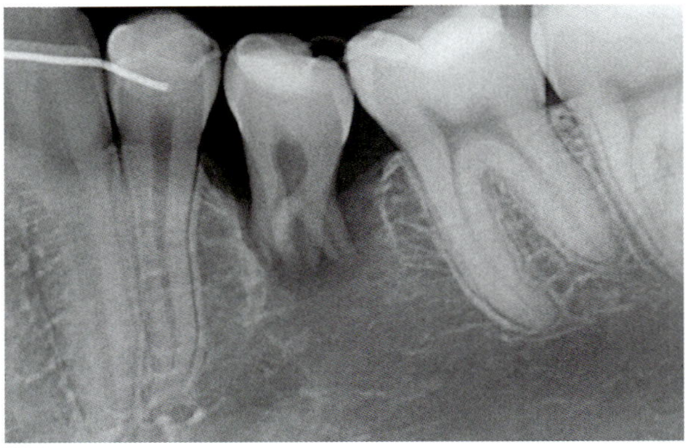

Abb. 9-8 Zahnfilm nach Transplantation 18 nach regio 75 und Fixation mittels TTS.

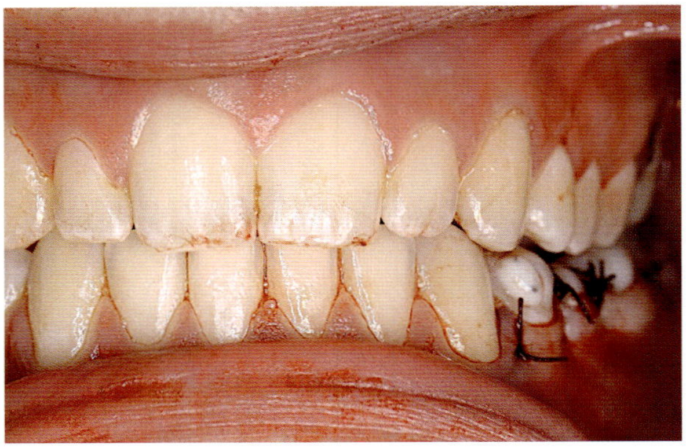

Abb. 9-9 Klinischer Befund unmittelbar nach Zahntransplantation.

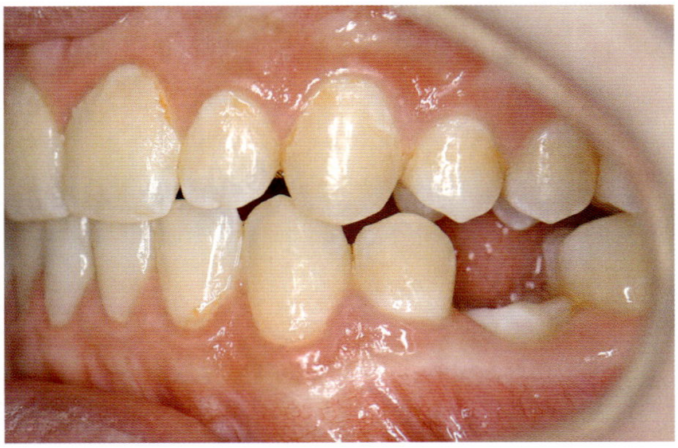

Abb. 9-10 Klinisches Bild eines ankylosierten und in Infraposition stehenden Zahns 75 ...

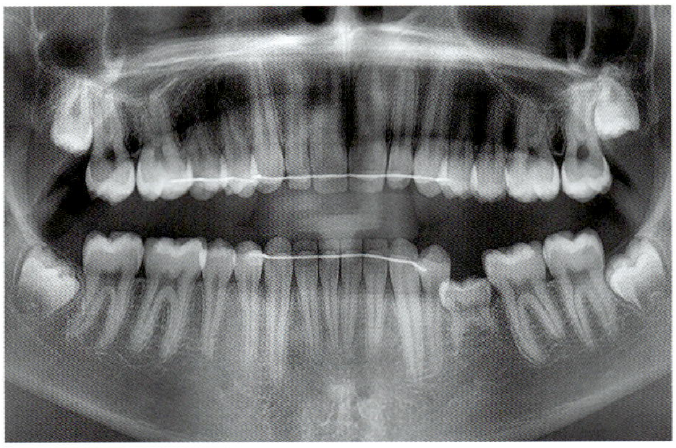

Abb. 9-11 ... mit zugehörigem OPT.

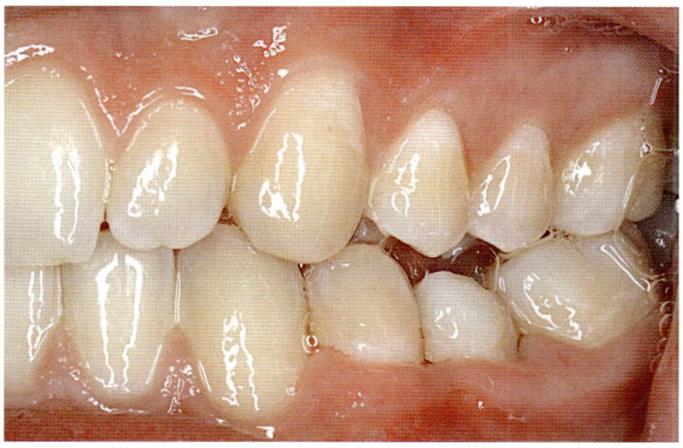

Abb. 9-12 Klinische Situation eines noch in Infraposition stehenden transplantierten Zahns und guter knöcherner Regeneration bis nach krestal.

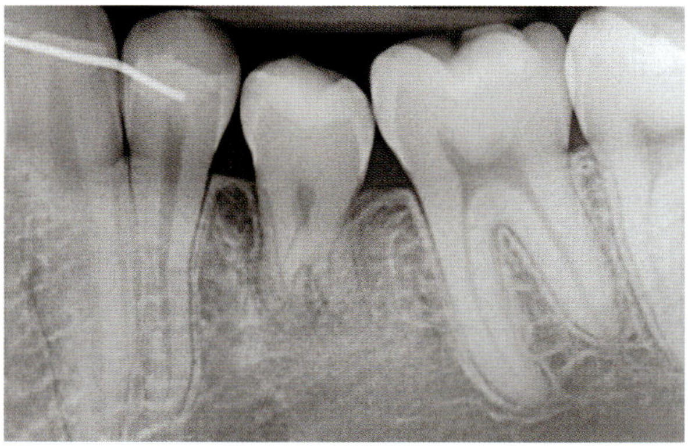

Abb. 9-13 Zahnfilm des noch in Infraposition stehenden transplantierten Zahns 18: gute knöcherne Einheilung.

Erfolgsraten und wissenschaftliche Evidenz

Die Zahntransplantation mit Zahnduplikaten (schablonengestützte Autotransplantation) hat sich in den letzten Jahren als vielversprechende Methode etabliert. Wissenschaftliche Studien belegen, dass der Einsatz von Zahnduplikaten zur präoperativen Planung und Empfängerfachpräparation die Erfolgsraten im Vergleich zu konventionellen Techniken verbessern kann.

Eine systematische Übersichtsarbeit von Verweij et al.[2] analysierte 19 Studien zur Autotransplantation unter Verwendung von 3D-gedruckten Zahnduplikaten. Dabei wurden verschiedene Studiendesigns berücksichtigt, darunter klinische Beobachtungsstudien, Fallberichte und In-vitro-Untersuchungen. Die klinischen Studien zeigten eine Überlebensrate der transplantierten Zähne zwischen 95,5 und 100 % und eine Erfolgsrate zwischen 80 und 91,1 %. Die Definition des klinischen Erfolgs war hierbei für die inkludierten Studien jeweils unterschiedlich. Die Autoren machen für die besseren Ergebnisse die deutliche Reduktion der extraalveolären Zeit des Transplantats verantwortlich, da diese zur Schonung des parodontalen Ligaments beiträgt und so das Risiko von Resorptionen und Ankylosen reduziert.

In der Case-Control-Studie von Shahbazian et al.[1] konnte gezeigt werden, dass die schablonengestützte Autotransplantation mittels SLA-hergestelltem Zahnduplikat eine deutliche Reduktion der extraoralen Zeit im Vergleich zur konventionellen Technik ermöglicht. Während bei der konventionellen Technik die mittlere extraorale Zeit der transplantierten Zähne zwischen 3 und 10 Minuten lag, konnte diese durch den Einsatz von 3D-gedruckten Zahnduplikaten auf unter eine Minute gesenkt werden. Zudem war die Anzahl der notwendigen „Anproben" in der schablonengestützten Gruppe niedriger (0–3) als in der konventionellen Gruppe (4–7). Durch die präzisere Anpassung des Empfängerbetts an das Zahnduplikat wurde nicht nur der chirurgische Ablauf verbessert, sondern auch das Risiko für mechanische Schäden der Wurzeloberfläche reduziert. Für weniger erfahrene Behandlerinnen und Behandler bietet die schablonengestützte Technik eine wertvolle Unterstützung, da sie die Planung des Eingriffs verbessert, die chirurgische Präzision erhöht und potenzielle Fehlerquellen minimiert.

Trotz der beschriebenen Vorteile ist die Datenlage zur schablonengestützten Autotransplantation noch limitiert, da viele Studien auf kleinen Fallzahlen oder gar nur auf Fallberichten basieren. Randomisierte kontrollierte Studien mit längeren Follow-up-Zeiten sind notwendig, um die langfristigen Vorteile dieser Technik im Vergleich zur konventionellen Methode weiter zu evaluieren. Zukünftige Entwicklungen könnten die digitale Planung weiter verbessern, insbesondere durch den Einsatz von künstlicher Intelligenz (KI) zur automatisierten Berechnung der optimalen Zahnposition. Ergänzend dazu könnte die Integration dynamischer Navigationstechniken die intraoperative Präzision steigern und eine noch genauere Platzierung des Transplantats in Echtzeit ermöglichen.

Literatur

1. Shahbazian M, Jacobs R, Wyatt J, Denys D, Lambrichts I, Vinckier F, Willems G. Validation of the cone beam computed tomography-based stereolithographic surgical guide aiding autotransplantation of teeth: clinical case-control study. Oral Surg Oral Med Oral Pathol Oral Radiol 2013;115: 667–675.
2. Verweij JP, Jongkees FA, Anssari Moin D, Wismeijer D, van Merkesteyn JPR: Autotransplantation of teeth using computer-aided rapid prototyping of a three-dimensional replica of the donor tooth: a systematic literature review. Int J Oral Maxillofac Surg 2017;46:1466–1474.

Weiterführende Literatur

Almpani K, Papageorgiou SN, Papadopoulos MA: Autotransplantation of teeth in humans: a systematic review and meta-analysis. Clin Oral Invest 2015;1:1157–1179.

Andreasen JO: Periodontal healing after replantation and autotransplantation of incisors in monkeys. Int J Oral Surg 1981;10:54–61.

Bauss O, Schwestka-Polly R, Schilke R, Kiliaridis S: Effect of different splinting methods and fixation periods on root development of autotransplanted immature third molars. J Oral Maxillofac Surg 2005;63:304–310.

Dhillon IK, Khor MMY, Tan BL, Wong RCW, Duggal MS, Soh SH, Lu WW: Tooth autotransplantation with 3D-printed replicas as part of interdisciplinary management of children and adolescents: Two case reports. Dent Traumatol 2023;39(Suppl 1):81–89.

Hou R, Hui X, Xu G, Li Y, Yang X, Xu J, Liu Y, Zhu M, Zhu Q, Sun Y: Use of 3D printing models for donor tooth extraction in autotransplantation cases. BMC Oral Health 2024;24:179.

Kang JY, Chang HS, Hwang YC, Hwang IN, Oh WM, Lee BN: Autogenous tooth transplantation for replacing a lost tooth: case reports. Rest Dent Endod 2013;38:48–51.

Lejnieks M, Akota I, Jākobsone G, Neimane L, Radzins O, Uribe SE: Effect of 3D printed replicas on the duration of third molar autotransplantation surgery: A controlled clinical trial. Dent Traumatol 2024;40:221–228.

Tsukiboshi M, Tsukiboshi C, Levin L: A step-by-step guide for autotransplantation of teeth. Dent Traumatol 2023;39(Suppl 1):70–80.

ZAHN-TRANSPLANTATION

C

Weisheitszahntransplantation 10

Maximilian Struwe, Andreas Filippi

Weisheitszähne können – im Gegensatz zu Prämolaren – aufgrund ihrer Größe und Wurzelanatomie nicht an jede Stelle bzw. in jede Zahnlücke im Mund transplantiert werden[1]. Dafür sind sie – ebenfalls im Gegensatz zu Prämolaren – ohne kieferorthopädische Folgebehandlungen entfernbar, denn bei den meisten Menschen, bei denen dritte Molaren angelegt sind, müssen diese früher oder später entfernt werden. Besonders geeignet zur Transplantation sind einwurzlige Zähne und Zähne mit relativ geraden Wurzeln. Zähne mit stark divergierenden Wurzeln eignen sich aufgrund des erhöhten intraossären Platzbedarfes häufig nicht. Auch muss das potenzielle Transplantat zum Schutz vor desmodontalen Zellschäden gewebeschonend entfernbar sein. Damit kommen deutlich verlagerte dritte Molaren für eine Transplantation nicht in Frage. Die typischen und zugleich häufigsten Indikationen zur Transplantation von Weisheitszähnen sind der Ersatz nicht erhaltungswürdiger erster oder zweiter Molaren sowie der Ersatz an Stelle von Milchmolaren, wenn Prämolaren nicht angelegt sind. Letzteres wird vor allem im Unterkiefer interdisziplinär (Kieferorthopädie/Chirurgie) favorisiert, da bei Nichtanlage von (meist zweiten) Prämolaren der kieferorthopädische Lückenschluss im Oberkiefer einfach und im Unterkiefer schwierig ist[8]. Der ideale Zeitpunkt für die Transplantation von Weisheitszähnen wird durch den Fortschritt bzw. das Stadium des Wurzelwachstums bestimmt. Letzteres sollte 50 bis 75 % des ausgewachsenen Zahns erreicht haben, um einerseits eine parodontale Einheilung zu ermöglichen und andererseits die Revaskularisation der Pulpa zuzulassen[3,7]. Zähne mit weiter fortgeschrittenem Wurzelwachstum benötigen häufig und mit abgeschlossenem Wurzelwachstum immer eine Wurzelkanalbehandlung. Zudem steigt mit dem Fortschritt des Wurzelwachstums das Risiko einer infektionsbedingten Wurzelresorption, die rasch zum Transplantatverlust führt[2]. Das Ziel einer Weisheitszahntransplantation ist ein biologischer Zahnersatz. Dieser stimuliert – anders als ein Implantat oder ein prothetischer Zahnersatz – den Fortschritt des Kieferwachstums[4]. Die Weisheitszahntransplantation erfordert intra- und postoperativ die entsprechende Behandlungsfähigkeit des Patienten, benötigt bei Nichtanlagen von Prämolaren eine interdisziplinäre Abklärung sowie das volle Einverständnis von Patienten, Eltern und/oder Erziehungsberechtigten oder gesetzlichen Vertretern[8].

Chirurgisches Vorgehen

Zur Planung und Entscheidungsfindung ist präoperativ eine klinische und radiologische Diagnostik erforderlich. Diese beinhaltet auch eine klinische Platzanalyse der Empfängerregion, welche die Beurteilung der Hart- und Weichgewebe einschließt und eine Einschätzung zur Größe des Transplantats zulässt. Vor der Transplantation von Weisheitszähnen im Unterkiefer müssen mögliche linguale Einziehungen der Mandibula palpiert und in die Entscheidung einbezogen werden. Präoperativ vorhandene akute apikale Parodontitiden an nicht erhaltungswürdigen Zähnen müssen präoperativ austherapiert oder in eine chronische überführt werden. Das bildgebende Verfahren der Wahl ist die Panoramaschichtaufnahme. Zusätzliche Zahnfilme können in der Empfängerregion im Einzelfall hilfreich sein. Auf DVT-Aufnahmen kann in der Regel verzichtet werden: Weisheitszähne werden primär im wurzelunreifen Stadium transplantiert, sodass es in der Regel keine enge Lagebeziehung zu vitalen Nachbarstrukturen gibt. Die Anfertigung eines DVTs zur Erstellung sogenannter Dummies (Zahnduplikate) wird in der Literatur hin und wieder beschrieben (siehe Kapitel 9). Mögliche Kombinationen aus Weisheitszahntransplantat und Empfängerregion werden anhand der SAC-Klassifikation in Schwierigkeitsgrade unterteilt (siehe Kapitel 3). Voraussetzung für diese Klassifikation ist genügend Platz in der Empfängerregion in allen Dimensionen.

Begonnen wird in der Regel mit der Entnahme des Transplantats. Praktisch alle Weisheitszähne sind beim angestrebten Fortschritt des Wurzelwachstums zum Zeitpunkt der Transplantation mindestens von Schleimhaut und meist auch von Knochen bedeckt. Die Aufklappung entspricht der einer operativen Weisheitszahnentfernung. Im Anschluss muss – falls vorhanden – perikoronaler Knochen bis zur größten Zirkumferenz der Krone rotierend entfernt werden, ohne größere Schmelzdefekte zu kreieren oder gar die Wurzeloberfläche zu berühren. Der Einsatz von piezochirurgischen Instrumenten kann ggf. helfen die Zahnhartsubstanz zu schonen, verlängert jedoch die Operationsdauer erheblich[6]. Nach der Osteotomie wird der Zahn so gewebeschonend wie möglich entfernt; Hebel sollten hier sehr vorsichtig zum Einsatz kommen: Krallenhebel oder Hebel nach Bein sind definitiv nicht gewebeschonend, Hebel nach Deppeler oder Miller sind zu bevorzugen. Eine übermäßige Traumatisierung des Parodonts ist zu vermeiden, da sie das Risiko für Wurzelresorption und Ankylose und somit das Misserfolgsrisiko erhöht. Das gewonnene Transplantat wird anschließend sofort in ein Organtransplantationsmedium (Dentosafe Zahnrettungsbox, Medice, Iserlohn, oder SOS Zahnbox, Miradent, Duisburg) in Kombination mit einem Antibiotikum sowie einem Steroid (1 mg Tetracyclin und 1 mg Dexamethason: Zusatzmischung für die Zahnrettungsbox, Apotheke Dr. Hörmann AG, Weinfelden, Schweiz) eingelegt.

Anschließend wird der nicht erhaltungswürdige Zahn entfernt (erster oder zweiter Molar, persistierender und oft ankylosierter Milchmolar). Dazu werden seine dentogingivalen Fasern scharf mit einem zirkulär schneidenden mikrochirurgischen Skalpell durchtrennt. Anschließend wird der Zahn möglichst gewebeschonend entfernt. Ein Trennen der Wurzeln ist grundsätzlich empfehlenswert. Kippbewegungen mit Zangen sind zu unterlassen, ebenso Aufklappungen. Eventuell können moderne vertikale Systeme der Zahnentfernung eingesetzt werden, z. B. Benex (Benex Dent, Luzern, Schweiz) oder Zalex (Zalex Axiales Zahnextraktions-System, Hohenwarthe). Allerdings muss der Umgang mit solchen Systemen beherrscht werden, um die Operationsdauer nicht unnötig zu verlängern[3].

Daraufhin wird die Alveole der Empfängerregion durch vorsichtige Osteotomie unter Schonung vitaler Nachbarstrukturen der Wurzelanatomie des Transplantats angepasst, bis das Transplantat drucklos und ohne direkten Kontakt zur knöchernen Alveole in die gewünschte Position eingebracht werden kann. Bewährt hat sich ein Abstand von etwa 0,5 mm zirkulär zur lateralen Alveolenwand; apikal sollte der Freiraum zwischen offenem Foramen apicale und knöchernem Fundus der Alveole etwas größer sein[5]. Zur Fixation wird immer eine Titan-Trauma-Schiene (TTS, Medartis, Basel, Schweiz) an mindestens einem und an insgesamt maximal zwei benachbarten Zähnen befestigt. Die Schienung muss flexibel sein, um das Ankyloserisiko nicht zu erhöhen. Normale antagonistische Okklusionskontakte fördern die parodontale Heilung des Transplantats und sind daher erwünscht. Zudem ist ein dichter dentogingivaler Verschluss erforderlich; falls nötig wird dieser mittels Papillennähten oder vertikalen Matratzennähten erzielt. Ein postoperativ erstellter Zahnfilm dient als Referenz zur Beurteilung des späteren Fortschritts des Wurzelwachstums, wodurch u. a. die Pulpavitalität im Recall beurteilt wird. Postoperativ sollte für einige Tage ein Analgetikum aus der Gruppe der NSAR verordnet werden. Eine optimale Mundhygiene in der ersten postoperativen Woche ist wichtig, um einen raschen dentogingivalen Verschluss zu gewährleisten, der Grundvoraussetzung für die parodontale Heilung ist (siehe Kapitel 20)[6].

Recall

Eine Wundkontrolle sollte etwa 2 Tage nach dem Eingriff stattfinden. Nähte werden nach 7 bis 10 Tagen entfernt. Ein Zahnfilm nach 3 Wochen lässt mögliche infektionsbedingte Wurzelresorptionen frühzeitig erkennen und ermöglicht daher eine zeitnahe Intervention mittels Wurzelkanalbehandlung. Die parodontale Heilung verläuft über einen Zeitraum von bis zu 8 Wochen. Die Schiene kann entfernt werden, sobald der Klopfschall dem der Nachbarzähne gleicht. Dies ist in der Regel nach 4 bis 6 Wochen der Fall und kann bei Bedarf mittels Periotest (Medizintechnik Gulden, Modautal) zusätzlich überprüft werden[6]. Weitere Verlaufskontrollen empfehlen sich nach 3 Monaten, 6 Monaten und einem Jahr. Die Pulpavitalität kann erst nach etwa 9 bis 12 Monaten mit einem Zahnfilm beurteilt werden. Zeichen für eine erfolgreiche pulpale Heilung sind dabei ein radiologisch sichtbarer Fortschritt des Wurzelwachstums und/oder die Pulpaobliteration[3,6]. Ein thermischer oder elektrischer Sensibilitätstest führt immer zu falsch-negativen Ergebnissen, weshalb diese in diesem Kontext sinnlos sind (Abb. 10-1 bis 10-25).

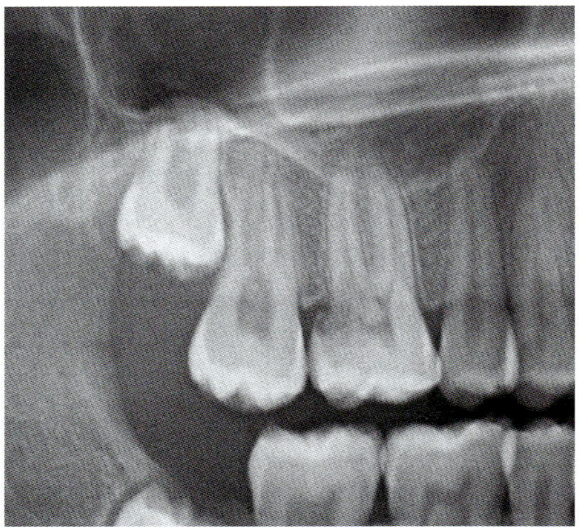

Abb. 10-1 Invasive zervikale Resorption distal Zahn 16 bei einem 17-jährigen Patienten, Kronen-Wurzelverhältnis Zahn 18 etwa 1:1.

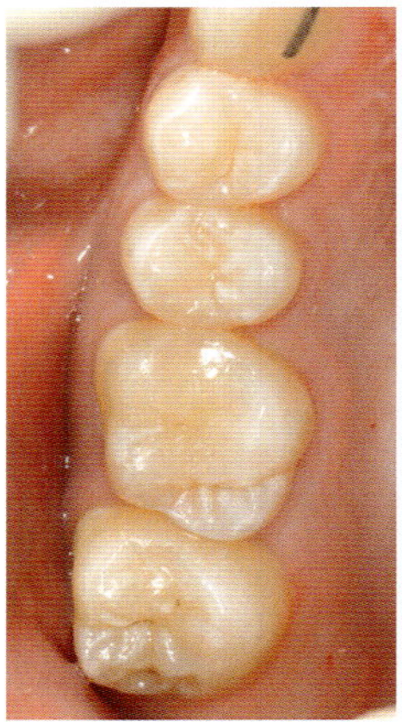

Abb. 10-2 Klinischer Ausgangsbefund in regio 16.

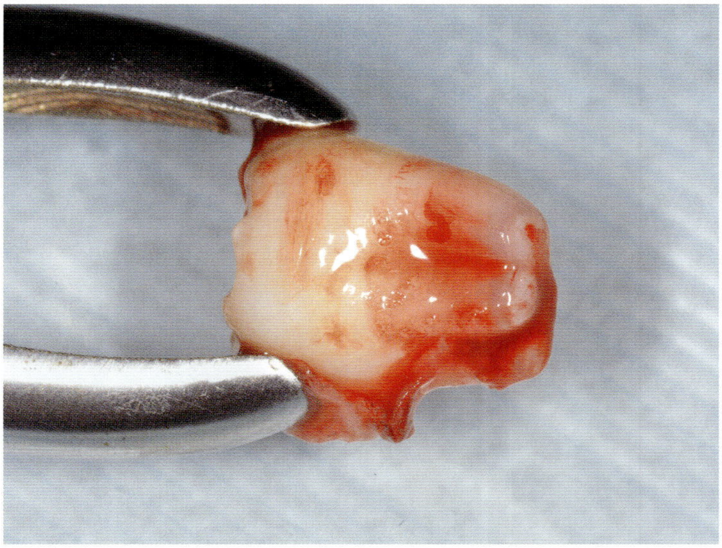

Abb. 10-3 Gewebeschonende Entnahme des Transplantats 18: ideales Kronen-Wurzelverhältnis sowie offene Foramina apicalia.

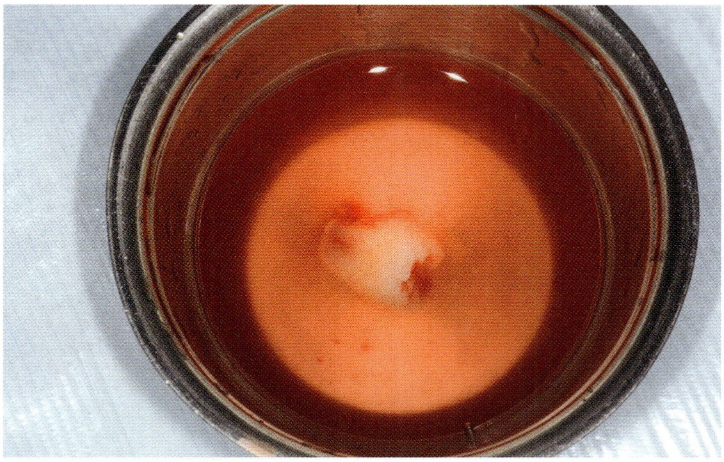

Abb. 10-4 Transplantat im Medium einer Zahnrettungsbox nach Zugabe der Zusatzmischung (Apotheke Dr. Hörmann AG, Weinfelden, Schweiz).

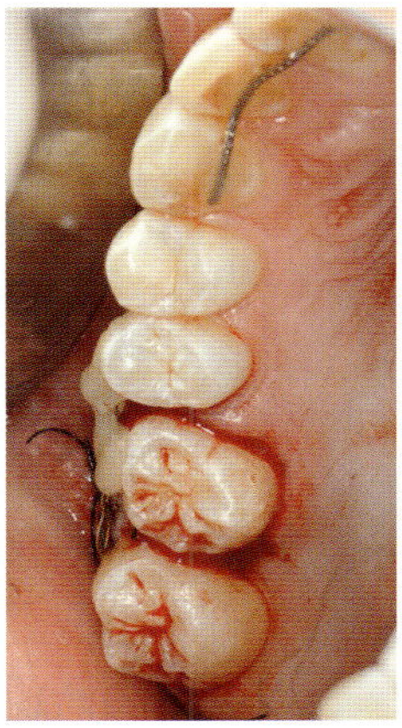

Abb. 10-5 Transplantation und Schienung Zahn 18 an die Stelle von Zahn 16; Reste des Zahnsäckchens am Zahnhals des Transplantats 18 schaffen den dentogingivalen Verschluss. Ansicht von okklusal.

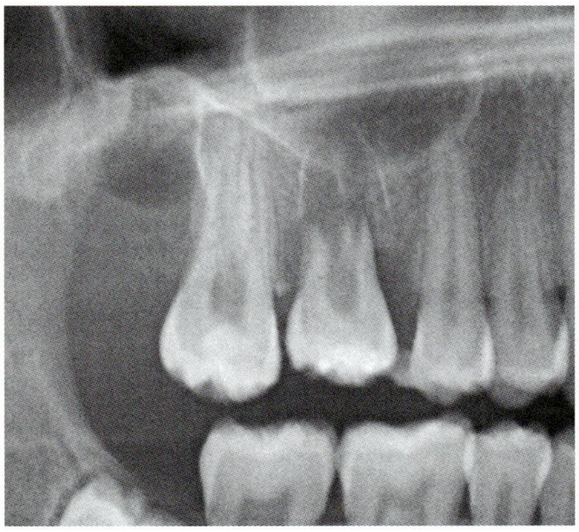

Abb. 10-6 Radiologische Kontrolle des Transplantats 1 Woche post operationem.

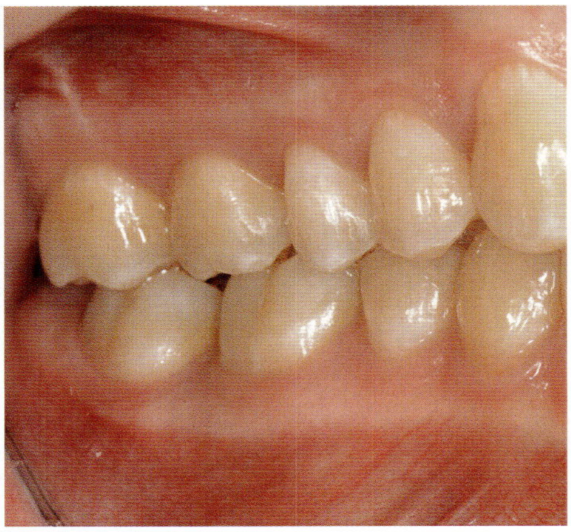

Abb. 10-7 Situation 2 Jahre post operationem: Ansicht von bukkal.

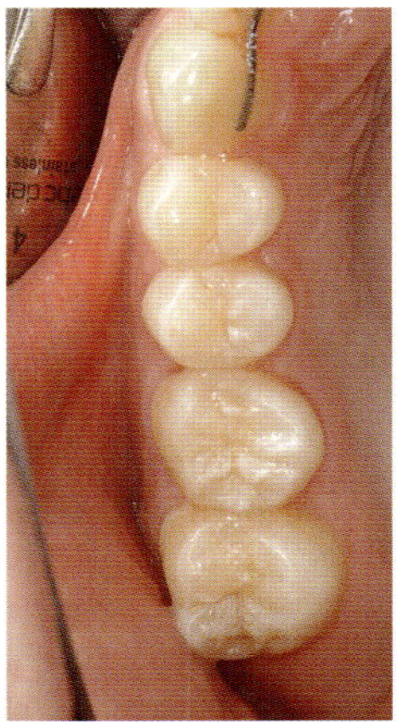

Abb. 10-8 Situation 2 Jahre post operationem: Ansicht von okklusal.

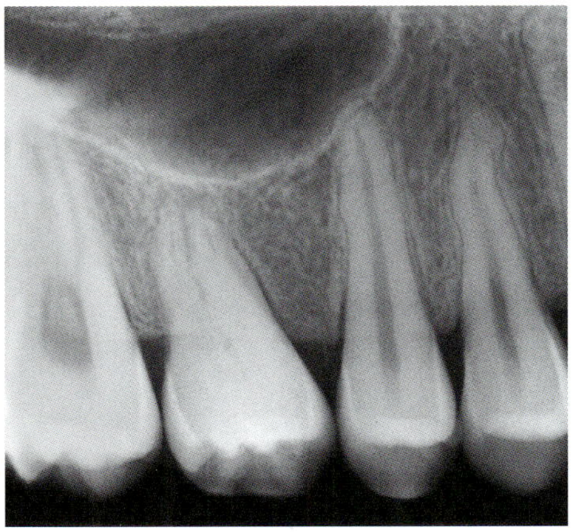

Abb. 10-9 Radiologische Kontrolle 2 Jahre post operationem: vitale Pulpa (Abschluss des Wurzelwachstums) und vitales Parodont.

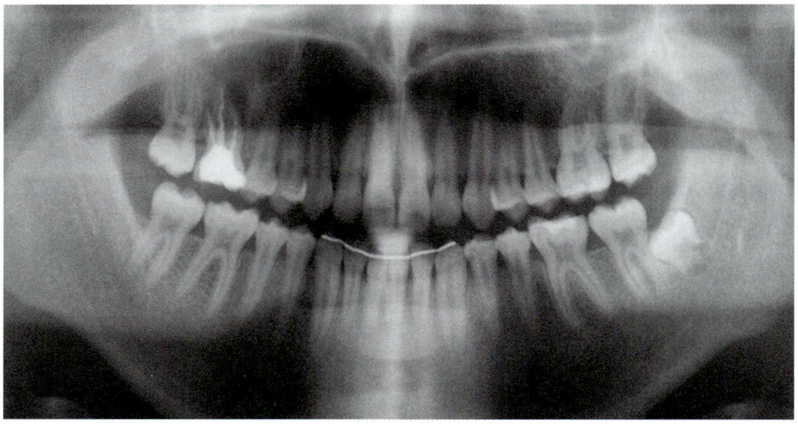

Abb. 10-10 Nicht erhaltungswürdiger Zahn 16 bei einem 17-jährigen Patienten, Kronen-Wurzelverhältnis Zahn 38 etwa 1:1.

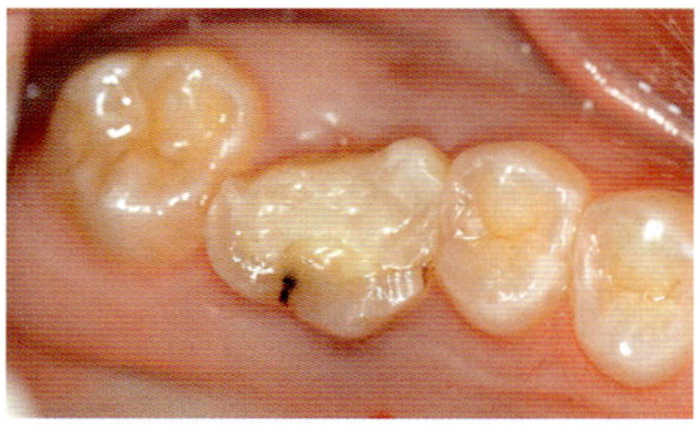

Abb. 10-11 Klinisch Ausgangssituation in regio 16.

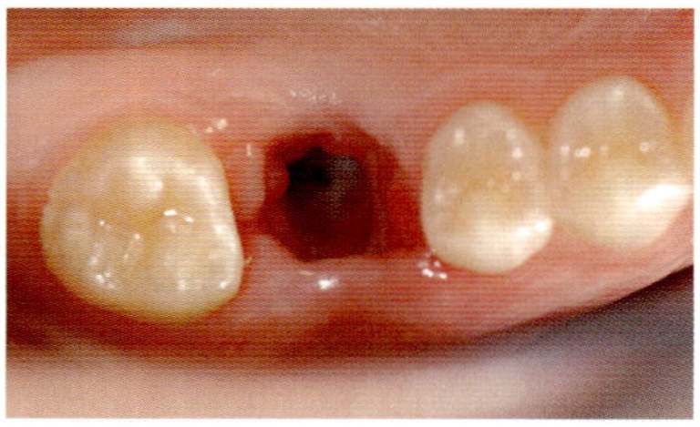

Abb. 10-12 Klinische Situation nach der Entfernung des Zahns 16.

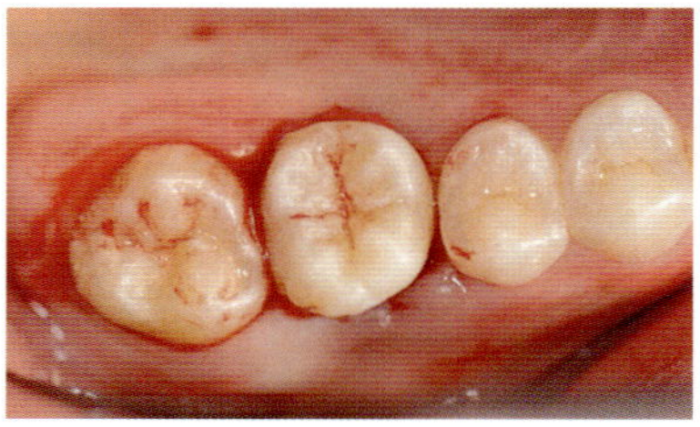

Abb. 10-13 Transplantation des Zahns 38 an die Stelle von 16 nach Rotation um 90° (bessere Passung).

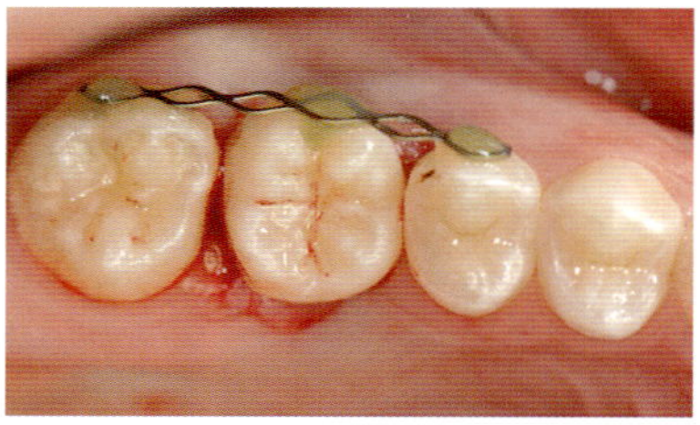

Abb. 10-14 Schienung mithilfe einer Titan-Trauma-Schiene (TTS).

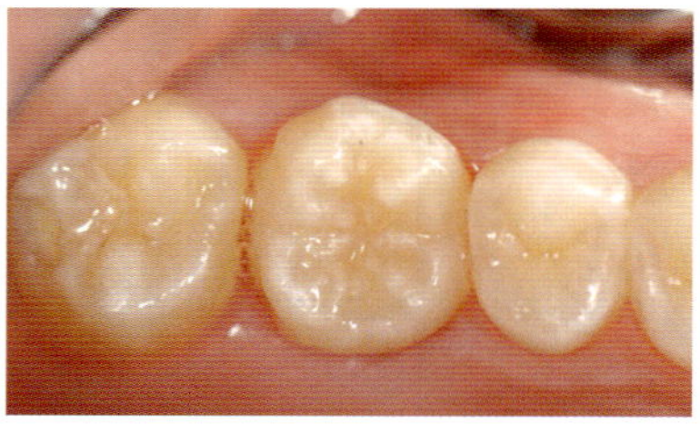

Abb. 10-15 Radiologische Kontrolle 4 Jahre post operationem: vitale Pulpa (Abschluss des Wurzelwachstums) und vitales Parodont.

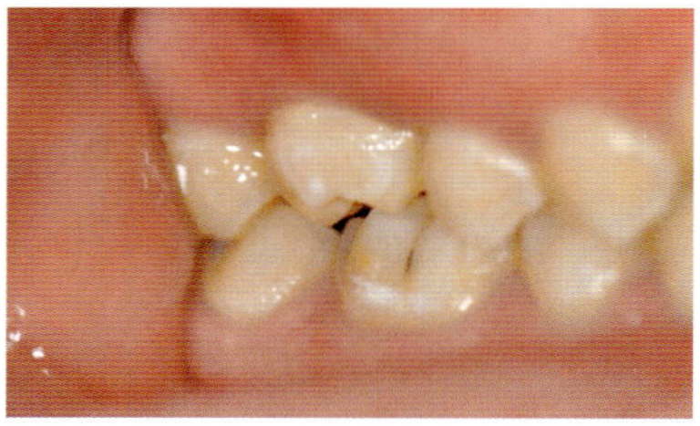

Abb. 10-16 Klinische Ansicht von bukkal 4 Jahre post operationem.

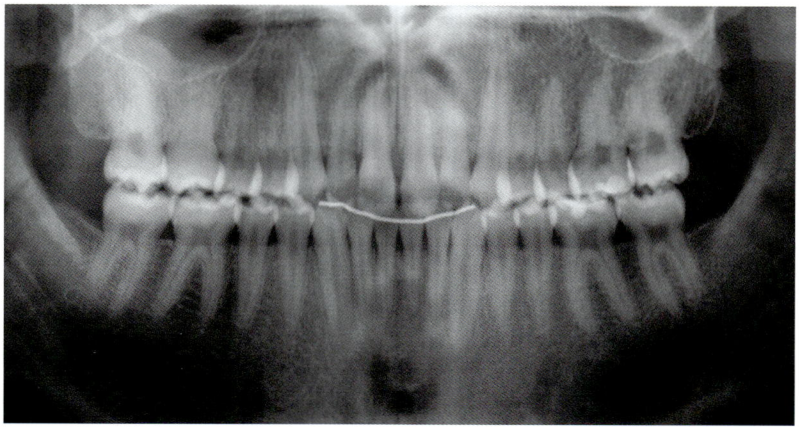

Abb. 10-17 Radiologische Situation 4 Jahre nach Transplantation.

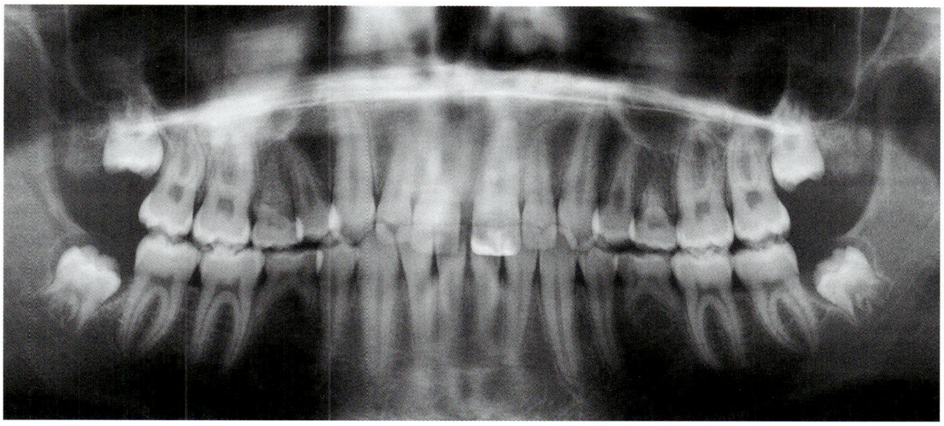

Abb. 10-18 Nichtanlagen aller zweiten Prämolaren bei einem 15-jährigen Patienten. Die Zähne 55 und 65 zeigen kaum Wurzelresorptionen.

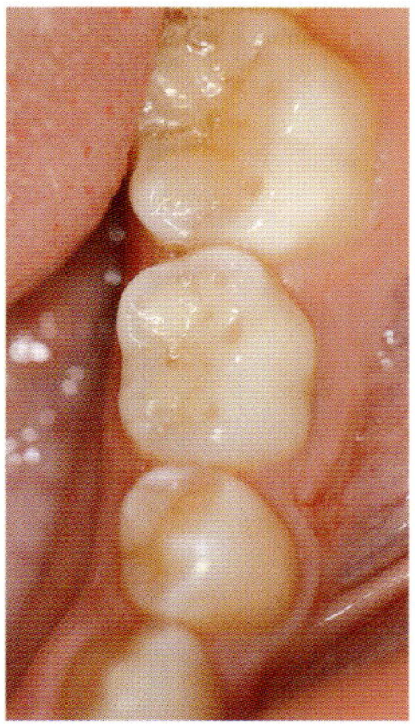

Abb. 10-19 Zahn 75 war jedoch durch die fortgeschrittene Wurzelresorption erhöht beweglich. Geplante Therapie: Transplantation der Zähne 18 und 28 an die Stelle der Zähne 35 und 45.

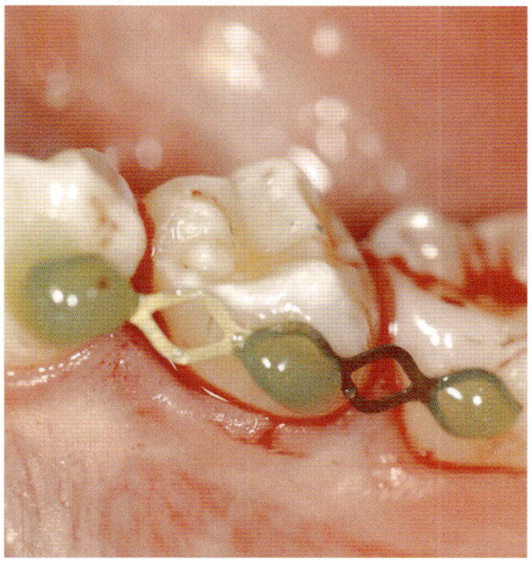

Abb. 10-20 Das Transplantat wird um 180° gedreht (bukkal nach lingual, da besser für die Zunge) und in Okklusion geschient. Zahn 28 an die Stelle von Zahn 35.

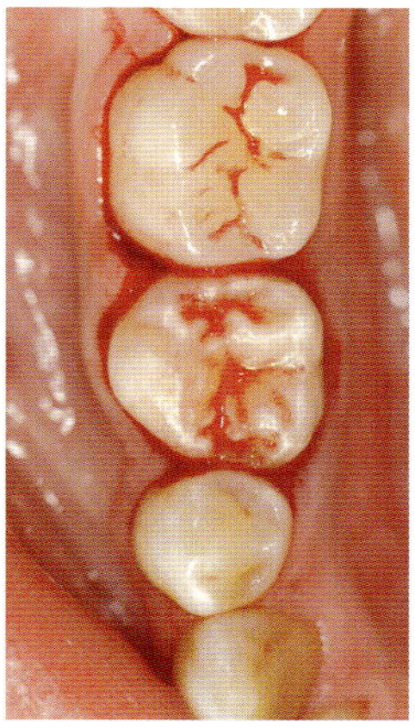

Abb. 10-21 Zahn 18 an die Stelle von Zahn 45 vor Schienung.

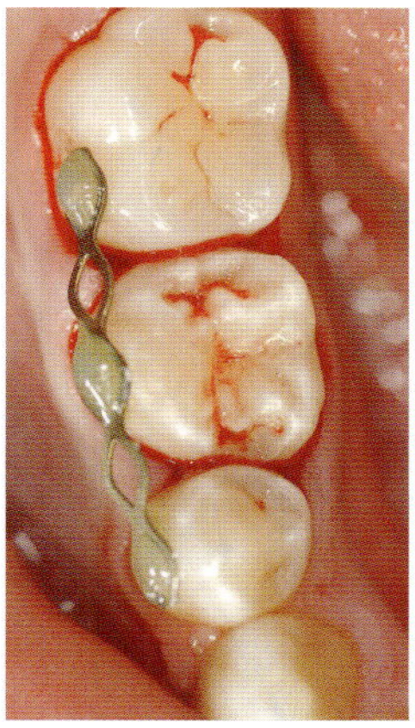

Abb. 10-22 Zahn 18 an die Stelle von Zahn 45 nach Schienung.

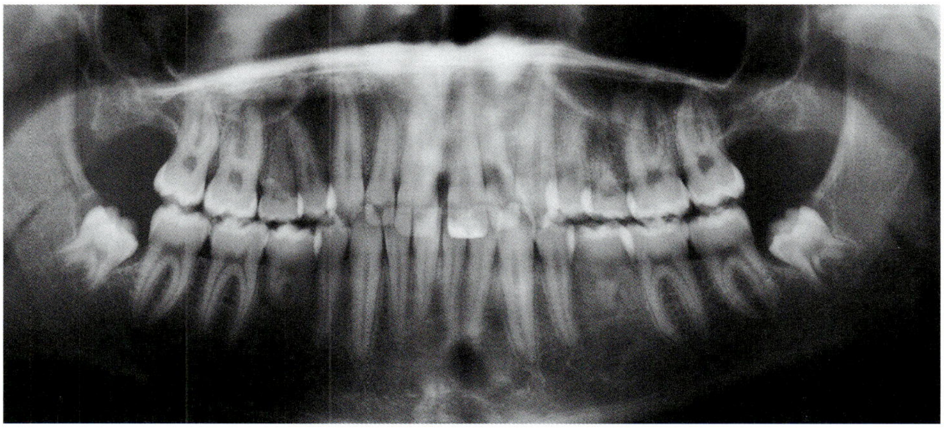

Abb. 10-23 Radiologische Kontrolle post operationem der beiden Transplantate in regio 35 und 45 nach der Entfernung der Schienen.

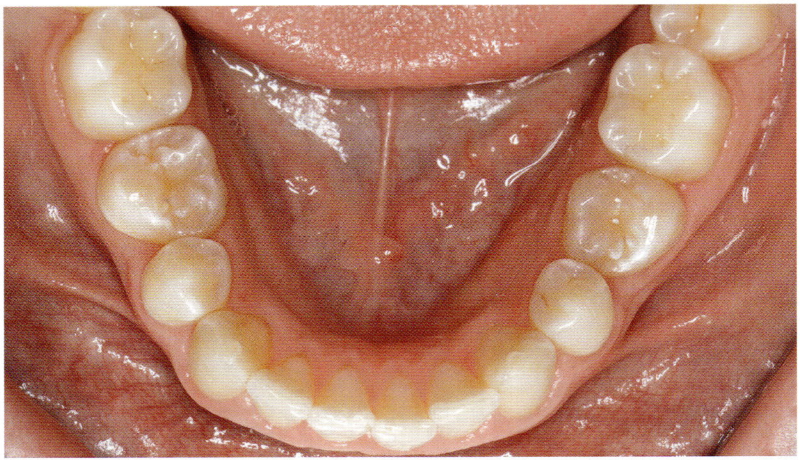

Abb. 10-24 Situation 8 Jahre post operationem. Ansicht von okklusal.

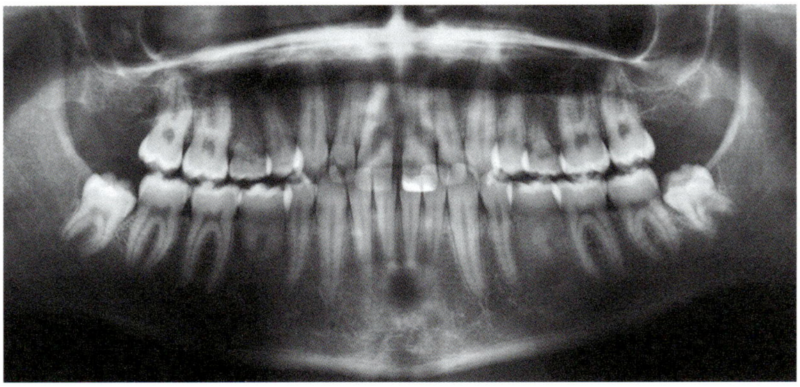

Abb. 10-25 Radiologische Kontrolle der Transplantate nach 8 Jahren: perfektes Ergebnis mit vitaler Pulpa unda vitalem Parodont.

Literatur

1. Andreasen JO, Schwartz O, Kofoed T, Daugaard-Jensen J: Transplantation of premolars as an approach for replacing avulsed teeth. Pediatr Dent 2009;31:129–132.
2. Filippi A: Vermeidung von Komplikationen nach Zahntransplantation. Quintessenz Zahnmed 2016;67:1447–1454.
3. Filippi A, Kühl S: Atlas der modernen zahnerhaltenden Chirurgie. Berlin: Quintessenz, 2019.
4. Krastl G, Krug R, Nolte D: Überbrückende Maßnahmen bei verunfallten Zähnen mit infauster Prognose. Quintessenz Zahnmed 2022;73:162–169.
5. Lang B, Pohl Y, Filippi A: Transplantation von Zähnen. Schweiz Monatsschr Zahnmed 2003;113:1178–1199.
6. Mollen I, Filippi A: Autotransplantation in der Oralchirurgie. Zahnmed up2date 2018;12: 299–312.
7. Schütz S, Beck I, Kühl S, Filippi A: Results after wisdom tooth transplantation. A retrospective study. Schweiz Monatsschr Zahnmed 2013;123:303–313.
8. Struwe M, Filippi A: Die Weisheitszahntransplantation. Quintessenz Zahnmed 2024;75:33–40.

11 Prämolarentransplantation

Andreas Filippi, Michelle Simonek

C Zahntransplantation

Die Transplantation von Prämolaren ist im Kindes- und Jugendalter eine Alternative zum kieferorthopädischen Lückenschluss bzw. zum Offenhalten einer Lücke für spätere prothetische oder implantologische Versorgungen. Prämolarentransplantationen müssen immer interdisziplinär diskutiert werden. Eine Prämolarentransplantation eignet sich grundsätzlich zum Ersatz von oberen (mittleren) Scheidezähnen und anderen Prämolaren[14,18]. Sie wird bei Patienten etwa ab dem 10. Lebensjahr[14,18] bei symmetrischen (Abb. 11-1 bis 11-7), asymmetrischen (Abb. 11-8 bis 11-14) oder multiplen Nichtanlagen (Abb. 11-15 bis 11-17) durchgeführt, ebenso nach unfallbedingtem Zahnverlust, z. B. nach tiefer Kronen-Wurzelfraktur (Abb. 11-18 bis 11-21 und 11-22 bis 11-45), oder Ankylose nach Avulsion oder Intrusion, und somit in einem Alter, in dem Brücken- oder Implantatversorgungen nicht indiziert sind[6,7,10].

Grundsätzlich kann jeder Prämolar transplantiert werden. Ideale Autotransplantate sind jedoch wurzelunreife einwurzlige Zähne. Zweiwurzlige Prämolaren des Oberkiefers eignen sich beispielsweise nicht als Ersatz für mittlere Schneidezähne im Oberkiefer. Ein halb- oder

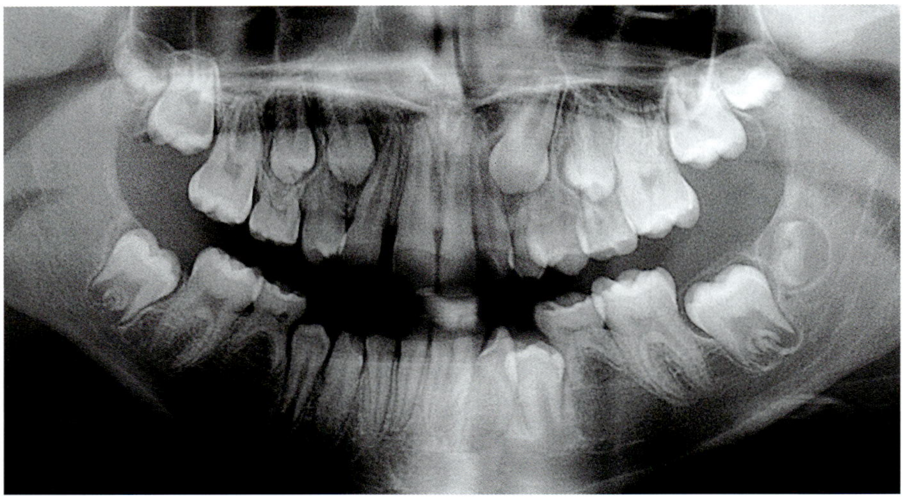

Abb. 11-1 Nichtanlagen der Zähne 35 und 45 (OPT alio loco). Geplante interdisziplinäre Behandlung: Transplantation 15 und 25 an die Stelle von 35 und 45 sowie kieferorthopädischer Lückenschluss im Oberkiefer.

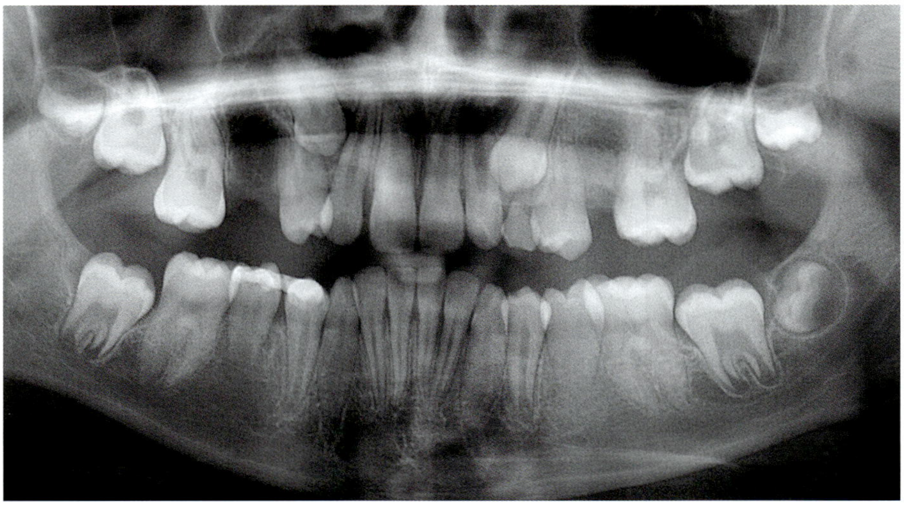

Abb. 11-2 Die Zähne 15 und 25 werden nach gewebeschonender Entfernung der Milchmolaren aufgrund des deutlich geringeren anatomischen Risikos um 90° rotiert an die Stelle von 35 und 45 eingesetzt.

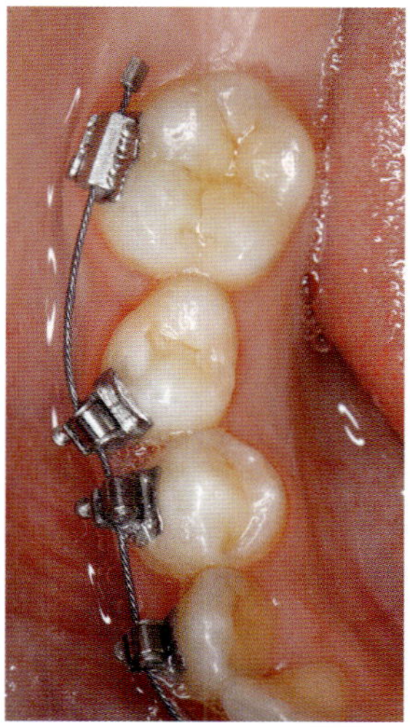

Abb. 11-3 Beginn der kieferorthopädischen Derotation 3 Monate nach Transplantation auf der rechten ...

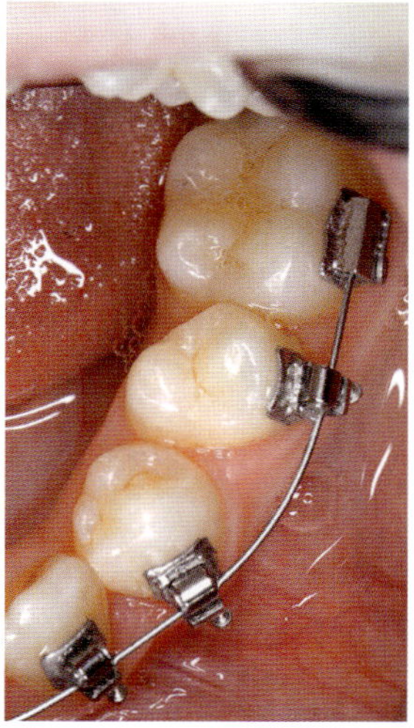

Abb. 11-4 ... und der linken Seite.

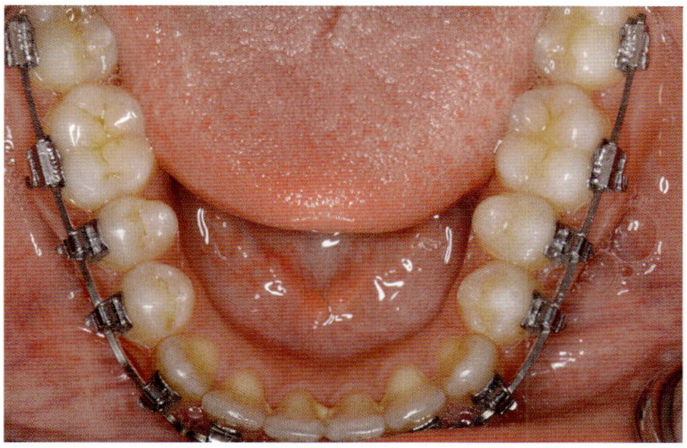

Abb. 11-5 Situation 4 Jahre postoperativ und kurz vor Ende der kieferorthopädischen Behandlung: Die Transplantate stehen perfekt, die Lücken sind geschlossen, ...

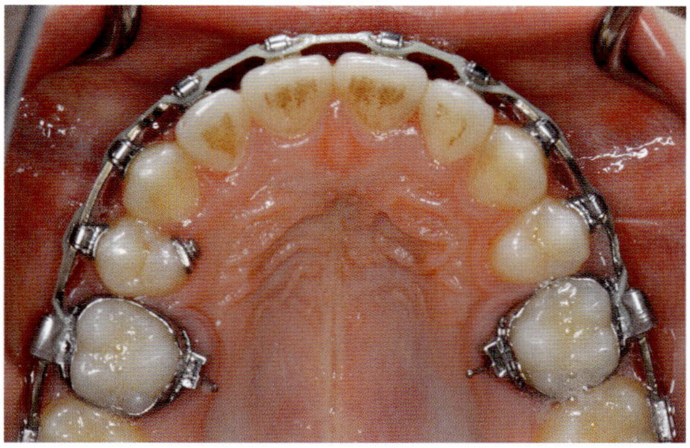

Abb. 11-6 ... ebenso im Oberkiefer.

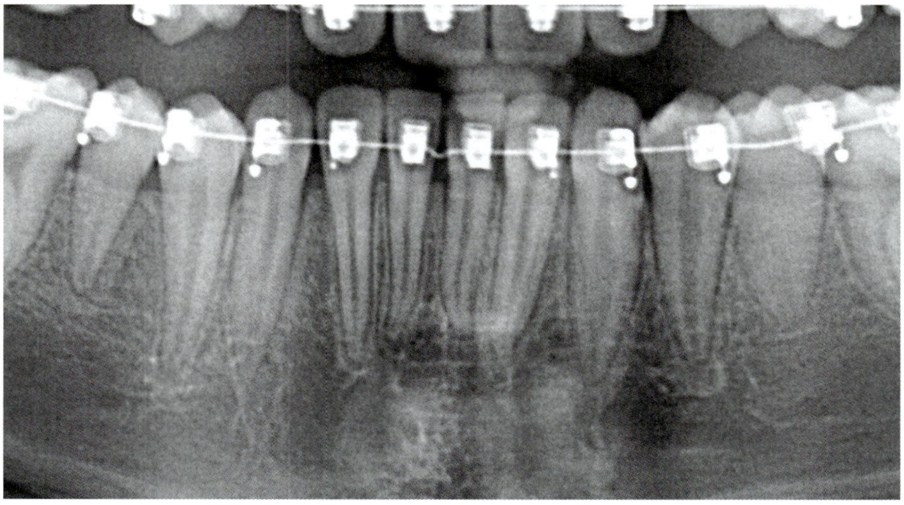

Abb. 11-7 Radiologische Kontrolle der Transplantate nach 4 Jahren: perfektes Ergebnis mit vitaler Pulpa und vitalem Parodont.

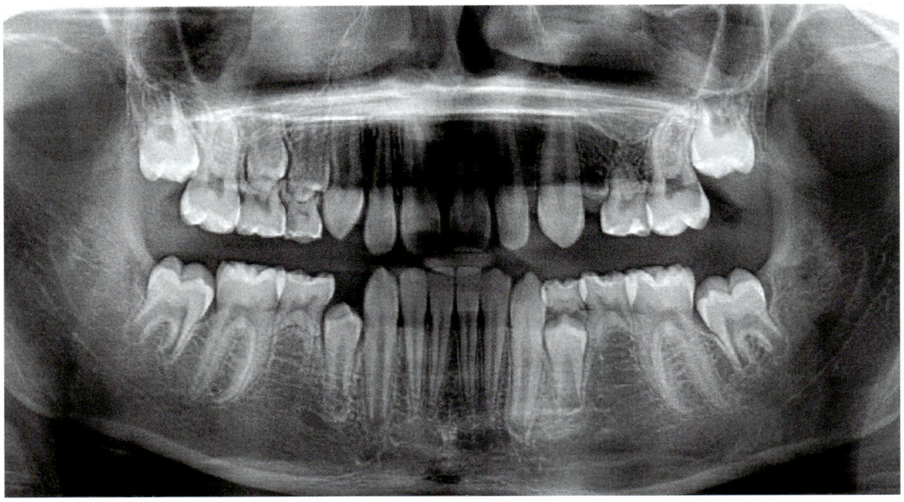

Abb. 11-8 Nichtanlagen der Zähne 24, 25, 35 und 45. Geplante interdisziplinäre Behandlung: Transplantation 15 an die Stelle von 25, anschließend kieferorthopädischer Lückenschluss in allen vier Quadranten.

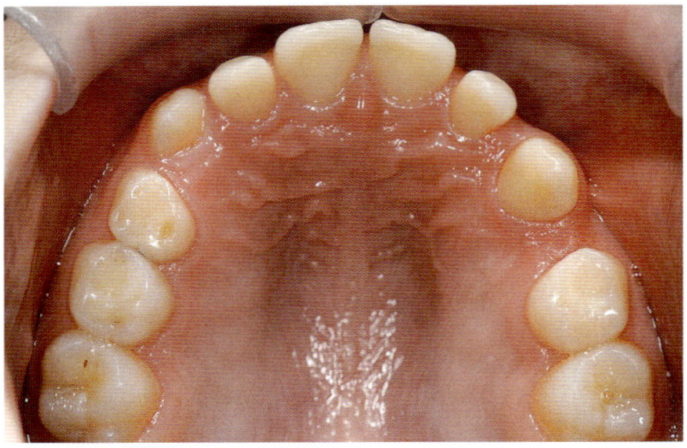

Abb. 11-9 Klinischer Ausgangsbefund von okklusal, ...

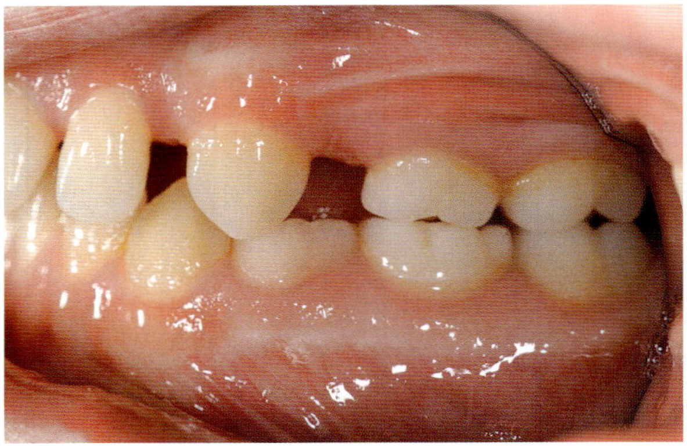

Abb. 11-10 ... des 2. Quadranten von bukkal ...

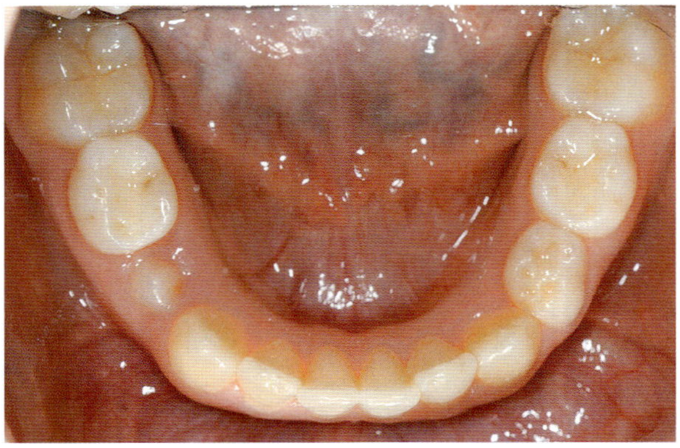

Abb. 11-11 ... sowie des Unterkiefers.

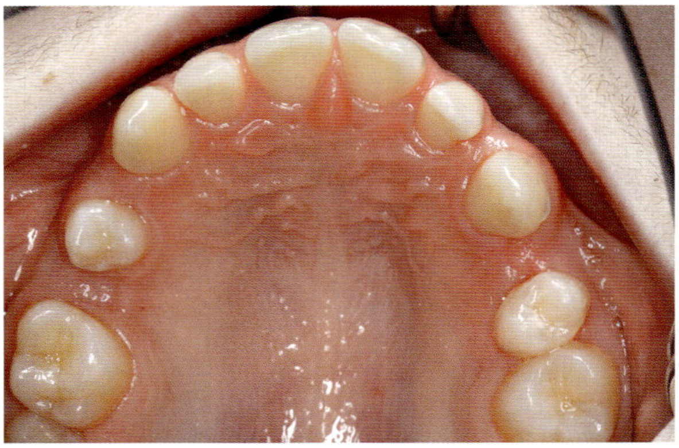

Abb. 11-12 Klinische Situation 6 Monate nach Transplantation 15 an die Stelle von 25.

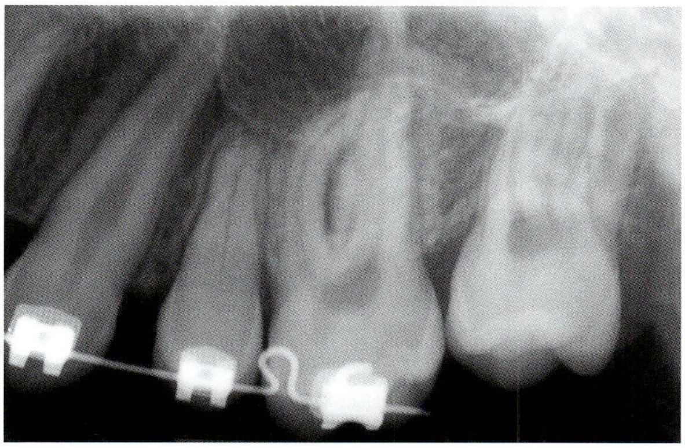

Abb. 11-13 Wenige Monate später ist das Transplantat ausgewachsen.

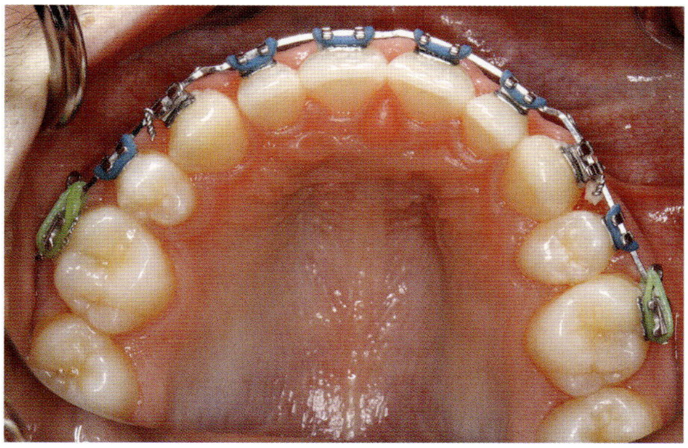

Abb. 11-14 Klinische Situation 2 Jahre nach Transplantation und kurz vor Ende der kieferorthopädischen Therapie: Die Lücken im Oberkiefer sind geschlossen.

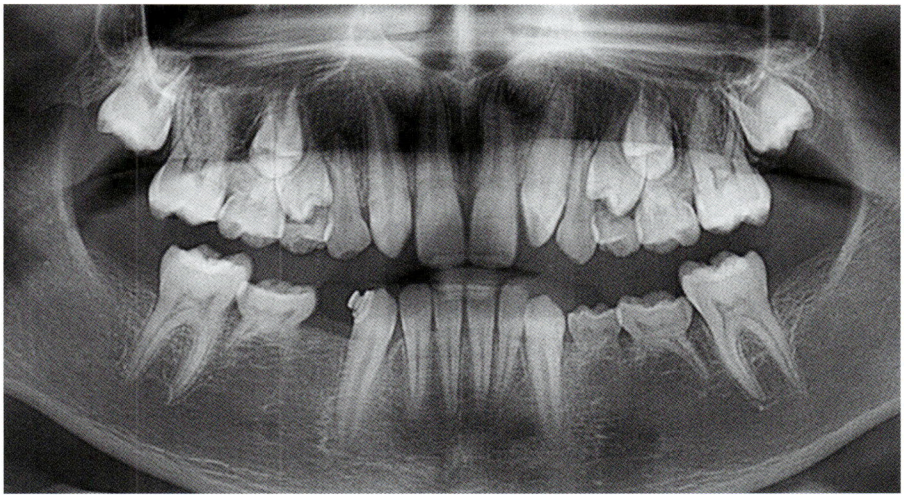

Abb. 11-15 Komplexer Fall mit multiplen Nichtanlagen, insbesondere im Unterkiefer, bei einem 15-jährigen Patienten. Geplante interdisziplinäre Behandlung: Transplantation 15 und 25 an die Stelle von 35 und 45, kieferorthopädischer Lückenschluss im Oberkiefer, später zwei Implantate regio 34 und 44.

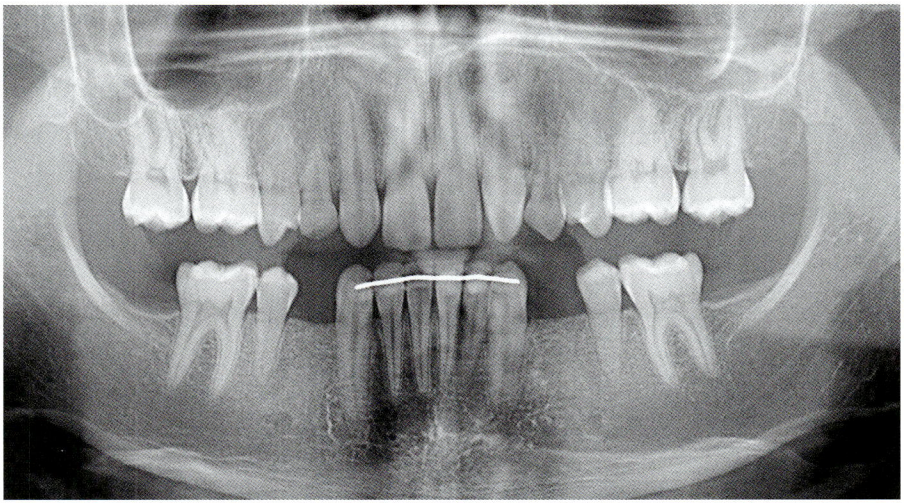

Abb. 11-16 Radiologische Kontrolle der Transplantate 5 Jahre postoperativ: perfektes Ergebnis mit vitaler Pulpa und vitalem Parodont.

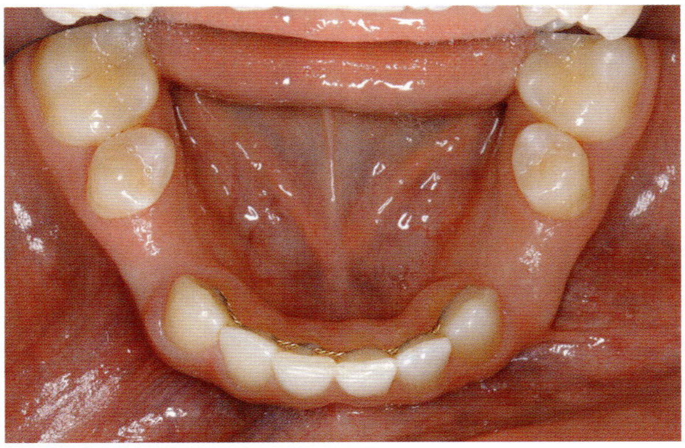

Abb. 11-17 Klinische Situation 5 Jahre postoperativ. Die Implantation wird innerhalb der nächsten Jahre erfolgen.

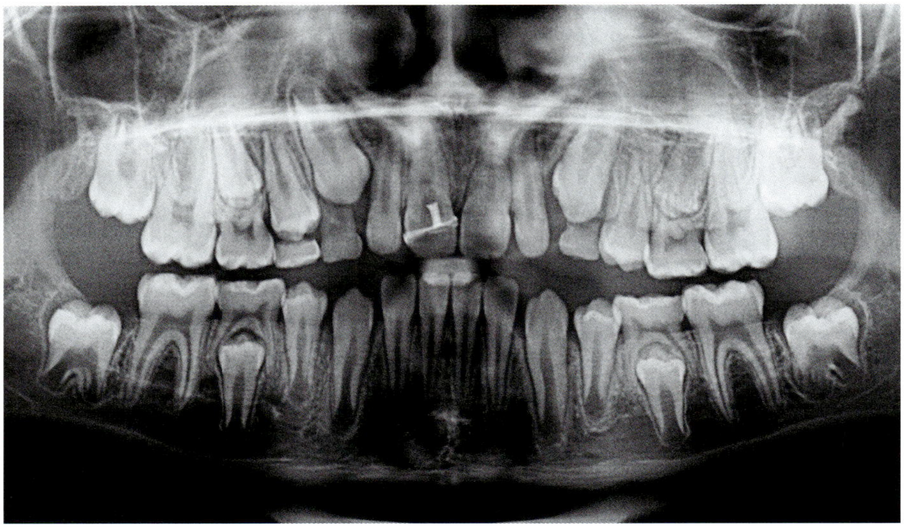

Abb. 11-18 Sehr tiefe Kronen-Wurzelfraktur an Zahn 11. Geplante interdisziplinäre Behandlung: Transplantation des Zahns 45 anstelle von 11 mit anschließendem kieferorthopädischem Lückenschluss im Unterkiefer.

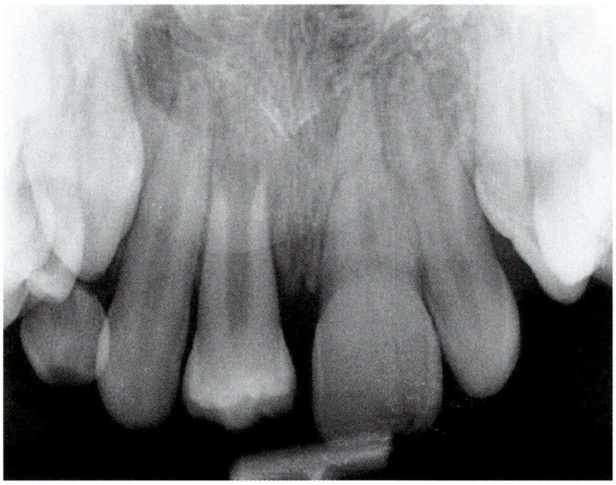

Abb. 11-19 Situation nach Entfernung der Titan-Trauma-Schiene (TTS).

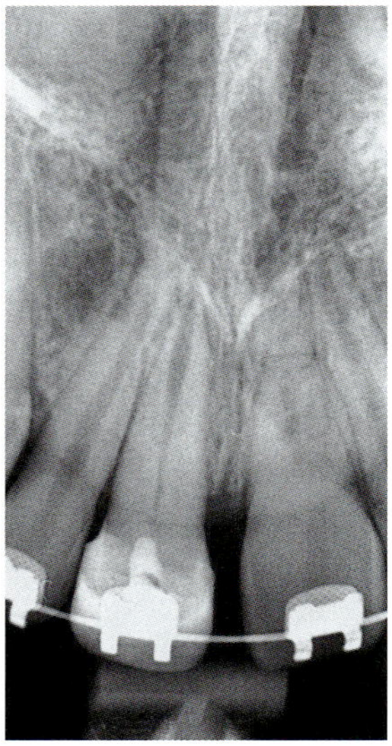

Abb. 11-20 Die radiologische Kontrolle ein Jahr post operationem zeigt das praktisch abgeschlossene Wurzelwachstum des Transplantats als Zeichen einer vitalen Pulpa und eines gesunden Parodonts.

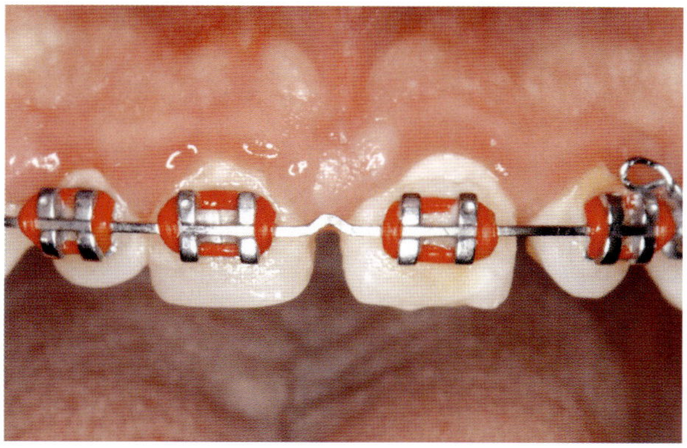

Abb. 11-21 Klinische Situation ein Jahr nach Zahntransplantation und Kompositrekonstruktion des Transplantats 45 anstelle von 11. Der Zahn befindet sich in aktiver kieferorthopädischer Behandlung.

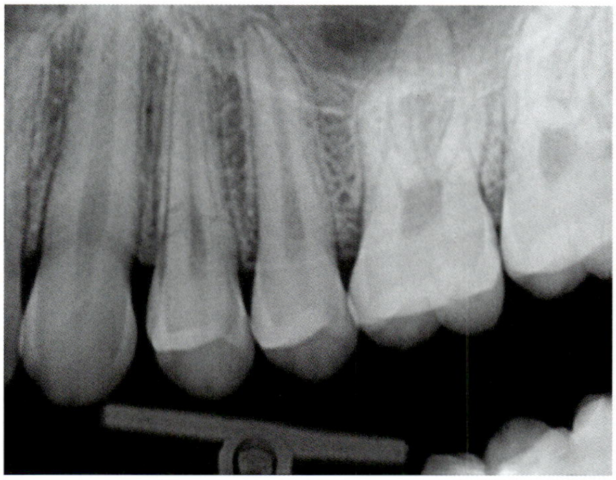

Abb. 11-22 Kronen-Wurzelfrakturen der Zähne 24 und 25 bei einem 13-jährigen Patienten.

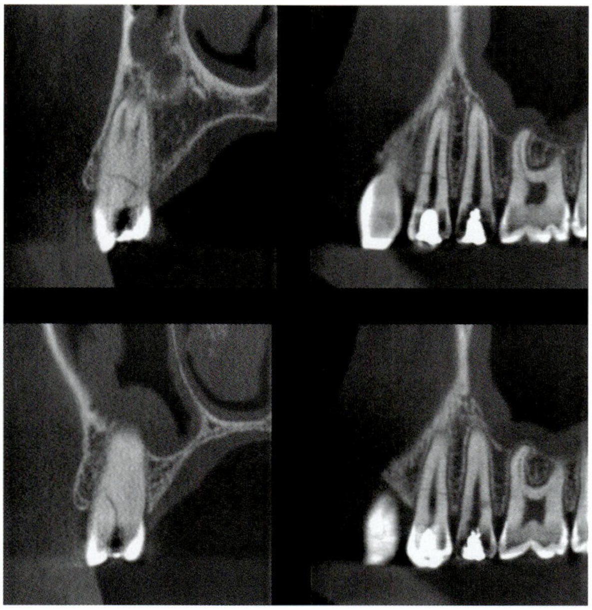

Abb. 11-23 Darstellung der Zähne 24 und 25 im DVT. Beide Zähne können nicht erhalten werden.

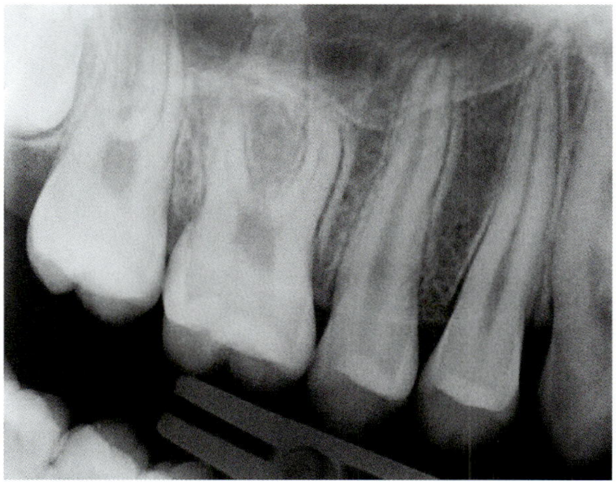

Abb. 11-24 Radiologische Darstellung des Transplantats 15 mit abgeschlossenem Wurzelwachstum.

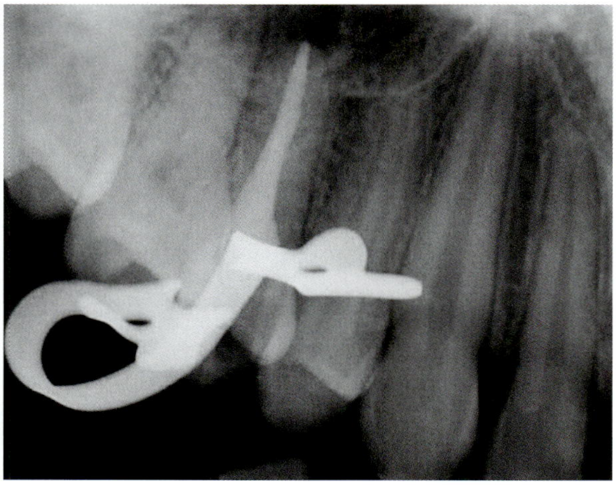

Abb. 11-25 Wurzelkanalbehandlung Zahn 15 vor der Transplantation.

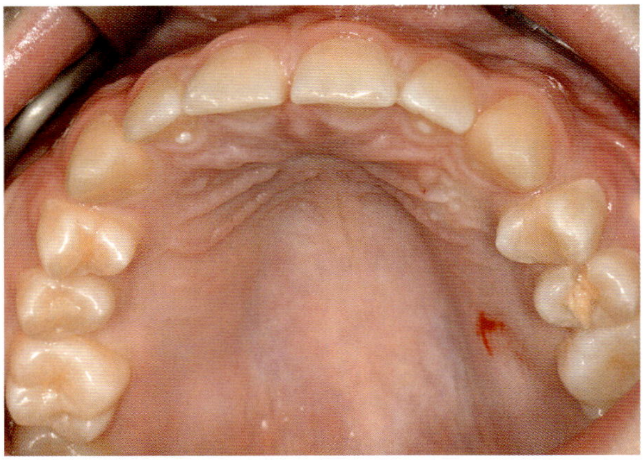

Abb. 11-26 Operationstag unmittelbar vor der Entfernung der Zähne 24 und 25 und vor Transplantation Zahn 15 an die Stelle des Zahns 25.

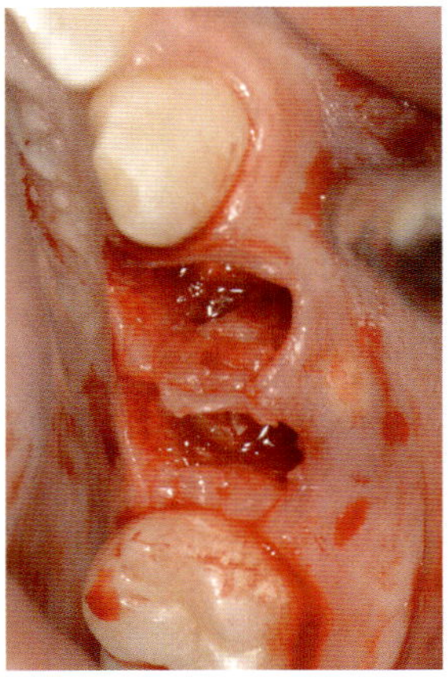

Abb. 11-27 Situation nach Entfernung der Zähne 24 und 25.

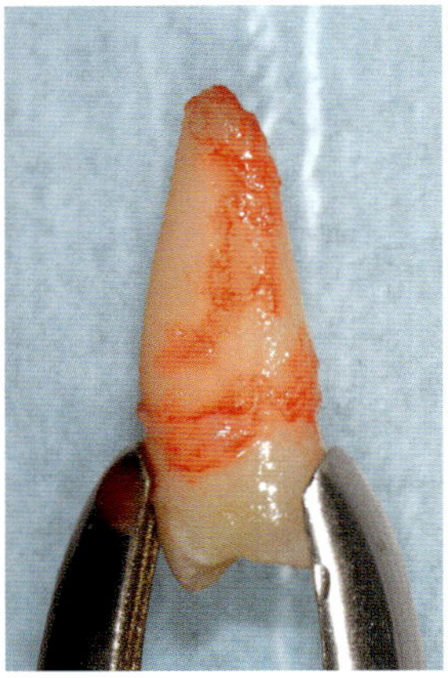

Abb. 11-28 Entnahme des Zahns 15, Ansicht von lateral ...

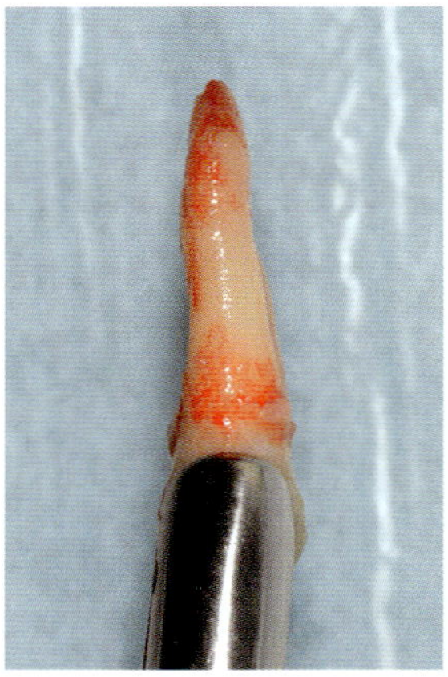

Abb. 11-29 ... und von bukkal.

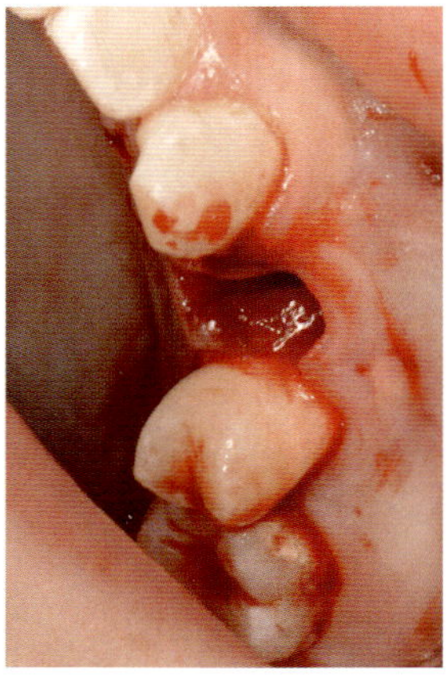

Abb. 11-30 Transplantation Zahn 15 an die Stelle von Zahn 25.

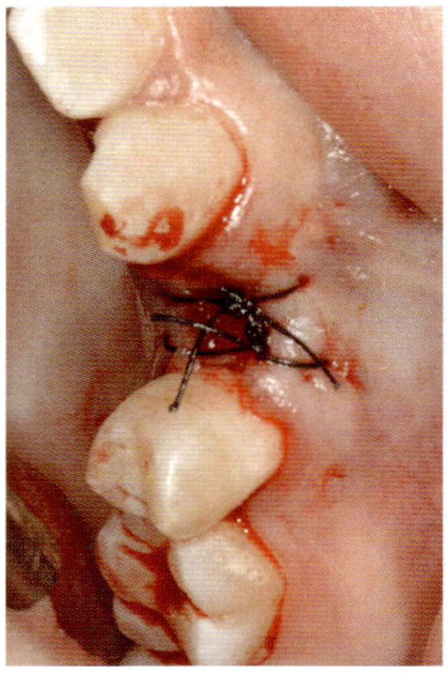

Abb. 11-31 Situationsnaht Alveole 24.

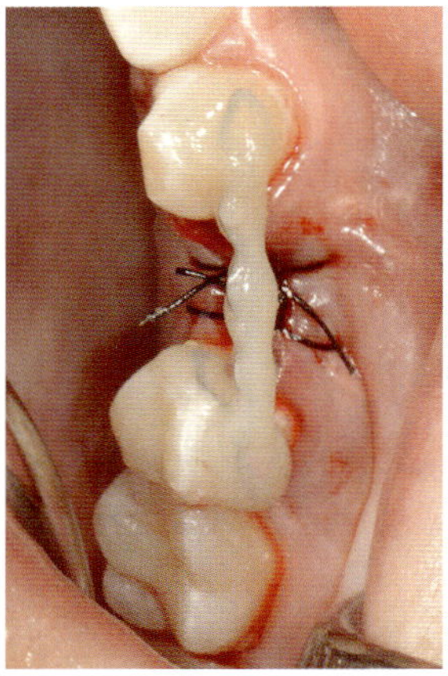

Abb. 11-32 Situation nach (in diesem Fall aufgrund der Weitspannigkeit der Lücke starrer) Schienung des Transplantats lediglich an Zahn 23.

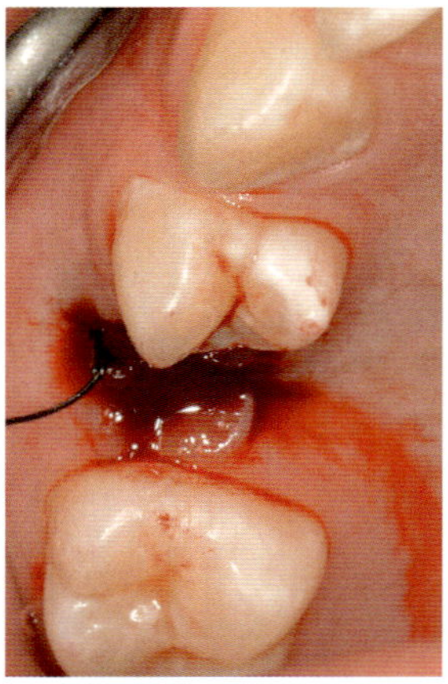

Abb. 11-33 Situationsnaht Alveole 15.

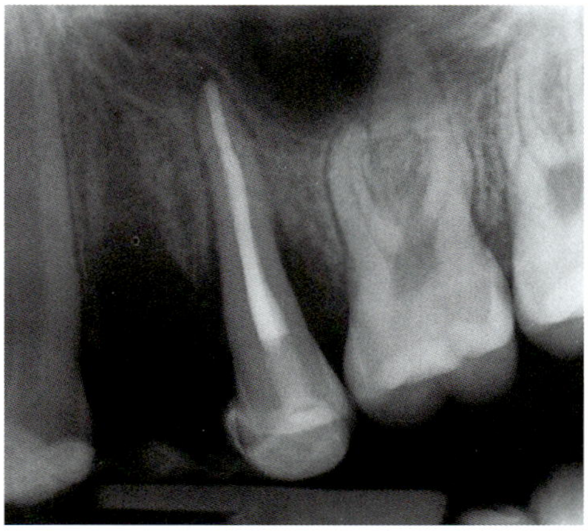

Abb. 11-34 Unmittelbar postoperatives Röntgenbild des Transplantats.

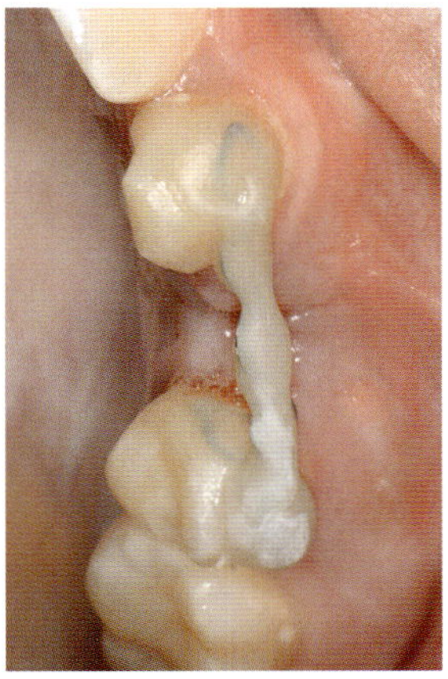

Abb. 11-35 Situation nach einer Woche und nach Nahtentfernung regio 24 ...

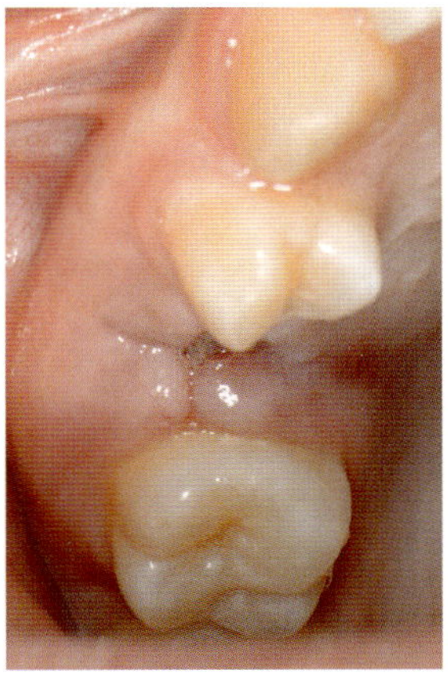

Abb. 11-36 ... und regio 15.

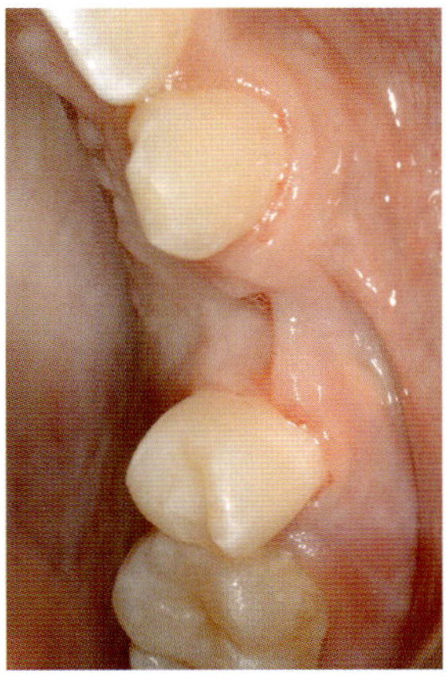

Abb. 11-37 Situation nach Entfernung der Schiene drei Wochen postoperativ.

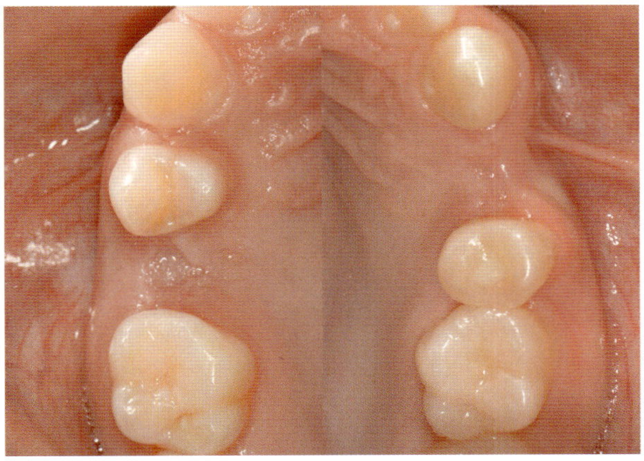

Abb. 11-38 Situation nach drei Monaten und vor symmetrischem kieferorthopädischem Lückenschluss: physiologischer Klopfschall und normale Festigkeit des Transplantats regio 25.

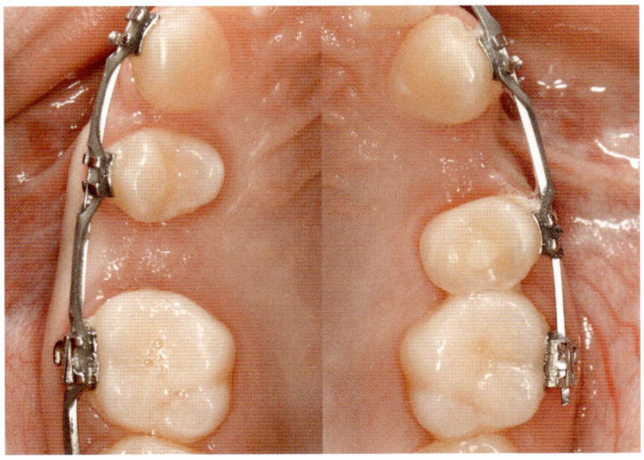

Abb. 11-39 Situation nach 4 Monaten und laufender kieferorthopädischer Behandlung, klinisch ...

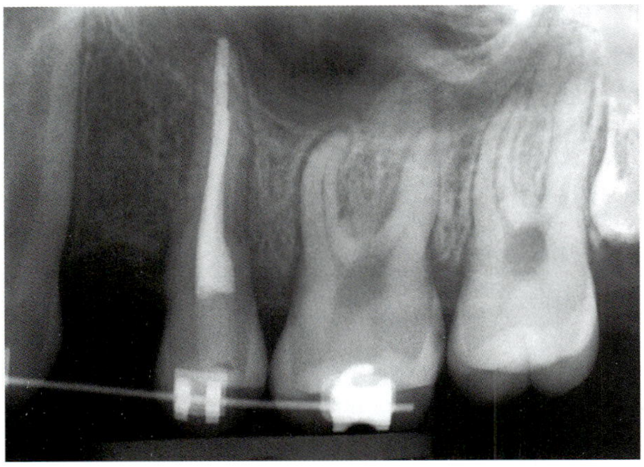

Abb. 11-40 ... und radiologisch.

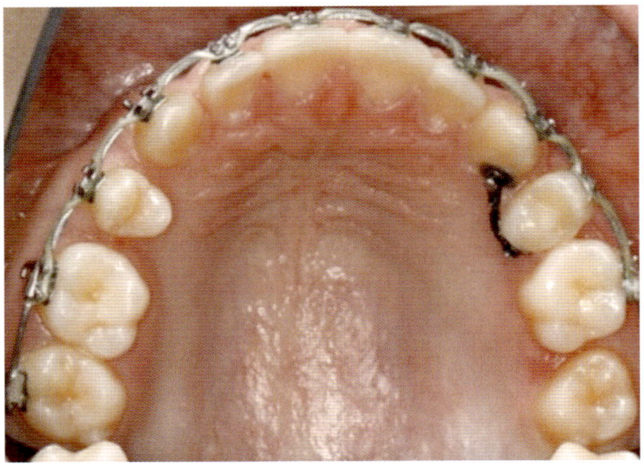

Abb. 11-41 Situation nach 10 Monaten.

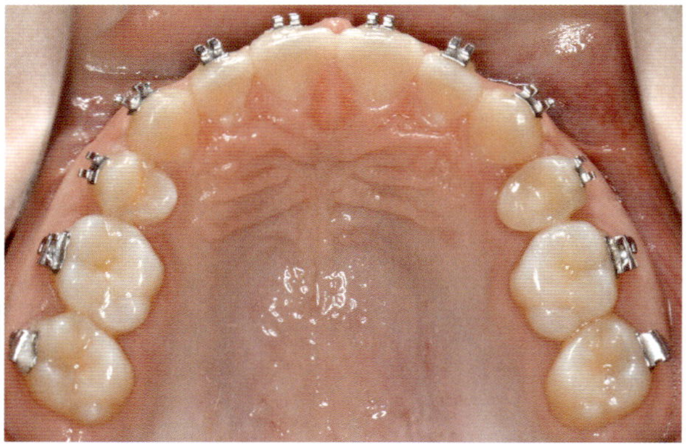

Abb. 11-42 Situation nach 14 Monaten klinisch …

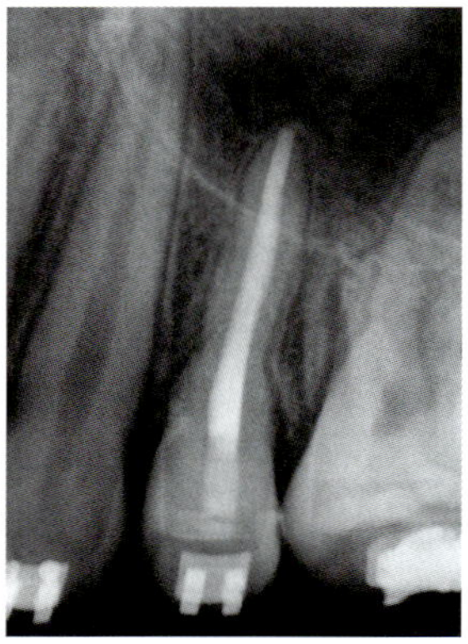

Abb. 11-43 … und radiologisch. Wenig selbstlimitierende Healing related root resorption.

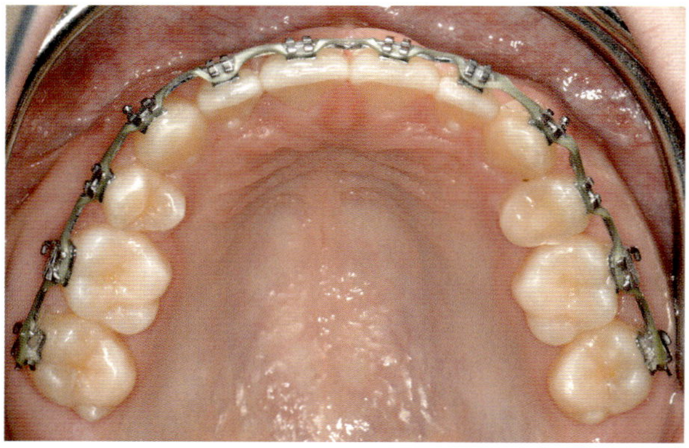

Abb. 11-44 Situation am Ende der kieferorthopädischen Behandlung vor …

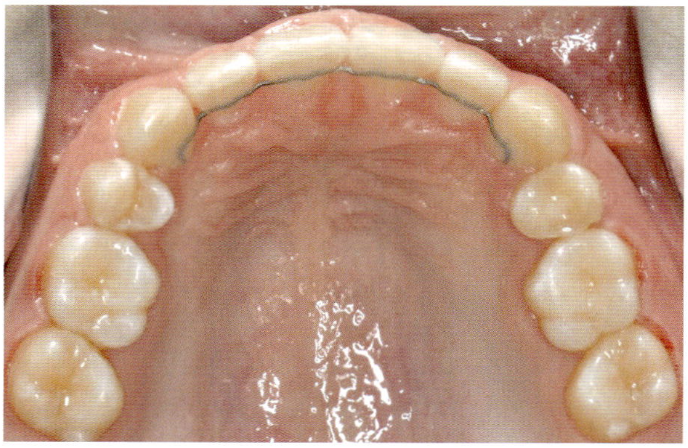

Abb. 11-45 … und unmittelbar nach Entfernung der kieferorthopädischen Apparatur und nach Einsetzen eines palatinalen Retainers.

dreiviertel abgeschlossenes Wurzelwachstum mit weit offenem Foramen apicale führt meist zur Revaskularisation der Pulpa und hat eine gute Wurzellänge für die initiale parodontale Heilung[1,2,12,15]. Die Behandlungsfähigkeit des Patienten der genannten Altersgruppe, die Erfahrung des Teams, die schonende operative Zahnentfernung der in der Regel noch nicht eruptierten Zähne, die korrekte extraorale Lagerung sowie einige nachfolgend aufgeführte klinische Parameter sind erfolgsentscheidend[11,17]. Eine Prämolarentransplantation entspricht grundsätzlich mindestens Schwierigkeitsgrad „advanced" innerhalb der SAC-Klassifikation der Zahntransplantationen (siehe Kapitel 3)[14]. Studien zur Prämolarentransplantation zeigen hohe Erfolgs- (87–93 %) und Überlebensraten (90–98 %) über Zeiträume von 17 bis 40 Jahren[3,8,9].

Operatives Vorgehen

Vor jeder Prämolarentransplantation ist eine adäquate radiologische und klinische Diagnostik erforderlich. Dazu gehören fallspezifisch Zahnfilme und/oder ein OPT, der Ausschluss akuter Infektionen in der Spender- und Empfängerregion, genügend Platz in allen Dimensionen und ausreichend keratinisierte Gingiva in der Empfängerregion[11,17].

Der Eingriff wird grundsätzlich in Lokalanästhesie durchgeführt. Transplantationen von Prämolaren in Narkose sind nicht indiziert, weil die Okklusion nicht überprüft und korrigiert werden kann.

Nach initialem scharfem Trennen der dentogingivalen Fasern mit einem mikrochirurgischen Skalpell wird der zu transplantierende Zahn möglichst gewebeschonend entnommen, wenn er bereits eruptiert ist. Ansonsten erfolgt eine der Anatomie entsprechende Aufklappung nach vorheriger Entfernung des koronal stehenden Milchmolaren. Bei der Darstellung der größten Zirkumferenz der Krone mit rotierenden Instrumenten darf die Wurzeloberfläche nicht berührt werden. Auch der Einsatz von Hebeln sollte mit Vorsicht erfolgen: Iatrogene parodontale Schäden erhöhen das Risiko für Wurzelresorptionen[2] und müssen daher vermieden werden. Extraoral wird der Zahn sofort in einem Organtransplantationsmedium (Dentosafe Zahnrettungsbox oder Miradent SOS Zahnbox, Miradent, Duisburg) für mindestens 10 Minuten gelagert. Im Sinne der antiresorptiven regenerationsfördernden Therapie (ART) werden der Zahnrettungsbox zusätzlich Steroide und ein Antibiotikum (1 mg Dexamethason/1 mg Tetracyclin, Zusatzmischung für die Zahnrettungsbox, Apotheke Dr. Hörmann, Weinfelden, Schweiz) beigefügt[16,19]. Bei operativer Entfernung des Transplantats erfolgt zunächst die Nahtversorgung der Spenderregion.

Im Anschluss wird mit rotierenden, kochsalzlösungsgekühlten Instrumenten das Transplantatbett vorbereitet, bis der Prämolar drucklos und ohne Kontakt zur knöchernen Alveolenwand in die Empfängerregion eingebracht werden kann. Befindet sich in der Empfängerregion noch ein persistierender ankylosierter Milchmolar oder ein nicht erhaltungswürdiger Schneidezahn, wird dieser – falls erforderlich – durch Separation und Osteotomie vollständig entfernt, ohne einen Mukoperiostlappen zu mobilisieren. Eine Optimierung des Austrittsprofils in der ästhetischen Zone kann bei Bedarf durch Rotation des transplantierten Prämolars in der Empfängeralveole erreicht werden[3]. Werden Prämolaren vom Oberkiefer in den unteren Prämolarenbereich transplantiert, werden die Transplantate grundsätzlich um 90° rotiert eingesetzt (siehe Kapitel 19). Dadurch wird der dentogingivale Verschluss nahezu immer perfekt (siehe Kapitel 19). Nach der parodontalen Heilung werden diese Zähne kieferorthopädisch derotiert[18].

Bei etwas zu schmaler klinischer Lückenbreite können am Transplantat und auch an den Nachbarzähnen ca. 0,1 mm Schmelz pro Zahnfläche reduziert werden, ohne dabei Dentin zu exponieren, da das Eindringen von Mikroorganismen über offene Dentinkanälchen das Risiko für eine Pulpanekrose des Transplantats erhöht[14]. Mittels TTS (Titan-Trauma-Schiene, Medartis, Basel, Schweiz) wird das Transplantat flexibel an mindestens einem und an maximal zwei Nachbarzähnen adhäsiv fixiert. Eine starre Schienung erhöht das Ankyloserisiko[5]. Kontakte bei Okklusion und Lateralbewegung werden überprüft und allenfalls korrigiert; normale Kontakte sind beabsichtigt und fördern die parodontale Heilung[13]. Für den Erfolg mitentscheidend ist der abschließende dichte dentogingivale Verschluss, da jede parodontale Heilung mit einem solchen beginnt.

Postoperativ sollte als Referenzaufnahme ein Zahnfilm des transplantierten Zahns angefertigt werden, um den späteren Fortschritt des Wurzelwachstums und somit die Vitalität der Pulpa zu überprüfen.

Die Wundkontrolle erfolgt in der Regel nach 2 Tagen; mögliche Nähte werden nach etwa 7 bis 10 Tagen entfernt. Wenn der Klopfschall des Transplantats wieder dem der Nachbarzähne entspricht, kann die TTS entfernt werden. Die parodontale Heilung ist nach spätestens 3 Monaten abgeschlossen[2,15]. Im Frontzahnbereich kann dann die ästhetische Rekonstruktion[11] erfolgen und mit kieferorthopädischen Bewegungen (falls erforderlich) begonnen werden.

Verlaufskontrollen des Transplantats finden nach 3 Wochen, 3 Monaten, 6 Monaten und einem Jahr statt. Besonders wichtig ist die Röntgenkontrolle nach 3 Wochen, um mögliche infektionsbedingte Wurzelresorptionen frühzeitig zu erkennen und ggf. eine endodontische Behandlung einzuleiten. Spätestens bei der Jahreskontrolle können sichere Zeichen einer Revaskularisation (Fortschritt des Wurzelwachstums und/oder Obliteration der Pulpa[1,8]) beurteilt werden. In der Nachbetreuung sollte thermischen oder elektrischen Sensibilitätstests aufgrund typischer falsch negativer Ergebnisse keine Bedeutung beigemessen werden.

Die Prämolarentransplantation ist in der modernen Zahnmedizin eine wirklich gute Behandlungsoption im wachsenden Kiefer und wird von den Eltern oft gegenüber „künstlichem Zahnersatz" bevorzugt. Gerade auch bei typischen Nichtanlagen zweiter Prämolaren im Unterkiefer oder bei asymmetrischen Nichtanlagen von Prämolaren gibt es kaum eine bessere Möglichkeit. Transplantationen von Prämolaren des Oberkiefers in den Unterkiefer erleichtern die kieferorthopädische Behandlung enorm: Ein kieferorthopädischer Lückenschluss im Oberkiefer ist einfach, im Unterkiefer aufgrund des deutlich härteren Knochens ungleich schwerer und mit einem höheren Risiko von Wurzelresorptionen assoziiert.

Einerseits liegt der Vorteil einer Prämolarentransplantation darin, dass der verlorene Zahn durch einen pulpavitalen und parodontal gesunden Zahn ersetzt werden kann und das Transplantat mit der richtigen OP-Technik und Nachsorge als natürlicher Zahn funktioniert. Andererseits wird im Rahmen der parodontalen Einheilung (Neubildung eines gesunden Faserapparats ausgehend vom unbeschädigten Wurzelzement) der Fortschritt des vertikalen Kieferwachstums gewährleistet, und das volle Volumen des Alveolarfortsatzes und der Weichgewebe kann erhalten werden[4,15].

Die Transplantation von Prämolaren mit abgeschlossenem Wurzelwachstum, bei denen eine Revaskularisation nicht mehr möglich ist, unterscheidet sich nicht von der beschriebenen Vorgehensweise. Der transplantierte Zahn benötigt jedoch zusätzlich eine Wurzelkanalbehandlung, die vor, während oder kurz nach der Transplantation durchgeführt werden kann.

Literatur

1. Andreasen J, Paulsen H, Yu Z, Bayer T, Schwartz O: A long-term study of 370 autotransplanted premolars. Part II. Tooth survival and pulp healing subsequent to transplantation. Europ J Orthodont 1990;12:14–24.
2. Andreasen J, Paulsen H, Yu Z, Schwartz O: A long-term study of 370 autotransplanted premolars. Part III. Periodontal healing subsequent to transplantation. Europ J Orthodont 1990;12: 25–37.
3. Andreasen JO, Andersson L, Tsukiboshi M, Czochrowska E: Autotransplantation of teeth to the anterior region. In: Andreasen JO, Andersson L, Tsukiboshi M, Czochrowska E (Hrsg.). Textbook and color atlas of traumatic injuries to the teeth. Chichester: John Wiley & Sons Ltd, 2019: 853–877.
4. Andreasen JO, Andreasen FM, Andersson L (Hrsg.): Textbook and color atlas of traumatic injuries to the teeth. Chichester: John Wiley & Sons Ltd, 2019.
5. Bauss O, Schilke R, Fenske C, Engelke W, Kiliaridis S: Autotransplantation of immature third molars: influence of different splinting methods and fixation periods. Dent Traumatol 2002;18: 322–328.

6. Bohner L, Hanisch M, Kleinheinz J, Jung S: Dental implants in growing patients: a systematic review. Br J Oral Maxillofac Surg 2019;57: 397–406.
7. Brahim JS: Dental implants in children. Oral Maxillofac Surg Clin North Am 2005;17:375–381.
8. Czochrowska EM, Stenvik A, Bjercke B, Zachrisson BU: Outcome of tooth transplantation: survival and success rates 17-41 years posttreatment. Am J Orthodontics Dentofacial Orthopedics 2002;121:110–119.
9. Czochrowska EM, Stenvik A, Zachrisson BU: The esthetic outcome of autotransplanted premolars replacing maxillary incisors. Dent Traumatol 2002;18:237–245.
10. Elagib MFA, Alqaysi MAH, Almushayt MOS, Nagate RR, Gokhale S, Chaturvedi S: Dental implants in growing patients: A systematic review and meta-analysis. Technol Health Care 2023;31:1051–1064.
11. Filippi A, Saccardin F, Kühl S (Hrsg.): Das grosse 1x1 der Oralchirurgie. Berlin: Quintessenz, 2022.
12. Henrichvark C, Neukam F: Indikation und Ergebnisse der autogenen Zahntransplantation. Dtsch Zahnärztl Z 1987:194–197.
13. Mine K, Kanno Z, Muramoto T, Soma K: Occlusal forces promote periodontal healing of transplanted teeth and prevent dentoalveolar ankylosis: an experimental study in rats. Angle Orthod 2005;75:637–644.
14. Mollen I, Bernhart T, Filippi A:. Transplantation of teeth after traumatic tooth loss. ENDO (Lond Engl) 2014;8:301–307.
15. Paulsen HU, Andreasen JO: Eruption of premolars subsequent to autotransplantation. A longitudinal radiographic study. Eur J Orthod 1998;20:45–55.
16. Pohl Y, Filippi A, Kirschner H: Results after replantation of avulsed permanent teeth. II. Periodontal healing and the role of physiologic storage and antiresorptive-regenerative therapy. Dent Traumatol 2005;21:93–101.
17. Schwartz O, Bergmann P, Klausen B: Autotransplantation of human teeth. A life-table analysis of prognostic factors. Int J Oral Surg 1985;14:245–258.
18. Simonek M, Filippi A: Die Prämolarentransplantation – Zahntransplantation Teil 2. Quintessenz 2024;74:328–333.
19. Yanpiset K, Trope M: Pulp revascularization of replanted immature dog teeth after different treatment methods. Endod Dent Traumatol 2000;16:211–217.

Milcheckzahntransplantation 12

Claudio Alberto Bernardo Bianchetti,
Valentin Herber, Alina Paganini, Andreas Filippi

Der unfallbedingte Verlust eines bleibenden oberen Schneidezahns zwischen dem 6. und 10. Lebensjahr (frühes Wechselgebiss) ist weder ästhetisch noch funktionell einfach zu therapieren. Für einen kieferorthopädischen Lückenschluss ist es zu früh, ebenso für eine Prämolarentransplantation (siehe Kapitel 11), eine Adhäsivbrücke oder gar für eine implantologische Versorgung[5,14,15]. Eine zu diskutierende Option ist die Milcheckzahntransplantation, die nicht nur zu einer ästhetischen und funktionellen Rehabilitation führt, sondern auch den Fortschritt des vertikalen anterioren Kieferwachstums stimuliert[9]. (Falls Letzteres nicht in Frage kommt, kann vorübergehend eine abnehmbare Halteplatte mit Kunststoffzahn als Platzhalter – bis zur definitiven Versorgung – inseriert werden.) Die Entscheidung, eine Milcheckzahntransplantation durchzuführen, sollte daher innerhalb des Zeitfensters getroffen werden, in dem noch Milcheckzähne mit ausreichender Wurzellänge für die Transplantation zur Verfügung stehen[8,12]. Die Transplantation eines Milcheckzahns hat den höchsten Schwierigkeitsgrad (C, complex, siehe Kapitel 3)[11]. Um möglichst hohe Erfolgsraten zu erreichen, sollten Milcheckzahntransplantationen nur von erfahrenen Fachpersonen durchgeführt werden. In der folgenden Bildserie (Fall 1) wird der Fall einer 7-jährigen Patientin dokumentiert, bei der es zu einer Ankylose nach Avulsion und Reposition des Zahns 11 kam (Abb. 12-1 bis 12-22).

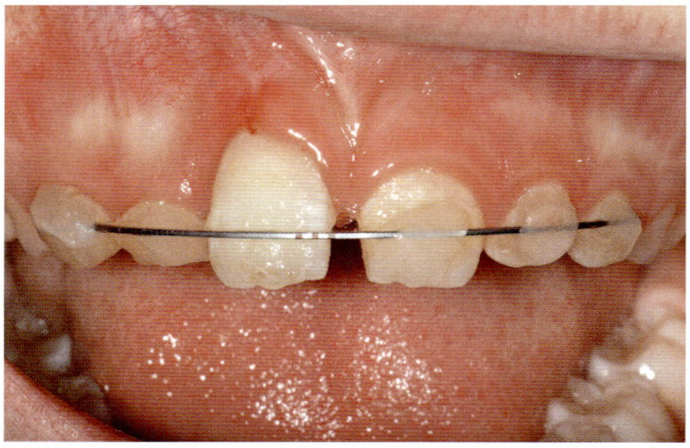

Abb. 12-1 Fall 1: 7-jährige Patientin. Klinische Situation nach Avulsion und Reposition 11 vor 2 Wochen alio loco (schlechte Rettungskette, Zahn eine Stunde im Taschentuch). Zahn wurde mit Nickel-Titan-Draht geschient. Ansicht von ventral.

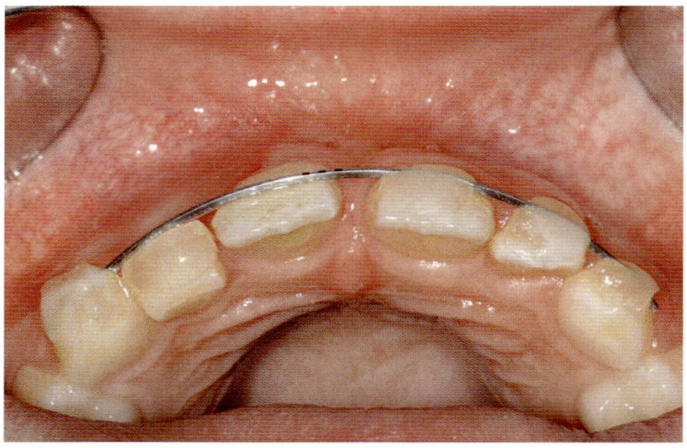

Abb. 12-2 Ausgangssituation von okklusal. Medikamentöse Einlage 11 wurde am Tag der Befundaufnahme am Zahnunfallzentrum Basel durchgeführt aufgrund akuter Symptomatik.

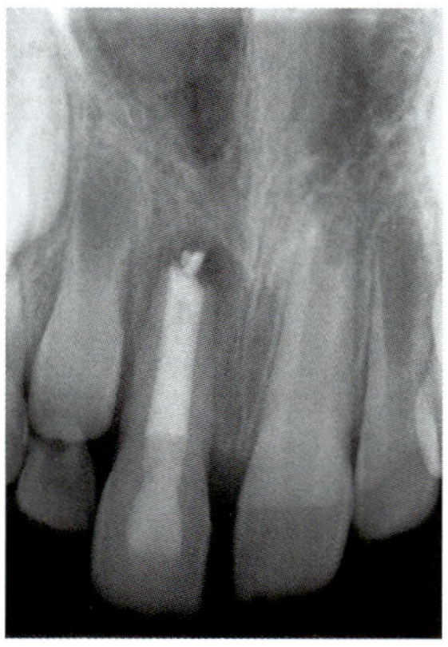

Abb. 12-3 Zahnfilm 11 nach Wurzelkanalfüllung 11 mit MTA-Plug und warm-vertikaler Kondensation mit Guttapercha.

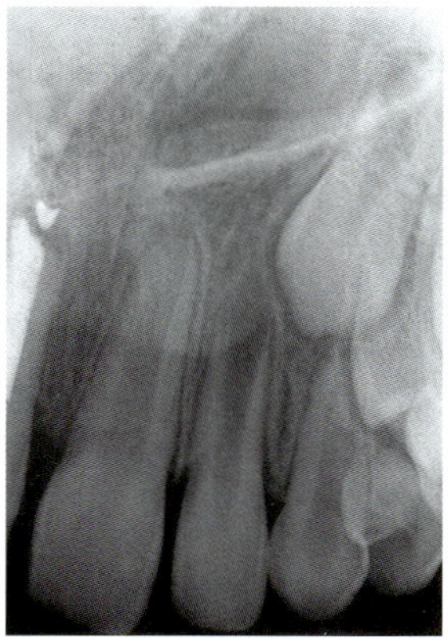

Abb. 12-4 Einzelzahnfilm 63 zur präoperativen Beurteilung des Wurzelresorptionsstandes 3 Monate nach Trauma aufgrund ankylotischem Klopfschall 11. Besprechung mit den Eltern der bald 8-jährigen Patientin. Möglichkeiten Milcheckzahntransplantation, Lückenschluss oder abnehmbare Lösung und spätere Prämolarentransplantation.

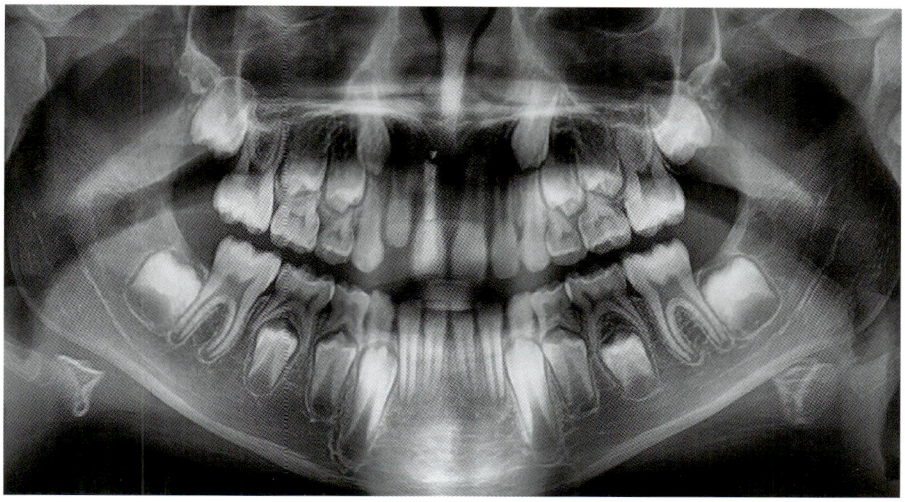

Abb. 12-5 Panoramaschichtaufnahme zur Beurteilung des Entwicklungsstandes und der Vollständigkeit der Zahnanlagen. Eltern und Patientin entschieden sich für Transplantation 63 an die Stelle 11.

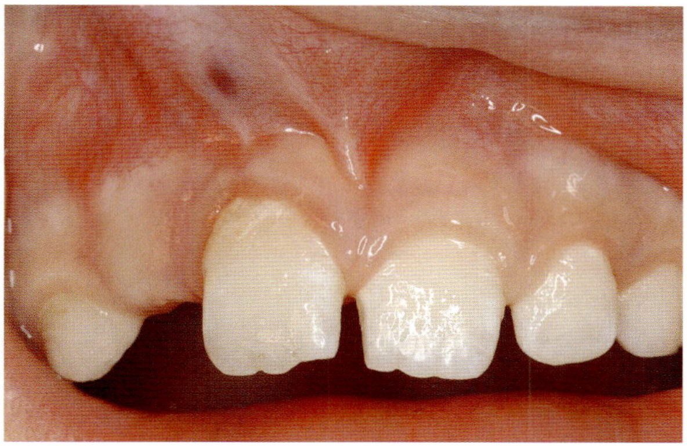

Abb. 12-6 Klinische Situation nach Lokalanästhesie.

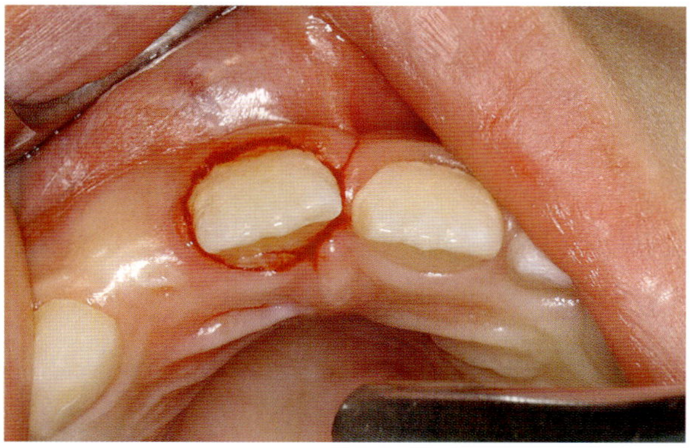

Abb. 12-7 Zustand nach scharfem Trennen der parodontalen Fasern am Zahn 11.

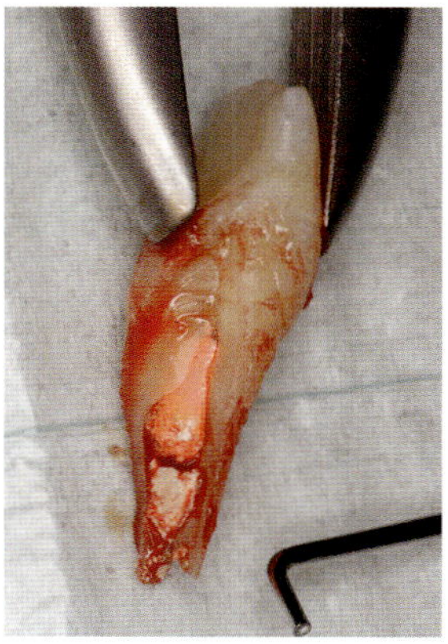

Abb. 12-8 Zahn 11 nach Entfernung mit Zange. Ankylosierter Anteil frakturiert. MTA und Guttapercha lagen frei.

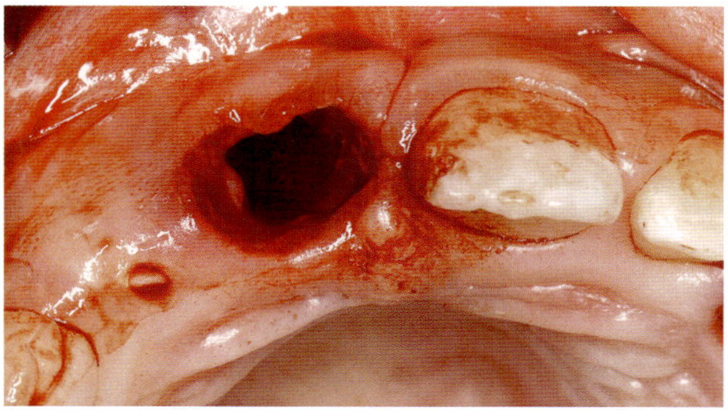

Abb. 12-9 Transplantatbett regio 11 nach Entfernung 11.

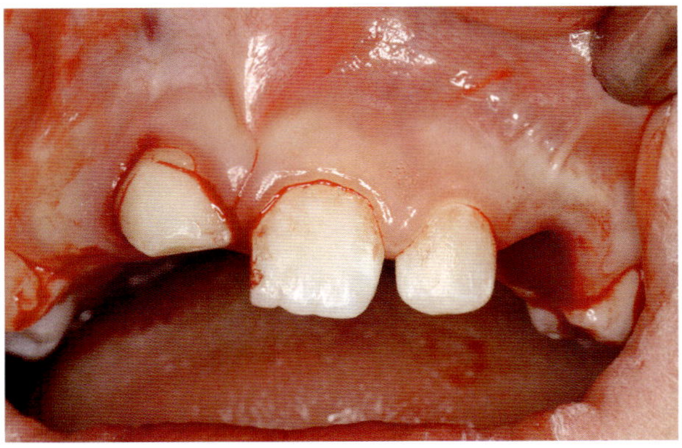

Abb. 12-10 Zahn 63 an Position 11 (von nun an 11^{tx} genannt).

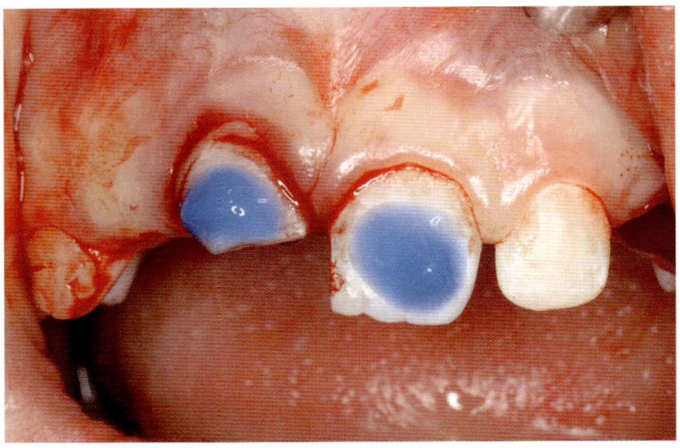

Abb. 12-11 Konditionieren der Klebestellen.

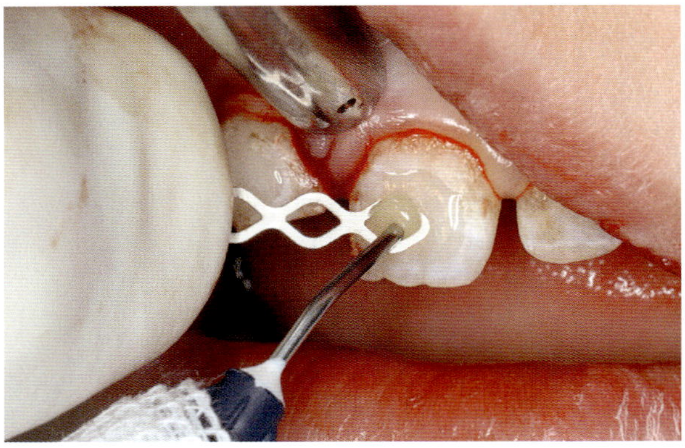

Abb. 12-12 Anbringen der TTS mit fließfähigem Komposit.

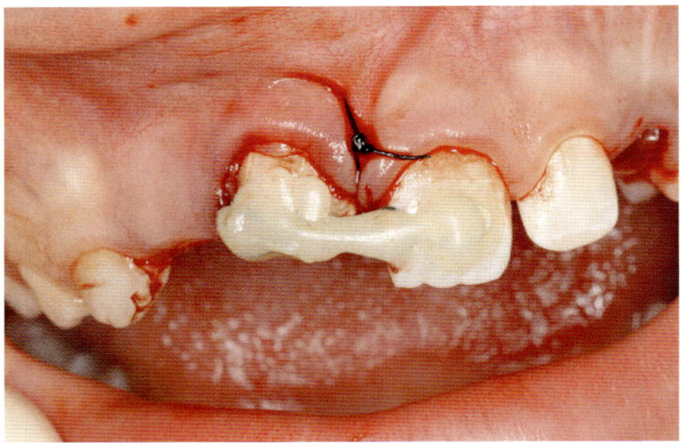

Abb. 12-13 Starre Schienung (da nur ein Nachbarzahn vorhanden) und Naht für dichten dentogingivalen Verschluss; Ansicht von ventral ...

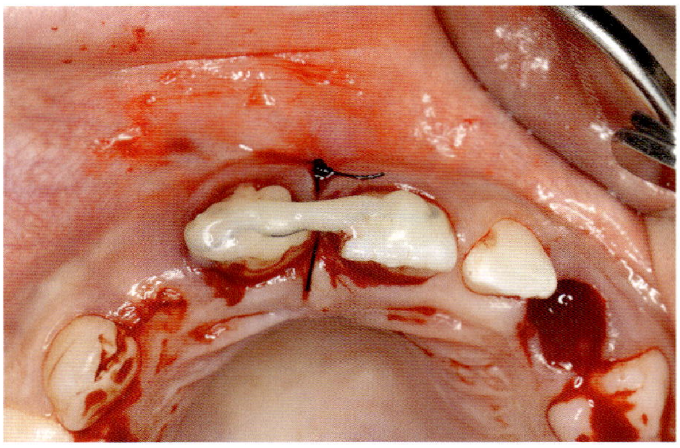

Abb. 12-14 ... und von okklusal.

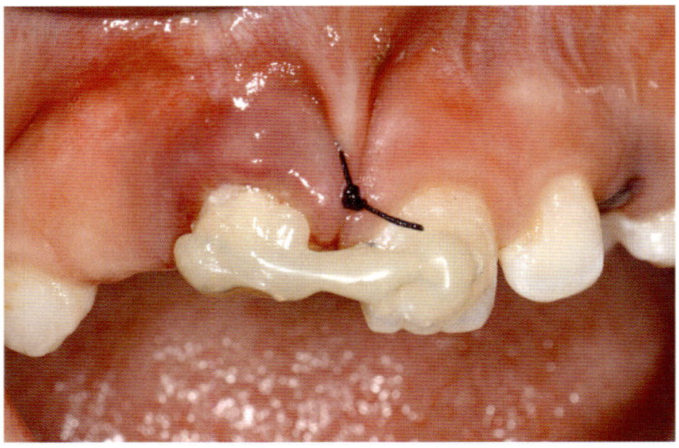

Abb. 12-15 Klinische Situation 7 Tage nach Transplantation. Patientin kam zur Nahtentfernung.

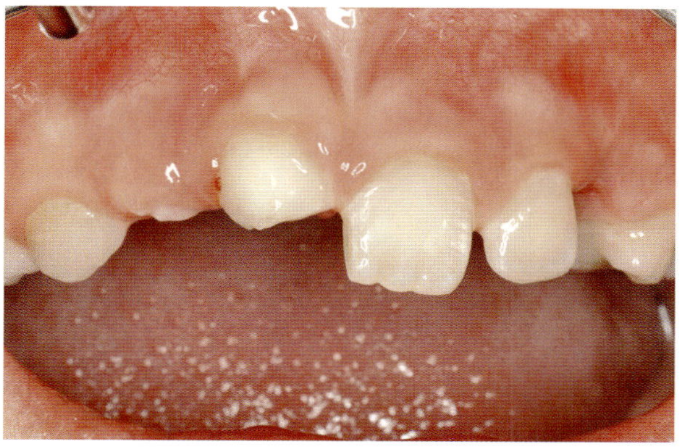

Abb. 12-16 Nach einem Monat reizlose dentogingivale Verhältnisse und physiologische Mobilität des 11^{tx}. Die TTS konnte entfernt werden. Ansicht von ventral ...

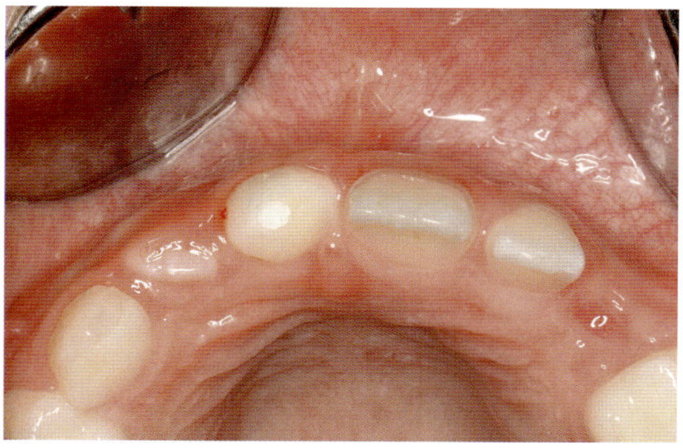

Abb. 12-17 ... und von okklusal. Die definitive Wurzelkanalfüllung 11^{tx} konnte anschließend zeitnah durchgeführt werden.

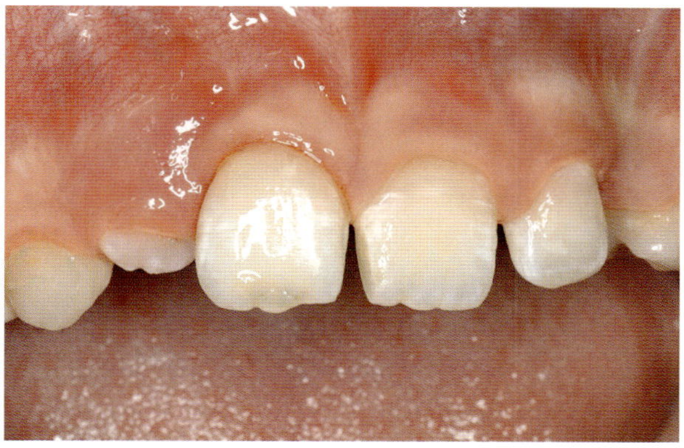

Abb. 12-18 Eingliederung des „Eigenzahnveneers" 11 auf den Zahn 11^{tx}. Nach Entfernung des Zahns 11 wurde dessen Krone abgetrennt und hohlgeschliffen, um diese später adhäsiv am Zahn 63 zu befestigen. Ansicht von ventral ...

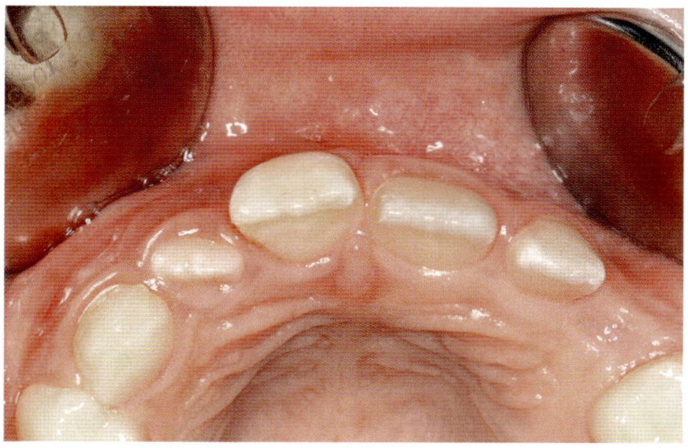

Abb. 12-19 ... und von okklusal.

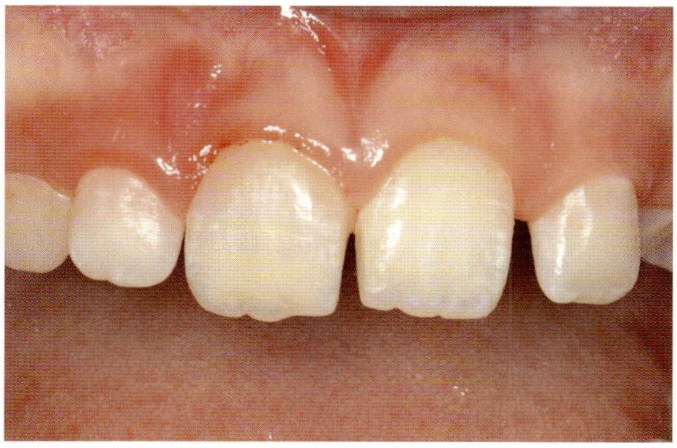

Abb. 12-20 Klinische Situation 1,5 Jahre nach Zahntransplantation 63 nach 11. Die Patientin war beschwerdefrei und mit der Ästhetik des Echtzahnveneers zufrieden. Physiologische Zahnmobilität und Sondierungstiefen bis 3 mm. Leichte Zahnsteinansammlung zervikal 11^{tx}, die im selben Termin mit Ultraschall entfernt wurde. Ansicht von ventral ...

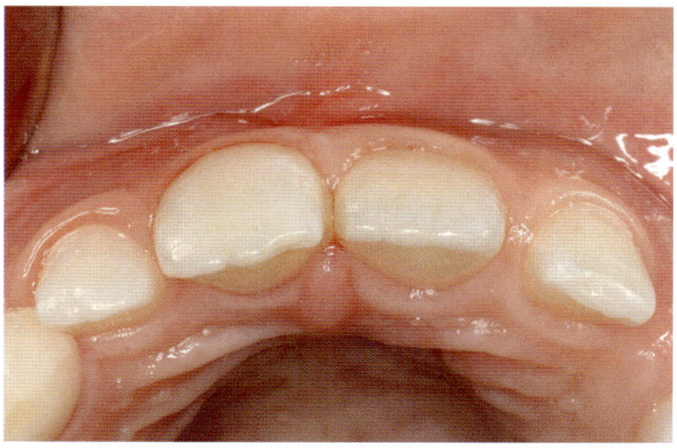

Abb. 12-21 ... und von okklusal.

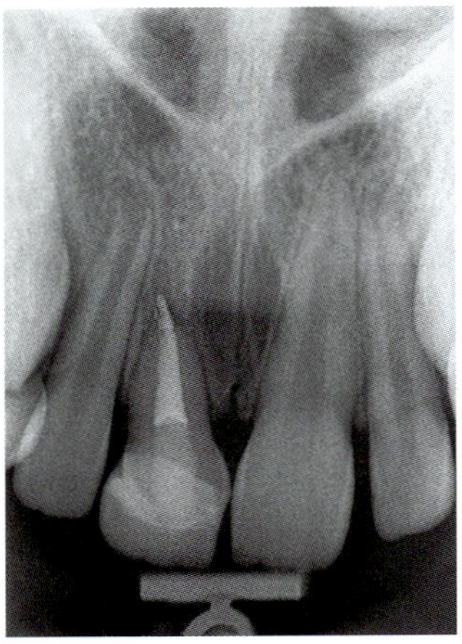

Abb. 12-22 Zahnfilm 1,5 Jahre nach Transplantation.

Operatives Vorgehen

Wie vor jedem chirurgischen Eingriff ist eine entsprechende präoperative klinische und radiologische Diagnostik erforderlich. Der Fokus liegt auf dem Stadium der Wurzelresorption der Milcheckzähne, der Breite der Lücke nach Frontzahnverlust sowie der Einschätzung der Behandlungsmöglichkeit in Lokalanästhesie. In der betroffenen Altersgruppe sind Zahnfilme die Aufnahmetechnik der Wahl, auch wenn auf zweidimensionalen Röntgenbildern die Wurzelresorption von Milchzähnen nur eingeschränkt beurteilt werden kann. Nicht selten kommt es zu bukkooral asymmetrischen Resorptionen[6] (Abb. 12-23 und 12-24). Voraussetzungen für eine erfolgreiche Milcheckzahntransplantation sind

- die gewebeschonende Entfernung des Milcheckzahns,
- (falls erforderlich) die Schaffung einer möglichst passgenauen Alveole durch Osteotomie (Abstand Wurzeloberfläche zum Knochen zirkulär 1–1,5 mm),
- eine Transplantation in die Position, bei der das Austrittsprofil dem des kontralateralen Zahns entspricht,
- ein dichter dentogingivaler Verschluss am Transplantat mit dünnem monofilem Nahtmaterial sowie
- eine entsprechende Schienungstechnik (TTS, Titan-Trauma-Schiene, Medartis, Basel, Schweiz)[1,4,6].

Im Anschluss ist zeitnah eine orthograde Wurzelkanalbehandlung erforderlich. Ein intraoperativer retrograder Verschluss mit einem hydraulischen Kalziumsilikatzement nach entsprechender Ultraschallpräparation einer retrograden Kavität kann sinnvoll sein (Abb. 12-25 bis 12-29). Wenn die Wurzelresorption durch den bleibenden Zahnkeim nach der Transplantatentfernung palatinal deutlich ausgeprägter ist als bukkal, kann ein Glätten der Wurzelspitze im Sinne einer Nivellierung sinnvoll sein. Eine retrograde Stiftinsertion, die zu Beginn der Entwicklung der Milcheckzahntransplantation im Jahr 2001 noch üblich war, ist heute nicht mehr

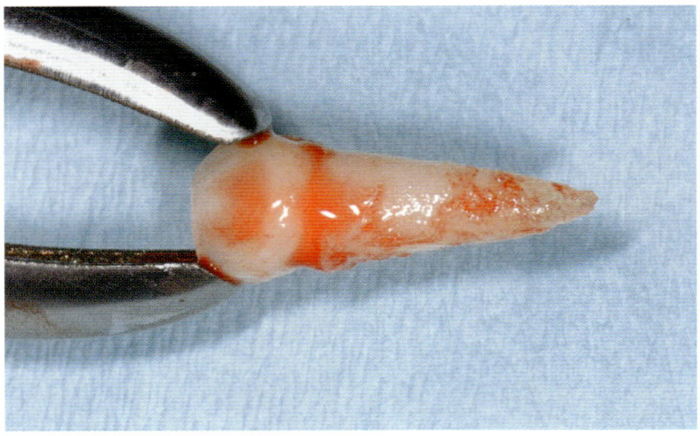

Abb. 12-23 Entfernter Milcheckzahn, Ansicht von ventral. Keine Resorption erkennbar.

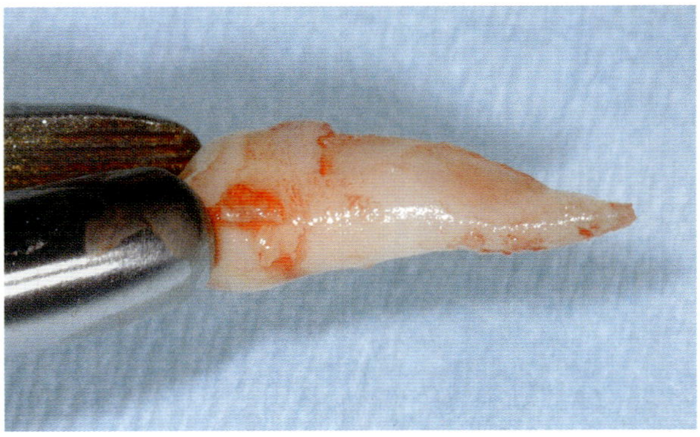

Abb. 12-24 Derselbe Milcheckzahn von lateral. Resorption an oraler Wurzeloberfläche.

indiziert (Abb. 12-34 bis 12-41)[3]. Zudem sind die entsprechenden Stifte und Bohrer nicht mehr kommerziell erhältlich. Die Nahtentfernung erfolgt nach einer Woche, die Entfernung der Schiene, sobald der Klopfschall dem der Nachbarzähne entspricht[2]. In der Regel dauert dies 3 bis 4 Wochen. Die koronale Rekonstruktion des Transplantats (mit Komposit, Abb. 12-35a und b, durch Verwendung von Anteilen der Krone des nicht erhaltungswürdigen bleibenden Schneidezahns, Abb. 12-20, mit laborgefertigter Kompositrekonstruktion, Abb. 12-30 bis 12-33) schließt sich an.

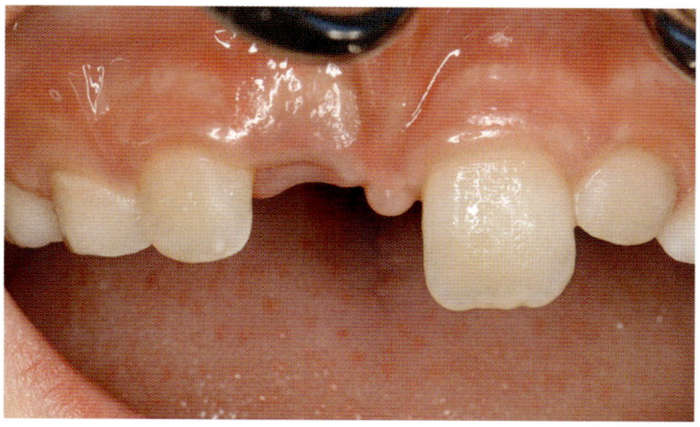

Abb. 12-25 Fall 2: Klinische Situation einer 7-jährigen Patientin nach Avulsion des Zahns 11 im Schwimmbad ohne sofortige Vorstellung beim Zahnarzt. Alveole war bei Erstvorstellung einen Monat nach Trauma reizlos verheilt.

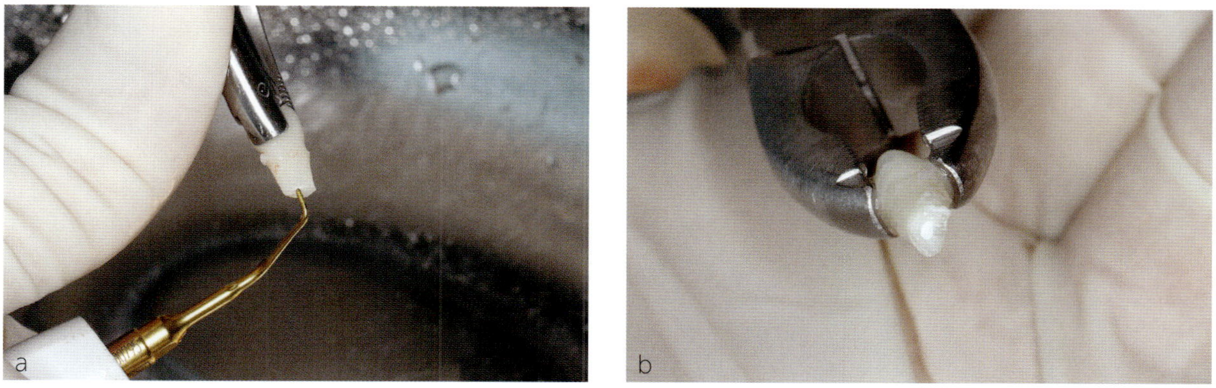

Abb. 12-26a und b Zahn 53 zeigte eine apikal-palatinale Resorption. Extraoral wurde die Wurzelspitze nivelliert, retrograd mit Piezo-Instrumenten aufbereitet und ein apikaler Plug mit hydraulischem Silikatzement eingebracht.

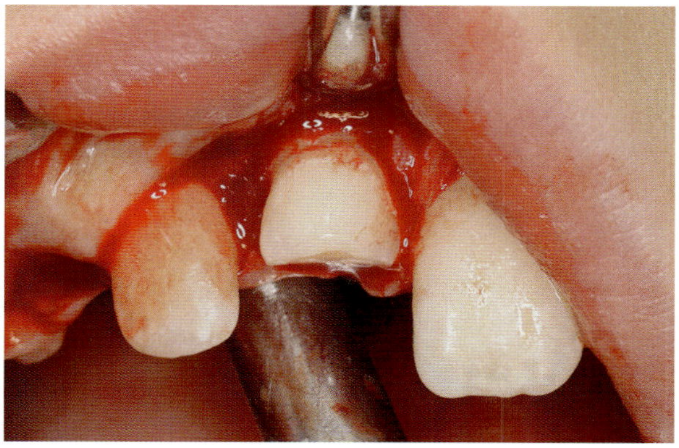

Abb. 12-27 Der Alveolarkamm regio 11 wurde dargestellt und zur Aufnahme des Transplantats eine neue möglichst passgenaue Alveole geschaffen. Das Transplantat wurde so eingesetzt, dass das Austrittsprofil dem des kontralateralen Zahns entspricht.

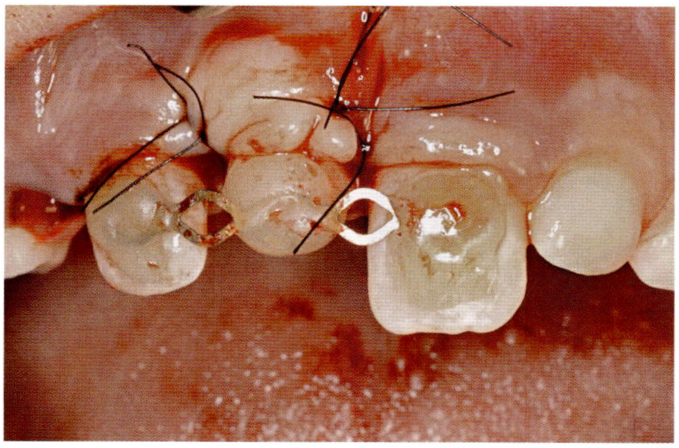

Abb. 12-28 Dichter dentogingivaler Verschluss mit dünnem monofilem Nahtmaterial und TTS an den Nachbarzähnen.

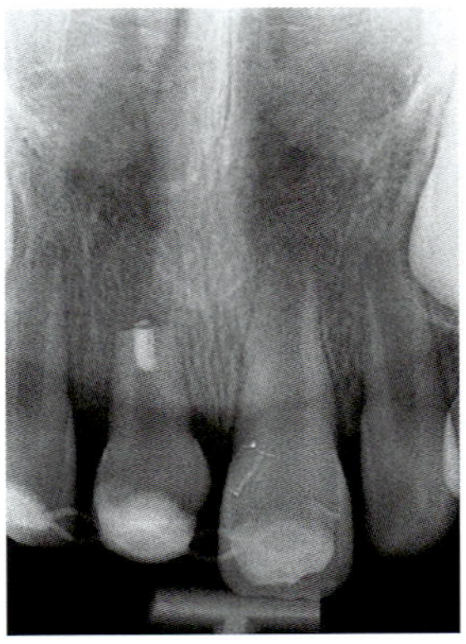

Abb. 12-29 Postoperativer Zahnfilm 11^{tx} mit retrogradem Plug und TTS.

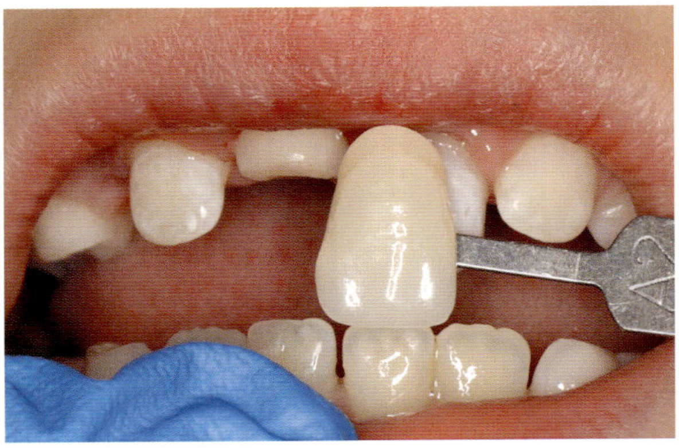

Abb. 12-30 Die TTS wurde 2 Monate postoperativ entfernt. Der Zahn zeigte reizlose parodontale Verhältnisse und wurde in demselben Termin wurzelkanalbehandelt. Die Farbwahl für eine Kunststoffkrone wurde zusammen mit der Patientin durchgeführt.

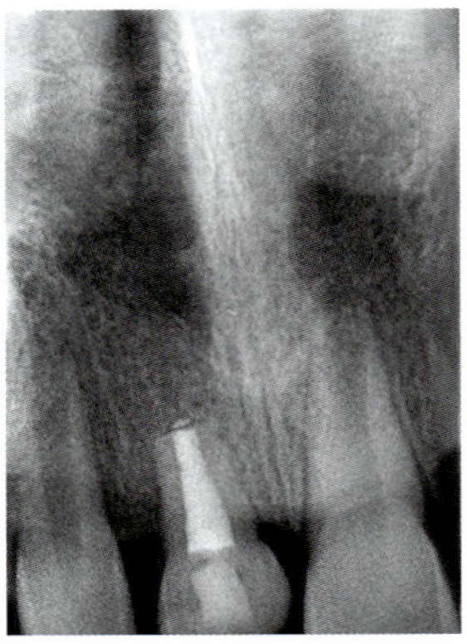

Abb. 12-31 Zahn 11^{tx} nach Wurzelkanalfüllung mittels warm-vertikaler Kondensation.

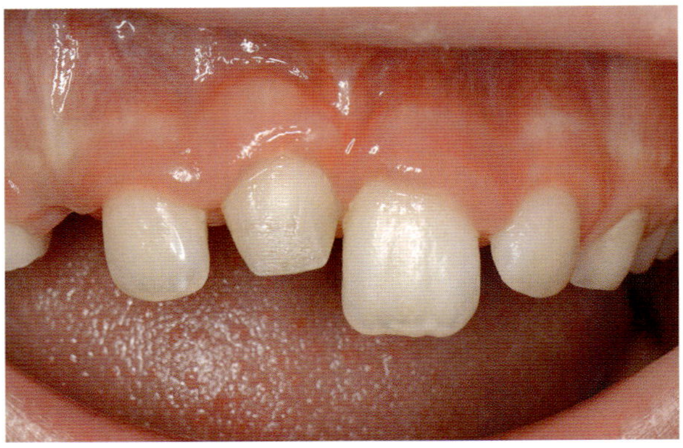

Abb. 12-32 Zahn 11^{tx} nach Kompositaufbau und auslaufender Kronenpräparation.

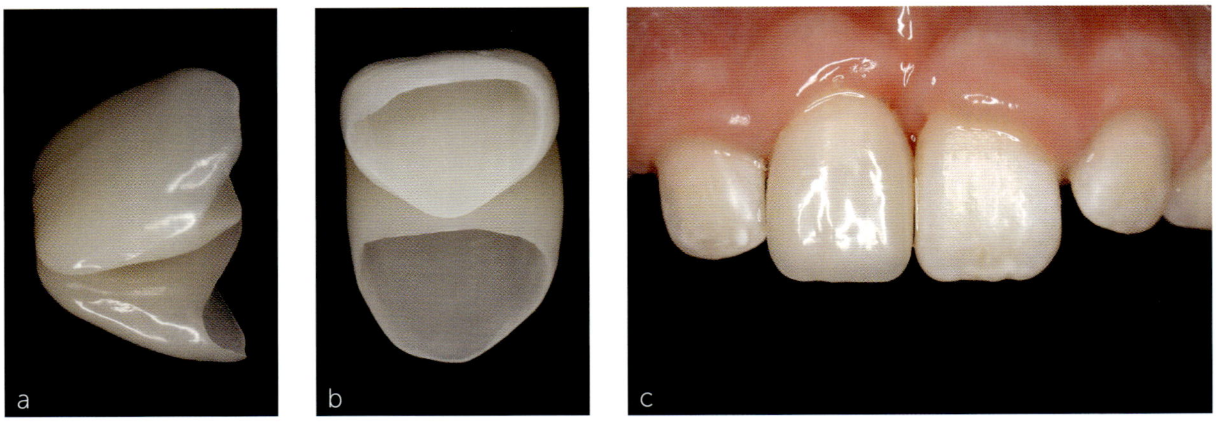

Abb. 12-33a bis c Einsetzen der laborgefertigten Kunststoffkrone.

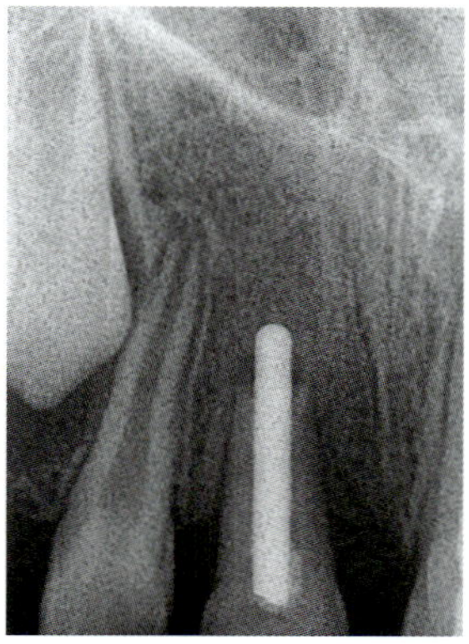

Abb. 12-34 Fall 3: Transplantierter Zahn 53 an die Stelle 11. Radiologische Situation 6 Wochen nach Transplantation. Titanstift zur Verlängerung der bereits teilweise resorbierten Milchzahnwurzel.

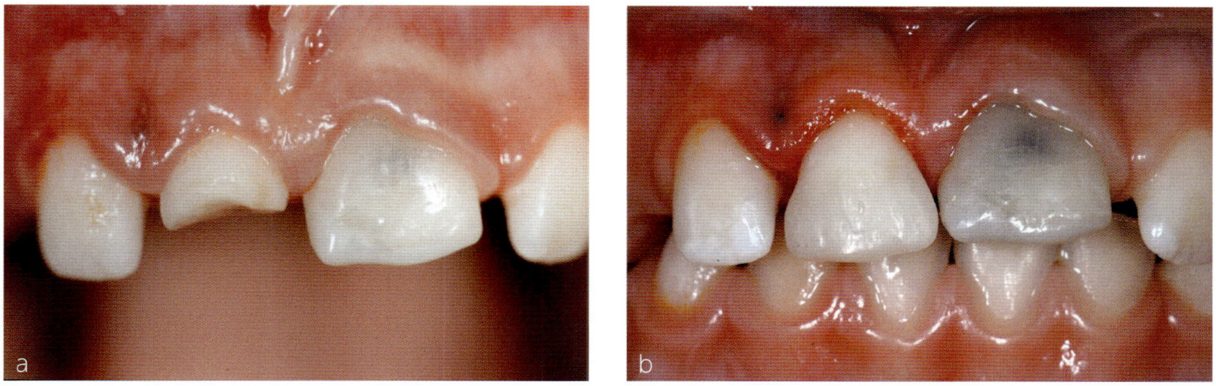

Abb. 12-35a und b Klinische Situation 3 Monate postoperativ. Zahn 11tx vor (a) und unmittelbar nach Kompositrekonstruktion (b).

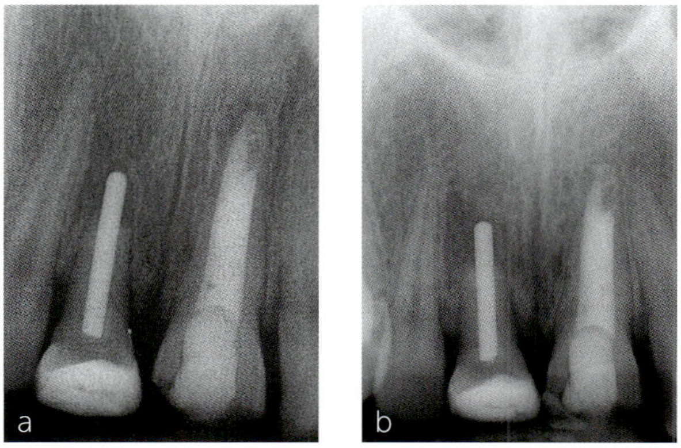

Abb. 12-36a und b Radiologisch unauffälliger Befund 2 (a) und 7 Jahre (b) nach Zahntransplantation.

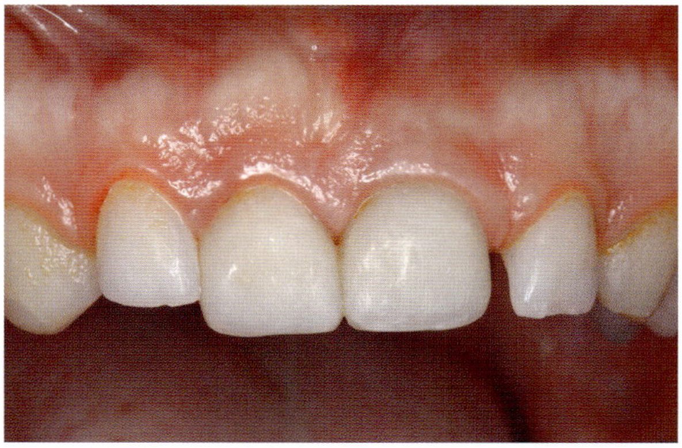

Abb. 12-37 Unauffällige klinische Situation 8 Jahre nach Transplantation.

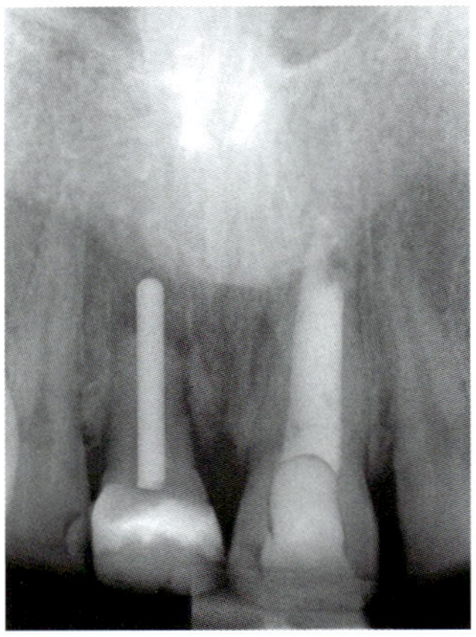

Abb. 12-38 Radiologisch apikal verbreiterter Parodontalspalt 18 Jahre nach Transplantation. Es bestand der Verdacht auf eine Längsfraktur, woraufhin die Zahnentfernung im Sinne einer intentionellen Replantation geplant wurde.

Nach Verlust von Zähnen im anterioren Oberkiefer zwischen dem 6. und 10. Lebensjahr gibt es kaum Möglichkeiten, die fehlenden Zähne im sichtbaren Bereich festsitzend sowie funktionell und ästhetisch ansprechend zu ersetzen. Eine weitere Bildserie zeigt die Milcheckzahntransplantation 63 an die Stelle 21 nach dessen traumabedingter Ankylose mit anschließender Kunststoffkronenrekonstruktion (Abb. 12-42 bis 12-52). Die ästhetische Rehabilitation von Kindern in dieser Altersgruppe ist jedoch nicht

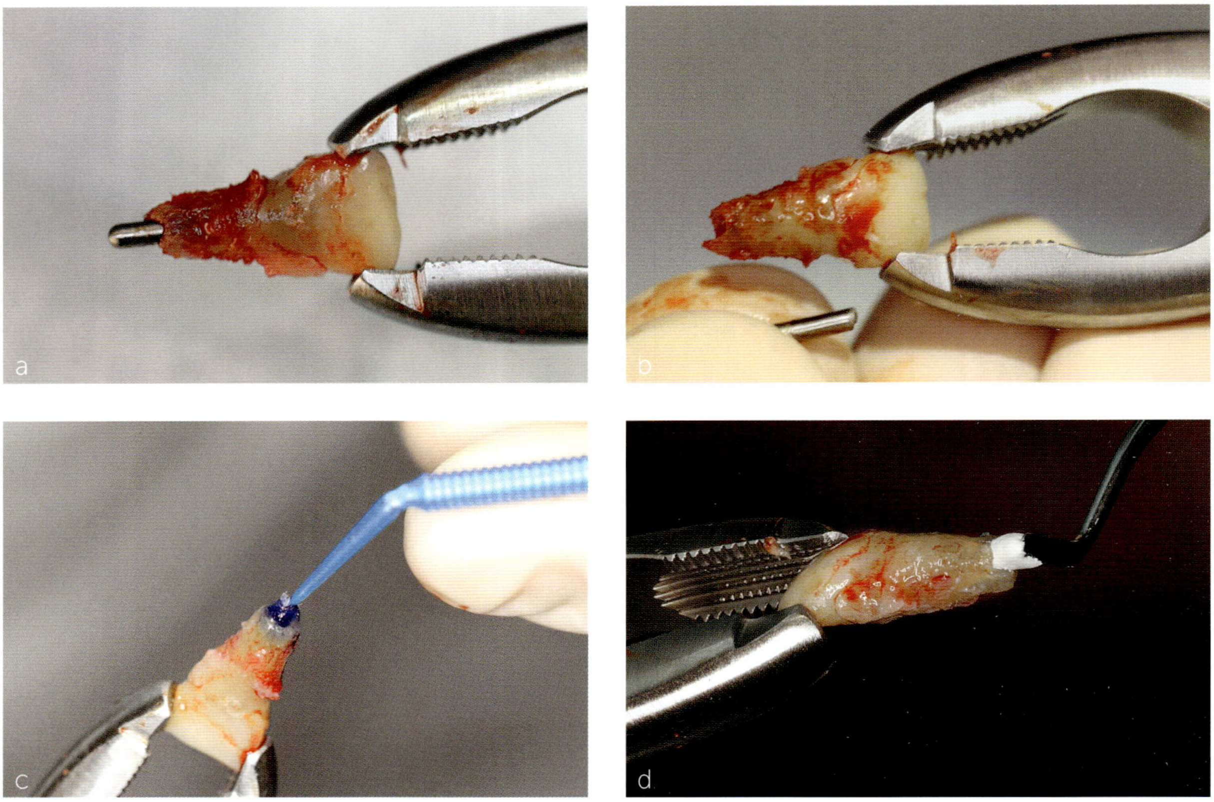

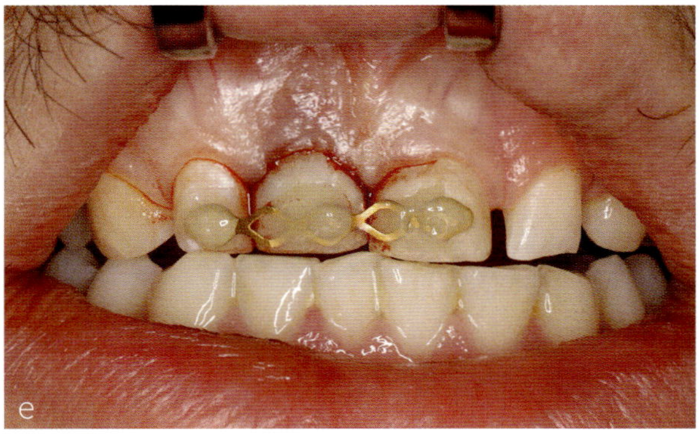

Abb. 12-39a bis e Intentionelle Replantation von Zahn 11^{tx} (a), Entfernung des gelockerten retrograden Titanstifts (b), Anfärbung mit Methylenblau, um eine Längsfraktur auszuschließen (c), retrograder Verschluss (d) sowie Replantation und Schienung (e).

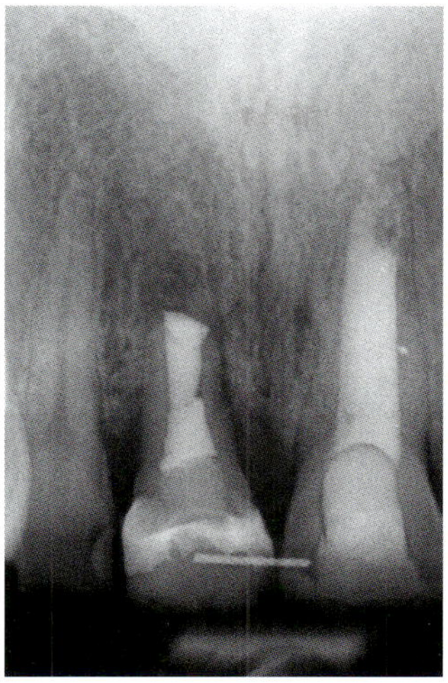

Abb. 12-40 Abgeschlossene orthograde Wurzelkanalbehandlung und kleiner Retainer palatinal von Zahn 11^{tx} nach Zahn 21.

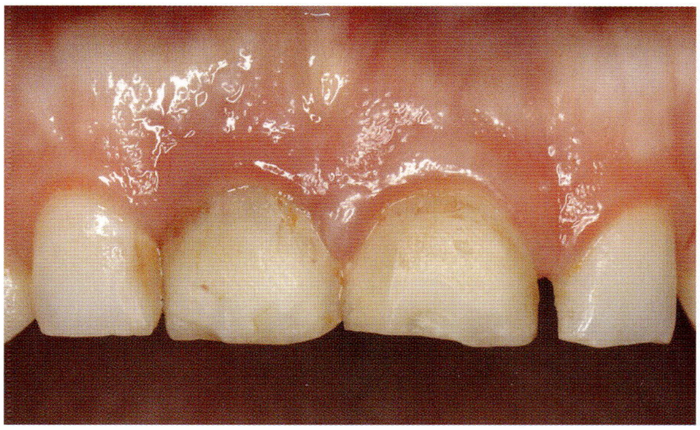

Abb. 12-41 Klinische Situation 22 Jahre nach Transplantation 53 an die Stelle 11. Der Patient war weiterhin zufrieden mit der Versorgung. Die Plaquekontrolle ist insgesamt limitiert.

zu unterschätzen, da sich der Zahnverlust oder die unvollständige Zahnreihe im anterioren Oberkiefer negativ auf das psychologische und soziale Wohlbefinden der Kinder auswirkt[7]. Nach über 25 Jahren Erfahrung mit der Milcheckzahntransplantation, die von den Kliniken für Oralchirurgie der Universitäten Gießen und Basel entwickelt wurde, ist diese bei Kindern mit unfallbedingtem Frontzahnverlust eine gute und mit allen Beteiligten zu diskutierende Möglichkeit, fehlende Zähne in der ästhetischen Zone zu ersetzen. Auf diese Weise können die umgebenden Hart- und Weichgewebe

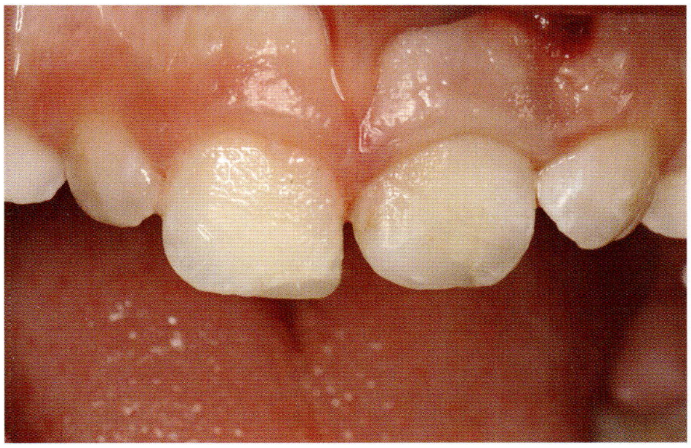

Abb. 12-42 Fall 4: Klinische Ausgangssituation eines 7-jährigen Jungen ein Jahr nach Trauma (Intrusion 21): Zahn 21 ankylosiert und Fistel bukkal. Zahn 63 war noch fest.

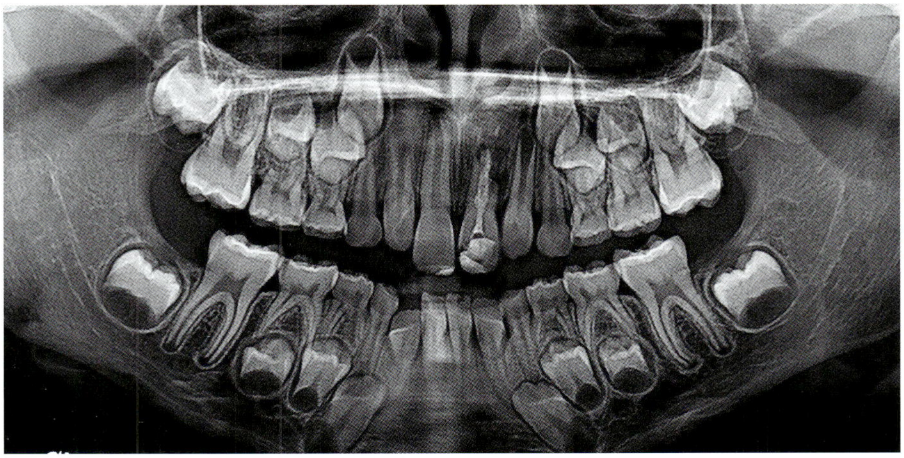

Abb. 12-43 Panoramaschichtaufnahme. Zahn 21 zeigte eine Ersatzgewebsresorption. Milcheckzahn 63 mit noch vollständiger Wurzel.

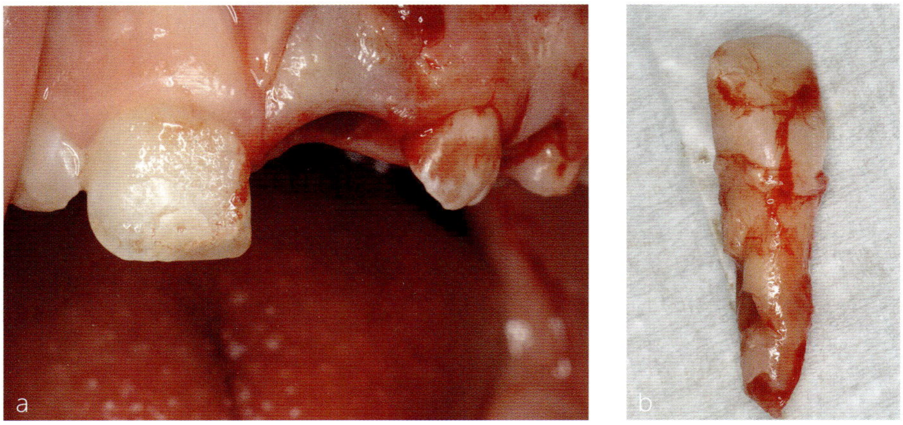

Abb. 12-44a und b Intraoperative Situation nach Entfernung von Zahn 21 (a) mit Resorption distobukkal (b).

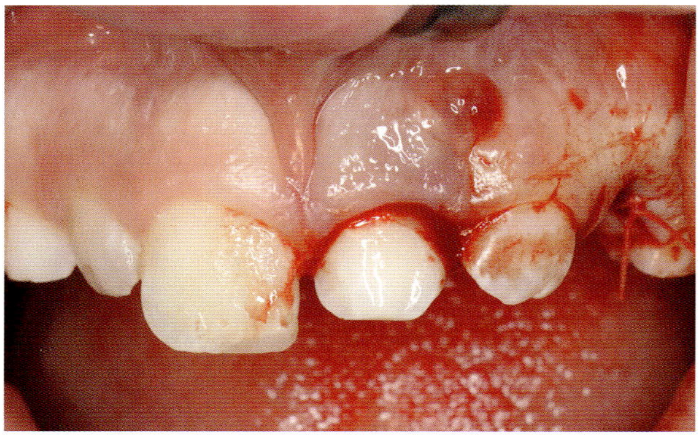

Abb. 12-45 Das Transplantat 63 nach 21 wurde so eingesetzt, dass das Austrittsprofil dem des kontralateralen Zahns entspricht.

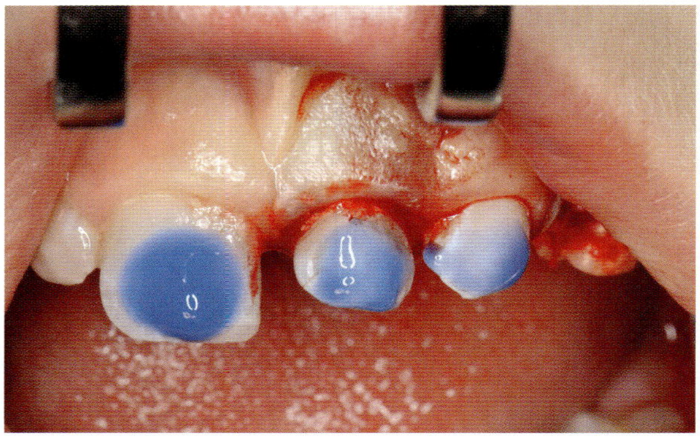

Abb. 12-46 Konditionieren der Klebestellen.

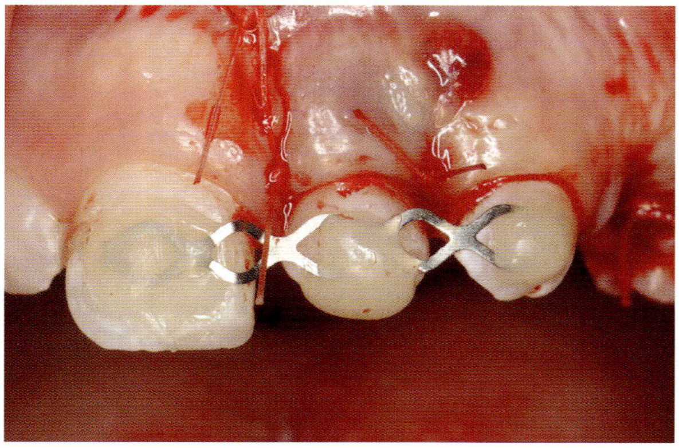

Abb. 12-47 TTS wurde an den Nachbarzähnen fixiert. Dichter dentogingivaler Verschluss mit resorbierbarem Nahtmaterial aufgrund intraoperativ limitierter Kooperation.

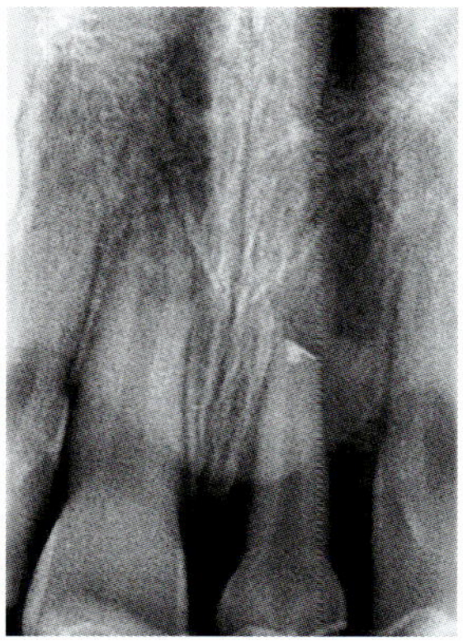

Abb. 12-48 Postoperativer Zahnfilm zeigte Zahn 21^{tx} mit apikalem Plug.

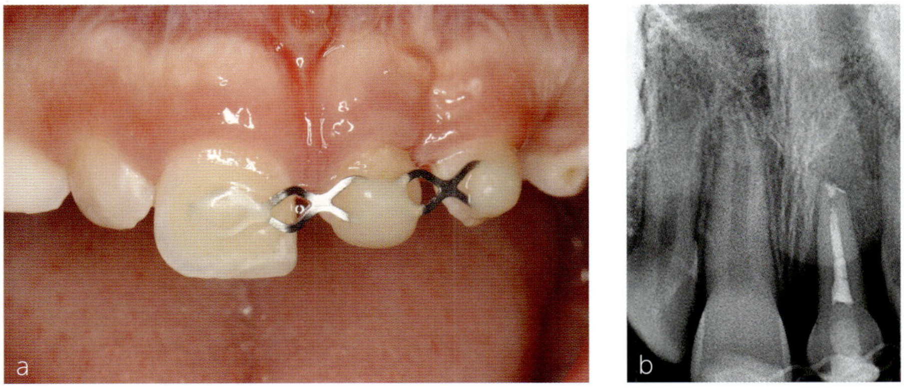

Abb. 12-49a und b Klinische Situation 4 Wochen nach Transplantation (a). Zahn 21^{tx} wurde orthograd wurzelkanalbehandelt (b); aufgrund der weiterhin limitierten Kooperation wurde die intrakanaläre Luftblase vorerst belassen.

erhalten, der Fortschritt des Kieferwachstums gewährleistet sowie die ästhetische und phonetische Rehabilitation der Kinder in diesem sozial kritischen Alter aufrechterhalten bzw. wiederhergestellt werden[10]. Eine grundlegende Untersuchung im Zuge der Entwicklung der Milcheckzahntransplantation konnte zeigen, dass persistierende Milcheckzähne oft lebenslang keine bis kaum Wurzelresorptionen zeigen, sich für zahngetragenen Zahnersatz eignen (Kronen, Brücken), für Zahntransplantationen geeignet sind und bei Milchfrontzähnen – im

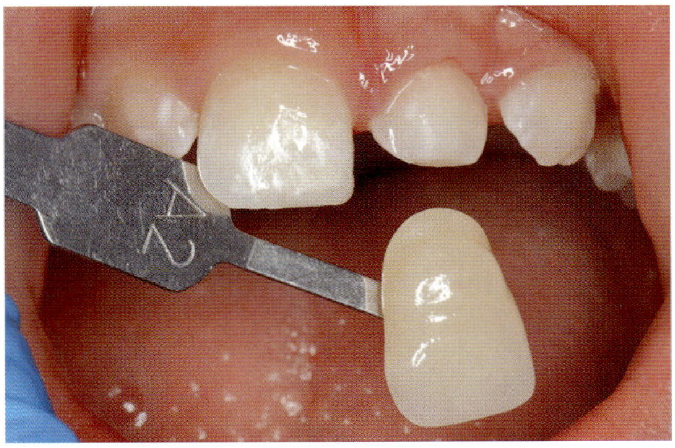

Abb. 12-50 Entfernung der TTS 2 Monate postoperativ und Farbwahl für die Kunststoffkrone.

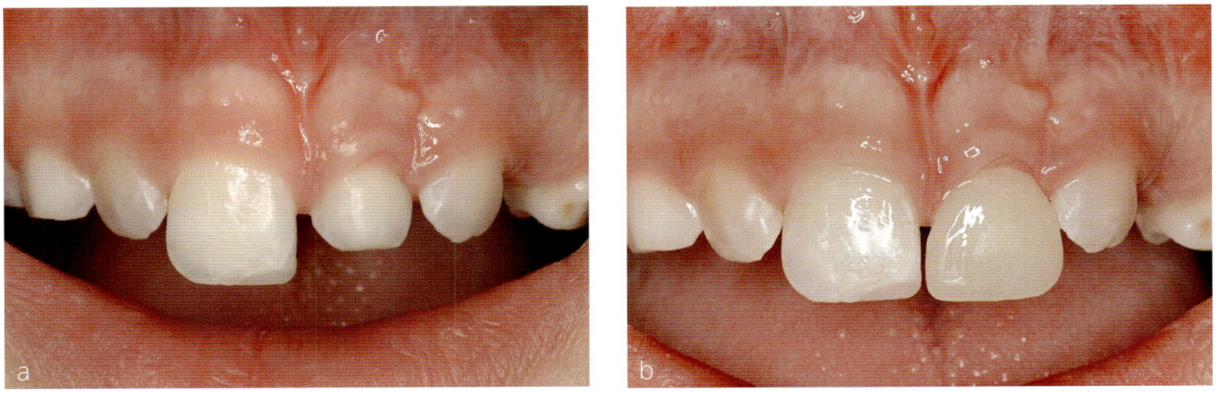

Abb. 12-51a und b Zahn 21^{tx} vor (a) und nach (b) Eingliederung der Kunststoffkrone.

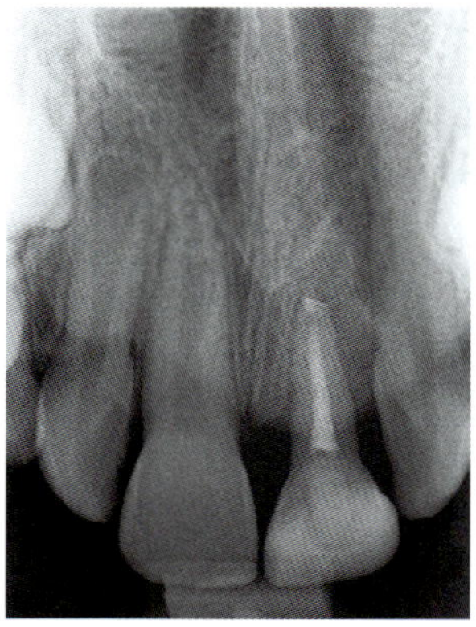

Abb. 12-52 Einzelzahnfilm 21tx 3 Monate nach Transplantation.

Gegensatz zu Milchmolaren – keine Wurzelresorptionen verbunden mit Ankylose beobachtet werden[13]. Die Technik der Milcheckzahntransplantation wird „erst“ seit etwas über 25 Jahren und weltweit auch nur in sehr wenigen Institutionen durchgeführt. Größere Datensätze zu Langzeitüberlebensraten gibt es daher keine. Die eigenen Erfahrungen über große Zeiträume zeigen jedoch bisher gute Erfolgsraten (= parodontale Heilung) von transplantierten Milcheckzähnen (75 % nach 10 Jahren), wenn diese auch etwas niedriger als bei transplantierten Prämolaren oder Molaren sind (siehe Kapitel 24). Die Gründe für etwa 25 % Transplantatverluste von transplantierten Milcheckzähnen innerhalb von 10 Jahren liegen primär in einer der 10 goldenen Regeln der modernen Zahntraumatologie begründet: „Wenn ein Kind vor dem 8. Lebensjahr seinen ersten Zahnunfall hat, wird das nicht der einzige bleiben.“

Literatur

1. Andreasen JO, Paulsen HU, Yu Z, Schwartz O. A long-term study of 370 autotransplanted premolars. Part III. Periodontal healing subsequent to transplantation. Eur J Orthod 1990;12:25–37.
2. Connert T, Dettwiler C, Saccardin F, Filippi A, Weiger R. Schienenentfernung nach Trauma. Quintessenz 2019;9:1050–1054.
3. Bianchetti CAB, Herber V, Filippi A. Die Milcheckzahntransplantation. Zahntransplantation – Teil 1. Quintessenz 2022;73:1048–1053.
4. Filippi A, Kühl S (Hrsg.). Atlas der modernen zahnerhaltenden Chirurgie. Berlin: Quintessenz 2018.
5. Filippi A. Zahntransplantation. Quintessenz 2008;59:497–504.
6. Filippi A. Zahntransplantation: biologischer Zahnersatz für Kinder, Jugendliche und manche Erwachsene. Berlin: Quintessenz 2009.
7. Gupta T, Sadana G, Rai HK. Effect of esthetic defects in anterior teeth on the emotional and social well-being of children: a survey. Int J Clin Pediatr Dent 2019;12:229–232.
8. Kirschner H, Filippi A, Pohl Y, Ebeleseder K. Unfallverletzungen der Zähne. München: Urban & Fischer 2002.
9. Lundberg T, Isaksson S. A clinical follow-up study of 278 autotransplanted teeth. Br J Oral Maxillofac Surg 1996;34:181–185.
10. Meinzer S, Nolte D, Huth KC. Die autogene Zahntransplantation als therapeutisches Konzept. Quintessenz 2022;73:258–269.
11. Mollen I, Filippi A, Bernhart T. Transplantation of teeth after traumatic tooth loss. Endodontic Practice Today 2014;8:301–307.
12. Nolte D, Tschammler C, Henzler M, Linsenmann R, Angermair JA. Two-phase transplantation (TPTX) concept: a new approach for instant rehabilitation of young children after avulsion of central incisor. Open J Stomatol 2017;07:136–146.
13. Schafigh A. Persistenz von Dentes decidui und deren Eignung für auto-alloplastische Transplantationen. Med. Diss. Universität Gießen 2005.
14. Sönmez D, Dalci K, Tunç ES. Treatment of an avulsed maxillary permanent central incisor by autotransplantation of a primary canine tooth. Int Endod J 2008;41:623–632.
15. Tschammler C, Angermair J, Heiligensetzer M, Linsenmann R, Huth KC, Nolte D. Primary canine auto-transplantation: a new surgical technique. Oral Surg Oral Med Oral Pathol Oral Radiol 2015;119:158–169.

13 Die Transplantation zweiter Molaren und anderer Zähne

Alina Paganini, Andreas Filippi

Neben den häufigsten Transplantationen von Weisheitszähnen, Prämolaren und hin und wieder auch von Milcheckzähnen gibt es immer wieder Indikationen, die etwas mehr Kreativität erfordern[8].

Zweite Molaren

Zweite Molaren können grundsätzlich als Transplantate in Erwägung gezogen werden, wenn ihr Wurzelwachstum noch nicht abgeschlossen ist und ein erster Molar frühzeitig entfernt werden muss. Von Vorteil ist es, wenn die Weisheitszähne im gleichen Quadranten angelegt sind; eine Nichtanlage stellt jedoch keine Kontraindikation dar. Ein zunehmend häufiger Grund für den frühzeitigen Verlust erster Molaren ist die Molaren-Inzisiven-Hypomineralisation (MIH). Die schnelle Kariesprogredienz der hypomineralisierten Zähne führt rasch zu einer endodontologischen Pathologie und stellt durch die begleitende Hypersensibilität eine große Belastung für die Betroffenen dar[7]. Bei diesen Kindern muss früh die Entscheidung getroffen werden, ob der Zahn restauriert werden kann oder ob die Zahnentfernung indiziert ist[2]. Der ideale Zeitraum, um einen ersten Molaren zu entfernen, ist im Alter von 8 bis 10 Jahren, wenn das Wurzelwachstum des benachbarten zweiten Molaren noch nicht abgeschlossen ist und dieser noch nicht vollständig durchgebrochen ist[5]. Im Oberkiefer eruptieren die zweiten Molaren oft ohne Intervention spontan an Stelle der ersten Molaren, im Unterkiefer bedarf es jedoch oft einer aufwändigen kieferorthopädischen Therapie, um die Zähne zu mesialisieren[5]. In diesen Fällen könnten zweite Molaren direkt an Stelle der ersten Molaren transplantiert werden. Das Zeitfenster ist jedoch relativ schmal (Abb. 13-1 bis 13-5).

Andere Zähne

Strategisch wichtige, ektop liegende und nicht kieferorthopädisch einzureihende Zähne erfordern hin und wieder ebenfalls kreative Lösungen. Nach den Weisheitszähnen sind die Eckzähne des Oberkiefers am häufigsten retiniert und verlagert[1]. In den meisten Fällen können diese Zähne freigelegt und „angeschlungen" werden, um sie mithilfe einer kieferorthopädischen Apparatur an die Soll-Position zu bewegen[9]. Wenn jedoch die finanziellen Mittel dafür nicht vorhanden sind oder in der DVT erkennbar ist, dass der Eckzahn nicht an den Wurzeln benachbarter Zähne vorbeibewegt werden kann, kann die Autotransplantation eine zu diskutierende Alternative sein[3,4] (Abb. 13-6 bis 13-10).

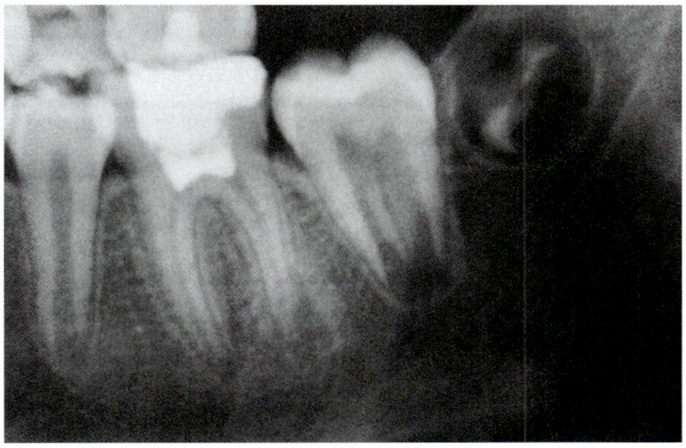

Abb. 13-1 Radiologische Situation nach erfolgloser Pulpotomie und akuter apikaler Parodontitis Zahn 36 bei einer 11-jährigen Patientin. Beim Zahn 37 ist das Wurzelwachstum noch nicht abgeschlossen, Zahn 38 ist angelegt.

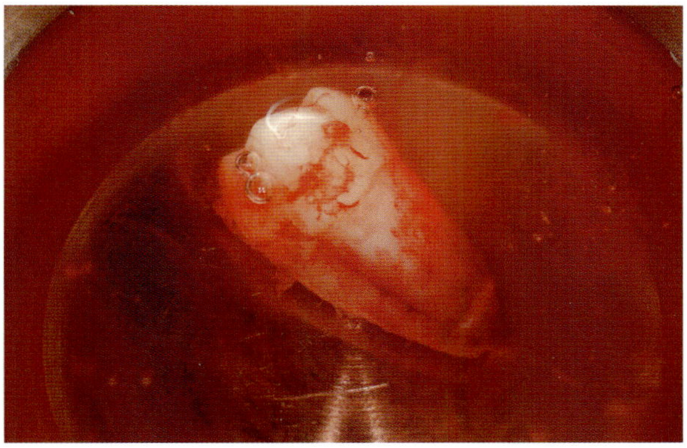

Abb. 13-2 Situation nach gewebeschonender Entfernung der Zähne 36 und 37 und Lagerung von 37 im Medium einer Zahnrettungsbox nach Zugabe der Zusatzmischung für die Zahnrettungsbox.

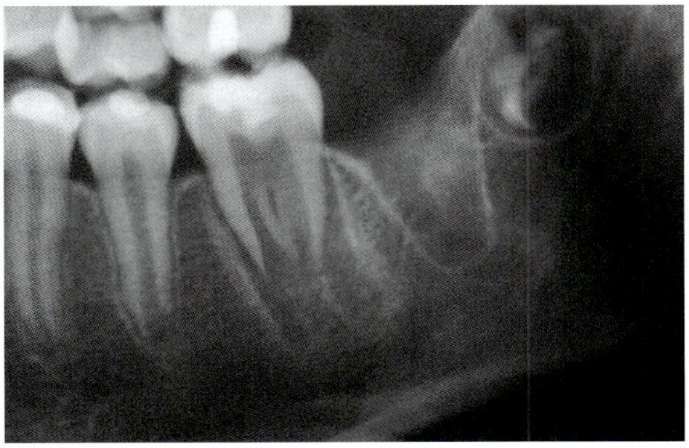

Abb. 13-3 Radiologische Situation nach Transplantation Zahn 37 anstelle von Zahn 36.

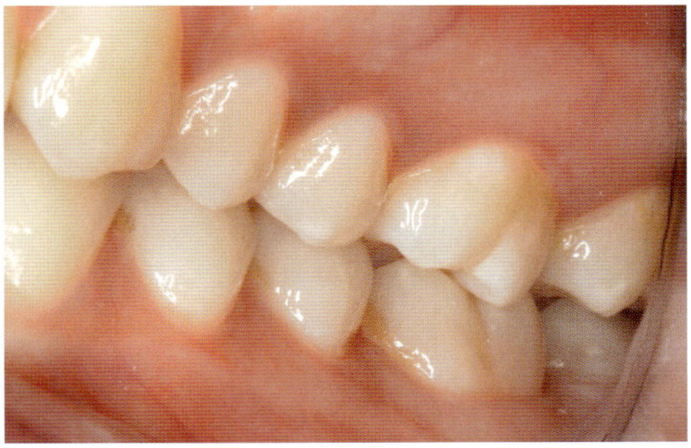

Abb. 13-4 Klinische Situation 9 Jahre postoperativ: Spontane Einordnung von Zahn 38 anstelle von 37. Ansicht von bukkal in Okklusion.

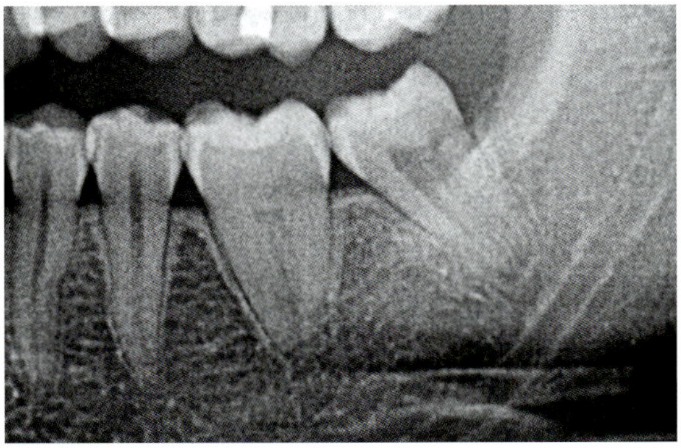

Abb. 13-5 Radiologische Kontrolle des Transplantats 9 Jahre postoperativ: perfektes Ergebnis mit vitaler Pulpa und vitalem Parodont. Zahn 38 hat sich ohne kieferorthopädische Hilfe spontan eingestellt.

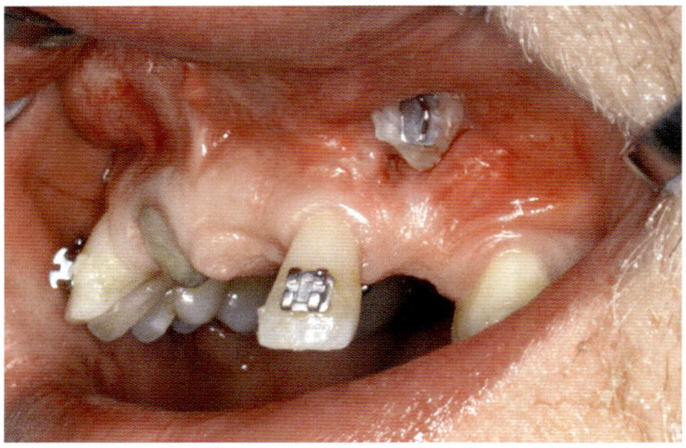

Abb. 13-6 Klinische Situation nach kieferorthopädischer Vorbehandlung: der hoch verlagerte Zahn 23 liess sich nicht kieferorthopädisch einreihen.

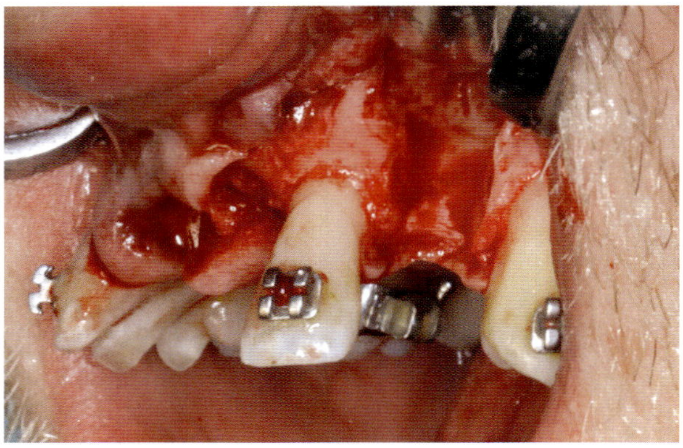

Abb. 13-7 Intraoperative Situation nach Aufbereitung der Empfängerregion regio 23.

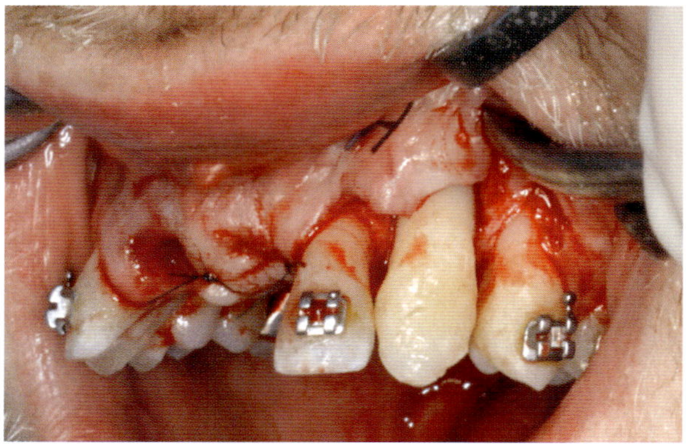

Abb. 13-8 Intraoperative Situation nach Transplantation Zahn 23 in regio 23 vor der Versorgung der Weichgewebe.

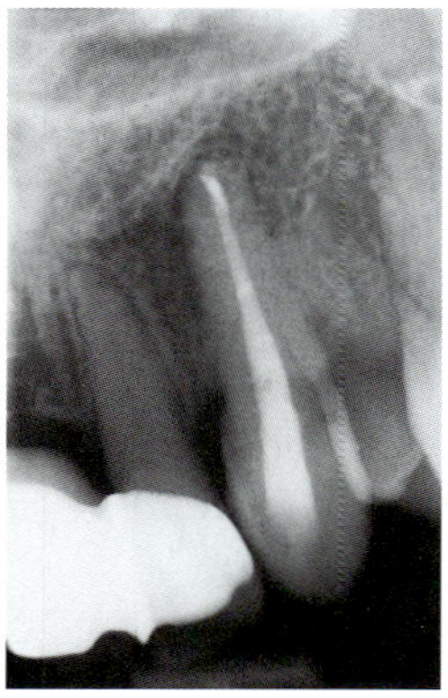

Abb. 13-9 Radiologische Situation 2 Jahre nach Transplantation Zahn 23 und erfolgter Wurzelkanalbehandlung.

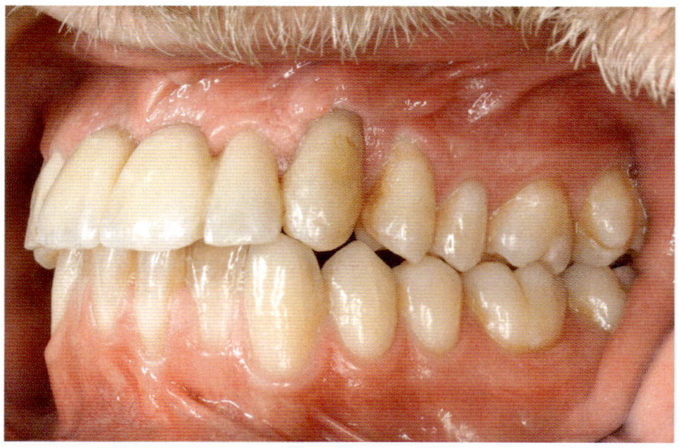

Abb. 13-10 Klinische Situation 2 Jahre nach Transplantation Zahn 23, erfolgter parodontaler Heilung und definitiver prothetischen Versorgung der Oberkieferfrontzähne.

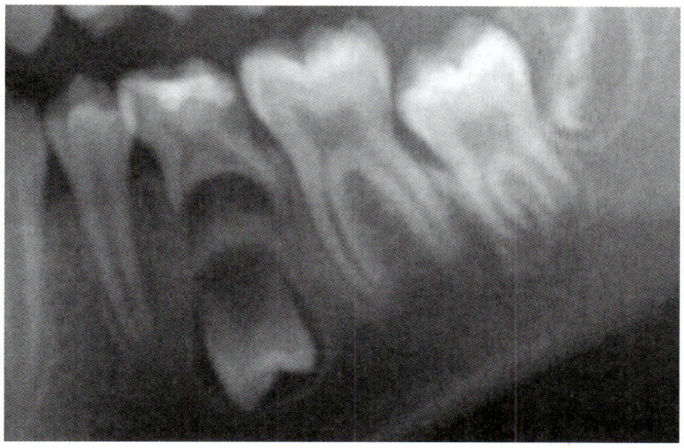

Abb. 13-11 Radiologische Ausgangssituation: der Zahnkeim 35 liegt um 180° gedreht. Ein korrekter Durchbruch ist nicht zu erwarten.

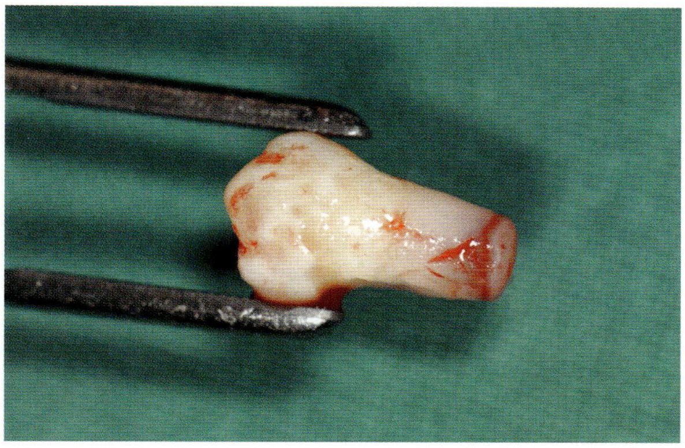

Abb. 13-12 Situation nach Entfernung Zahn 75 und gewebeschonender operativer Entfernung Zahn 35 mit weit offenem Foramen apicale.

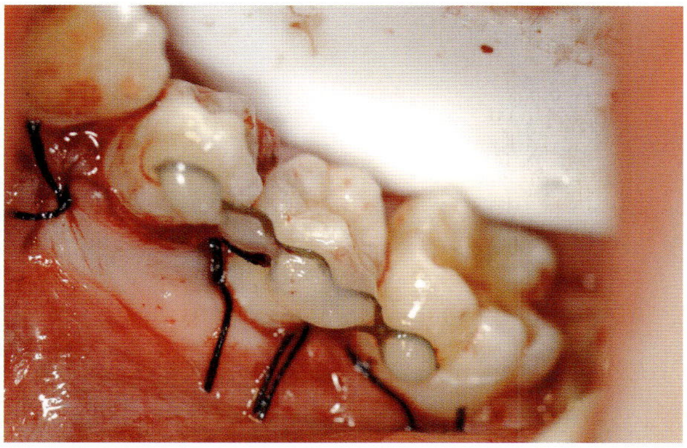

Abb. 13-13 Klinische Situation nach Transplantation Zahn 35 in seine Originalposition. Ein dichter dento-gingivaler Verschluss ist die Basis für eine parodontale Heilung.

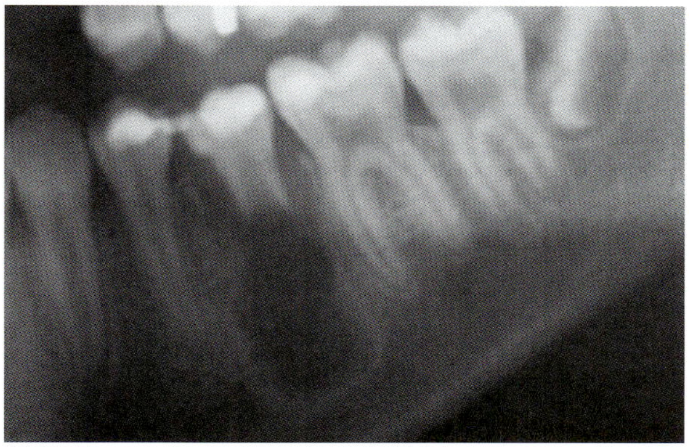

Abb. 13-14 Radiologische Situation nach Transplantation Zahn 35 in seine Originalposition.

Auch aberrierte Zahnkeime enden häufig in einer operativen Zahnentfernung. Solche werden in der Literatur immer wieder bei Prämolaren im Zusammenhang mit ankylosierten Milchmolaren beschrieben[6], können aber auch bei Eckzähnen beobachtet werden. Durch die Autotransplantation eines Zahnkeims in der gleichen Alveole kann seine Wachstumsrichtung verändert werden (Abb. 13-11 bis 13-14).

In gewissen Fällen können auch kieferorthopädische Faktoren, wie ein lokaler Engstand, ausschlaggebend für die Entscheidung zur Zahnentfernung und bei entsprechend vorhandenen Lücken auch eine Indikation zur Zahntransplantation sein (Abb. 13-15 bis 13-20).

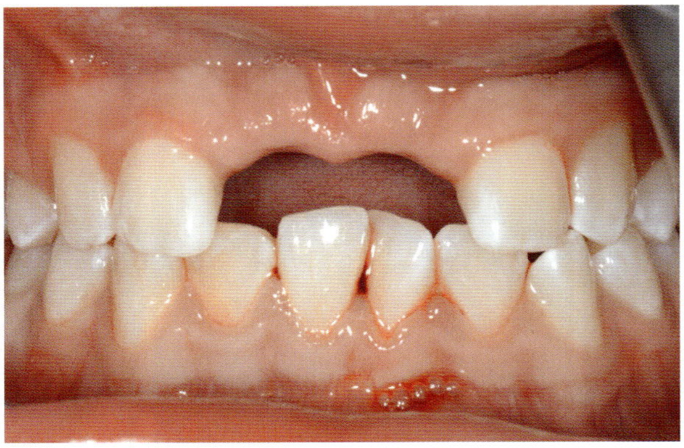

Abb. 13-15 Klinische Situation nach unfallbedingtem Verlust der beiden mittleren Schneidezähne im Oberkiefer und geplanter Transplantation der Zähne 32 und 42 bei lokalem Engstand an Stelle 11 und 21 mit anschließendem kieferorthopädischem Lückenschluss im Unterkiefer und der ästhetischen Verbreiterung der transplantierten Zähne im Oberkiefer.

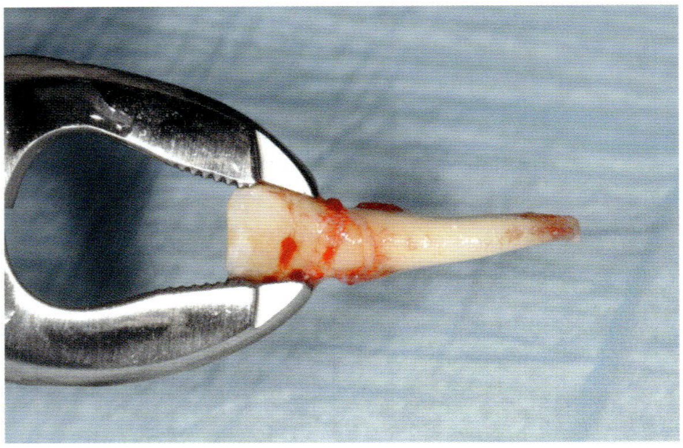

Abb. 13-16 Klinisch ist das Wurzelwachstum der beiden Transplantate abgeschlossen.

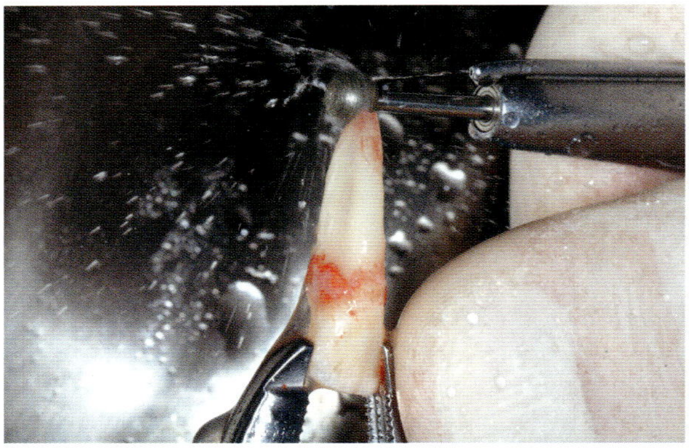

Abb. 13-17 Extraorale Resektion der Wurzelspitze.

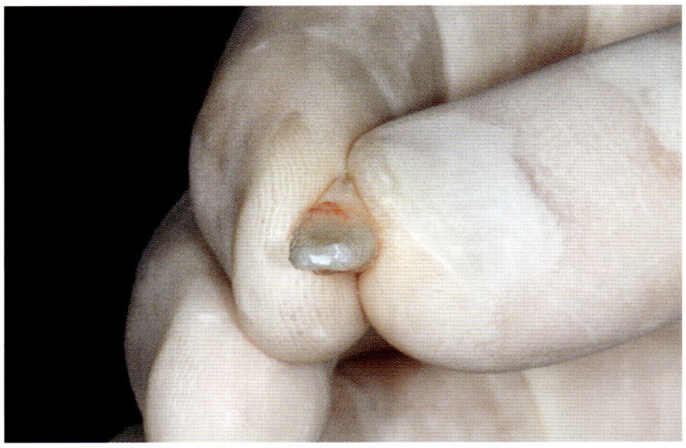

Abb. 13-18 Retrograde Füllung nach entsprechender Kavitätenpräparation bei beiden Transplantaten.

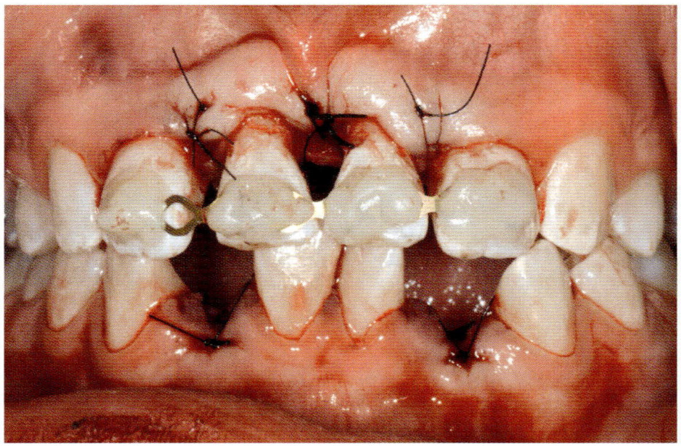

Abb. 13-19 Klinische Situation nach Transplantation 32 und 42 anstelle von 11 und 21.

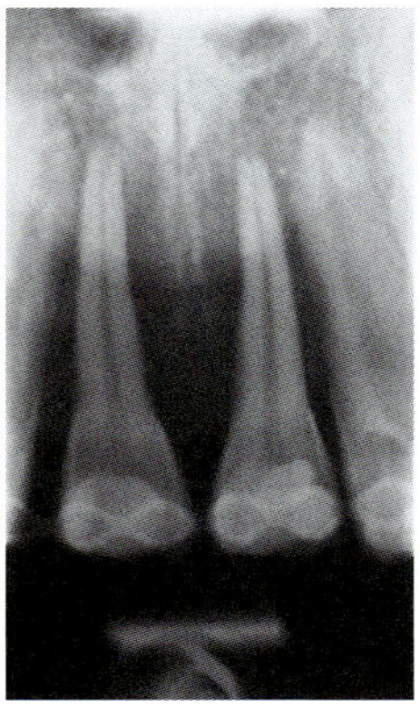

Abb. 13-20 Radiologische Situation nach Transplantation 32 und 42 und zwei retrograden Füllungen (Füllungsmaterial ohne Röntgenopaker) anstelle von 11 und 21. Innerhalb weniger Tage muss die Pulpa noch von orthograd exstirpiert werden.

Literatur

1. Cooke J, Wang HL: Canine impactions: incidence and management. Int J Periodontics Restorative Dent 2006;26:483–491.
2. Elhennawy K, Schwendicke F: Managing molar-incisor hypomineralization: A systematic review. J Dent 2016;55:16–24.
3. Grisar K, Chaabouni D, Romero LPG, Vandendriessche T, Politis C, Jacobs R: Autogenous transalveolar transplantation of maxillary canines: a systematic review and meta-analysis. Eur J Orthod 2018;40:608–616.
4. Grisar K, Nys M, The V, et al.: Long-term outcome of autogenously transplanted maxillary canines. Clin Exp Dent Res 2019;5:67–75.
5. Humphreys J, Albadri S: Management of Molar Incisor Hypomineralisation (MIH): A 1-Year Retrospective Study in a Specialist Secondary Care Centre in the UK. Children (Basel) 2020;7:252.
6. Jang JM, Song JS, Lee JH, Choi HJ, Kim SO: Changing the Angulation of the Tooth Germ in the Bony Crypt: A Case Report. J Clin Pediatr Dent 2018;42:401–405.
7. Joshi T, Rahman A, Rienhoff S, Rienhoff J, Stamm T, Bekes K: Impact of molar incisor hypomineralization on oral health-related quality of life in 8-10-year-old children. Clin Oral Investig 2022;26:1753–1759.
8. Paganini A, Filippi A: Die Transplantation zweiter Molaren und anderer Zähne. Zahntransplantation Teil 4. Quintessenz Zahnmed 2024;75:121–126.
9. Shin H, Park M, Chae JM, Lee J, Lim HJ, Kim BC: Factors affecting forced eruption duration of impacted and labially displaced canines. Am J Orthod Dentofacial Orthop 2019;156:808–817.

14 Transplantation wurzelreifer Zähne

Simone F. M. Janner, Michael M. Bornstein,
Clemens Raabe

Die Transplantation von Zähnen während ihrer Wurzelbildung ist eine etablierte Methode, um fehlende Zähne zu ersetzen und gleichzeitig das umliegende Gewebe optimal zu erhalten oder regenerieren[3]. Dabei wird bei unreifen Zähnen in über 90 % eine Revaskularisation der Pulpa erreicht[14]. Einschränkend ist jedoch die Verfügbarkeit von Transplantaten mit idealer Wurzelentwicklung: Wurzelunreife Prämolaren finden sich typischerweise im Alter von 9 bis 13 Jahren, während wurzelunreife Weisheitszähne in der Regel zwischen 14 und 21 Jahren verfügbar sind[14,19].

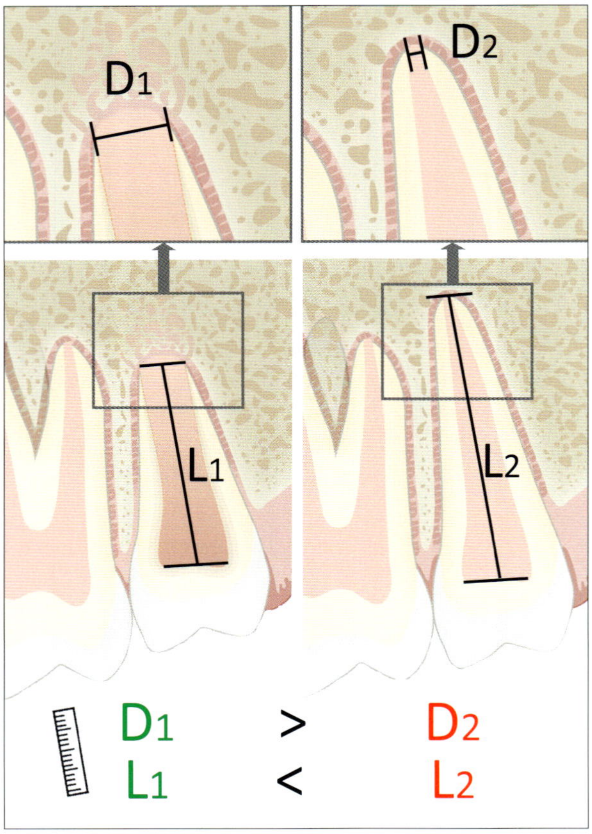

Abb. 14-1 Die Revaskularisation des Pulpagewebes von reifen Transplantaten ist weniger vorhersagbar, was durch das enge apikale Foramen (D = Durchmesser des Foramen apicale) und die längere zu überwindende Distanz (L = Länge des Pulpakavums) im endodontischen System mitbedingt ist.

Bei wurzelreifen Zähnen ist die Revaskularisation durch das enge Foramen apicale nicht mehr möglich[3]. Außerdem ist die Pulpa bei sehr weit fortgeschrittener oder abgeschlossener Wurzelbildung vertikal deutlich länger, was die Revaskularisation erschwert (Abb. 14-1) und in 85 bis 100 % der Fälle in einer bleibenden Pulpanekrose resultiert, ganz im Gegensatz zu lediglich 4 % bei wurzelunreifen Transplantaten. Für reife Transplantate ist deshalb eine intra- oder unmittelbar postoperative Wurzelkanalbehandlung als Goldstandard beschrieben[2,9,15]. Zudem werden wurzelreife Transplantate bis heute eher kritisch betrachtet, da selbst bei einer zeitnahen Wurzelkanalbehandlung in klinischen Studien niedrigere Erfolgsraten als bei wurzelunreifen Transplantaten beschrieben sind (53,3–84 % vs. 61,1–100 %)[4,17].

In diesem Kapitel wird eine bereits im Tiermodell bekannte Technik in der klinischen Anwendung beschrieben, die einen Behandlungserfolg wurzelreifer Transplantate ohne Wurzelkanalbehandlung anstrebt[10,20,21]: Durch eine extraorale Wurzelspitzenresektion wird das enge Foramen apicale entfernt, der freiliegende Pulpaquerschnitt vergrößert und die Regenerationsstrecke der Pulpa innerhalb der Wurzel verkürzt. Eine gekürzte Wurzel ist zusätzlich auch bei eingeschränktem vertikalem Platzangebot in der Empfängerregion vorteilhaft.

Erste Fallberichte und Kohortenstudien zeigen gute Revaskularisationsraten in den ersten Beobachtungsjahren[5,7,8,16,18].

Indikationen und Voraussetzungen

Neben den allgemeinmedizinischen und patientenspezifischen Faktoren (siehe Kapitel 1 bis 3) sollten folgende lokale Kriterien berücksichtigt werden:

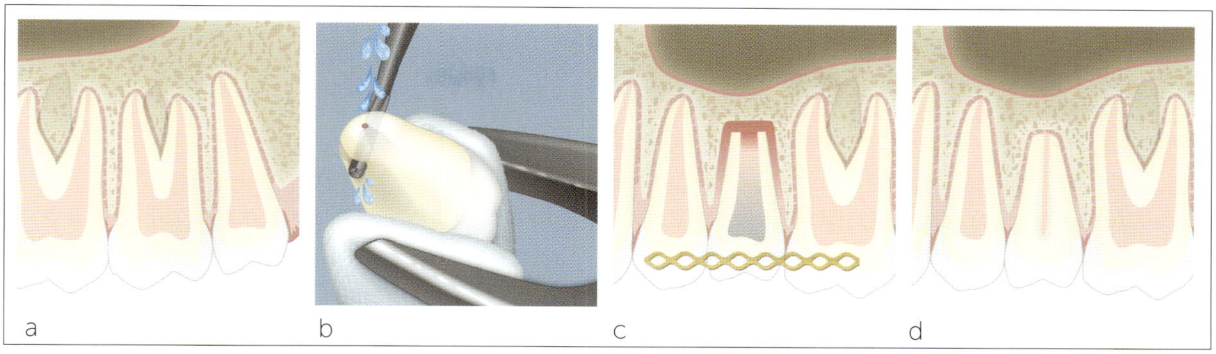

Abb. 14-2 Nach gewebeschonender Entnahme des Transplantats (a) erfolgt die extraorale Wurzelspitzenresektion (b) und Transplantation ins vorbereitete Empfängerbett, mit anschließender flexibler Fixierung an den Nachbarzähnen in leichter Infraokklusion (c). Die Wiederherstellung eines physiologischen Parodontalspalts und die fortschreitende Pulpaobliteration sind schematisch dargestellt (d).

1. Verfügbarkeit eines geeigneten Transplantats mit einem Wurzelkanaldurchmesser von > 1 mm an der prospektiven Resektionsstelle;
2. voraussichtlich gewebeschonende Entfernbarkeit des Transplantats – abhängig von Compliance, Zugänglichkeit, Verlagerungsgrad, Wurzelanzahl und -morphologie;
3. anatomisch kompatible Voraussetzungen in der Empfängerregion (Lückendimensionen, Knochendimensionen, Vorhandensein ausreichender keratinisierter Gingiva).

Klinisches Vorgehen

Nach Mobilisation eines Mukoperiostlappens wird die Aufbereitung der Empfängerregion mittels Osteotomie durchgeführt, um ein Transplantatbett zu schaffen, das überall ca. 1 mm größer ist als die Wurzeldimensionen des Transplantats. Der Spenderzahn wird möglichst gewebeschonend entfernt, um das Wurzelzement nicht zu schädigen. Die extraorale Lagerung des Transplantats erfolgt in einem geeigneten Zellkulturmedium (Zahnrettungsbox), um das Überleben der Zellen auf der Wurzeloberfläche zu ermöglichen, wobei 1 bis 1,5 mg Dexamethason als antiinflammatorische Komponente zugesetzt werden kann. Die extraorale Resektion der Wurzelspitze erfolgt unter isotoner Kühlung mit einem sterilen Fissurenbohrer, wobei der Zahn ausschließlich am Schmelz gehalten wird (Abb. 14-2). Es werden 2 bis 5 mm der Wurzelspitze reseziert, bis der Wurzelkanal am Neoapex mindestens 1 mm Durchmesser hat. Das Transplantat wird anschließend drucklos mit einer leichten Infraposition von ca. 1 mm in die Empfängerregion eingesetzt. Wenn die operative Entfernung des Transplantats nicht gewebeschonend möglich war und mit einer Ankylose gerechnet werden muss, wird das Transplantat nicht in Infraposition eingesetzt, um das Ausmaß potenzieller okklusaler Anpassungen zu reduzieren. Der Einsatz von Schmelzmatrixproteinen auf der Wurzeloberfläche zur Förderung der parodontalen Regeneration kann in Erwägung gezogen werden. Die Stabilisierung des Transplantats erfolgt mit der TTS. Abschließend wird die Mukosa dicht um das Transplantat adaptiert. Die Abbildungen 14-3 bis 14-40 zeigen sechs klinische Falldokumentationen.

Limitationen

Eine Herausforderung bei wurzelreifen Transplantaten ist die technisch anspruchsvolle, möglichst gewebeschonende Entnahme, insbesondere bei impaktierten und verlagerten Zähnen bei Erwachsenen, bei denen der Parodontalspalt deutlich enger ist als bei Kindern und Jugendlichen. Die lange Wurzel, oft mit komplexer Morphologie, sowie der schmale Parodontalspalt erfordern hohe Kräfte, die während der Entnahme auf die Wurzeloberfläche einwirken und das Risiko von Zementschäden erhöhen[11,13]. Folgekomplikationen wie Ankylosen (1,2–18,2 %) und nachfolgende Ersatzgewebsresorptionen (2–10 %) finden sich signifikant häufiger als bei wurzelunreifen Transplantaten[1,6,12,16].

Aktuelle Datenlage

Die Zahntransplantation mit extraoraler Wurzelspitzenresektion wurzelreifer Zähne hat Potenzial für die Vitalerhaltung der Pulpa mit Revaskularisationsraten von 67 bis 92 % und Überlebensraten von 90 bis 96 % der Transplantate in einem Beobachtungszeitraum von 1,8 bis 2,5 Jahren. Studien mit längeren Nachbeobachtungszeiträumen gibt es bisher noch keine[16,18]. Neben der Langzeitdokumentation sind Indikationen sowie positive und negative Prädiktoren Gegenstand laufender Forschung. Kofaktoren wie Mehrwurzligkeit und komplexe Wurzelmorphologien können den Behandlungserfolg negativ beeinflussen. Darüber hinaus bietet die extraorale Resektion der Wurzelspitze keinen Schutz vor parodontalen Misserfolgen, da diese auf Zementdefekte zurückzuführen sind, die durch die Kraftanwendung während der Entnahme des Transplantats entstehen (Abb. 14-22). Zusammenfassend ist die Transplantation wurzelreifer Zähne eine Alternative für spezifische Indikationen. Sie sollte jedoch im Rahmen der noch limitierten Evidenz einer kritischen Indikationsstellung unterliegen.

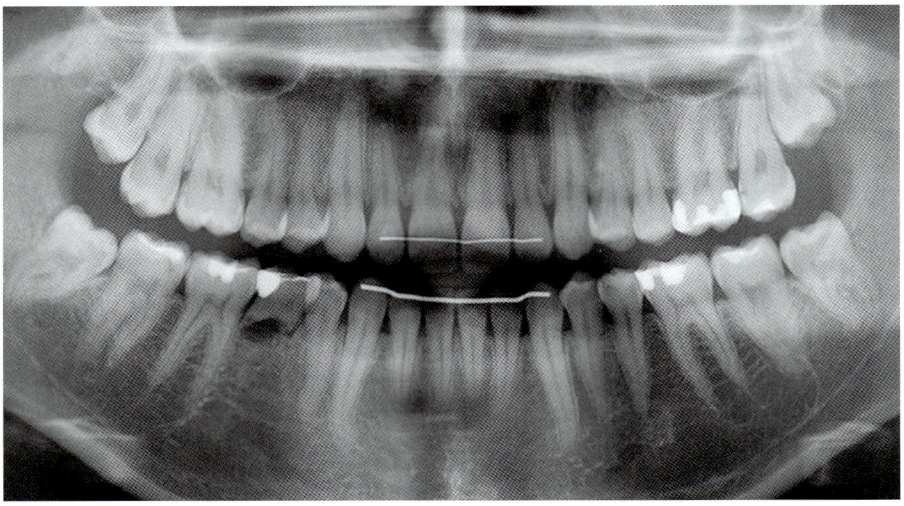

Abb. 14-3 Fall 1: Ausgangssituation (Panoramaschichtaufnahme) mit nicht erhaltungswürdigem Zahn 85 bei Nichtanlage 45 und retinierten Oberkieferweisheitszähnen bei einer 23-jährigen Patientin.

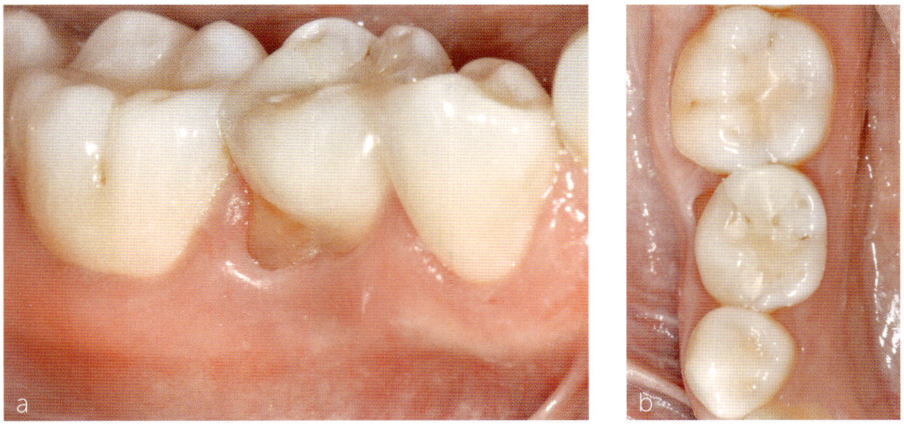

Abb. 14-4a und b Persistierender Zahn 85 in der Empfängerregion 45.

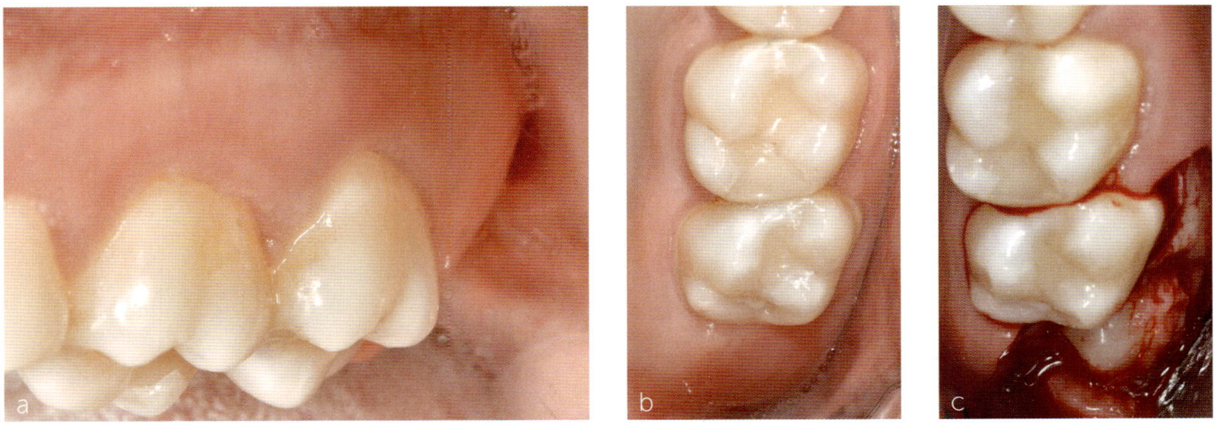

Abb. 14-5a bis c Gut zugängliche Spenderregion 28 und gewebeschonende Entfernung des Transplantats.

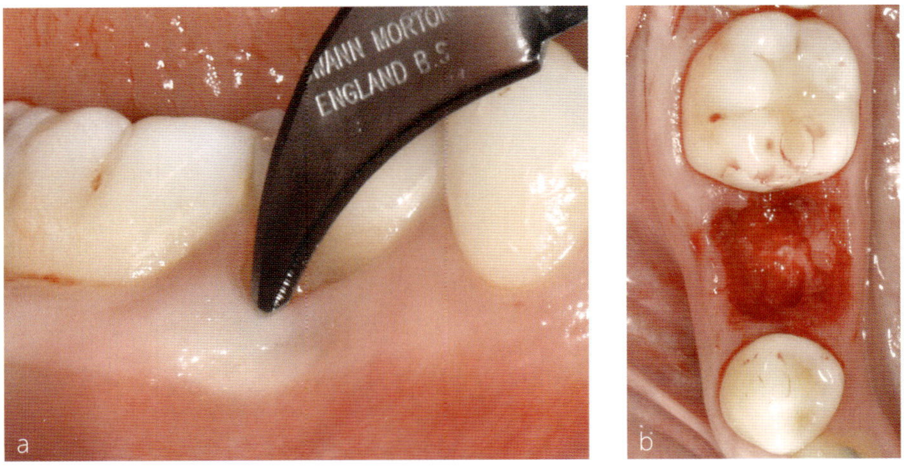

Abb. 14-6a und b Entfernung des Zahns 85.

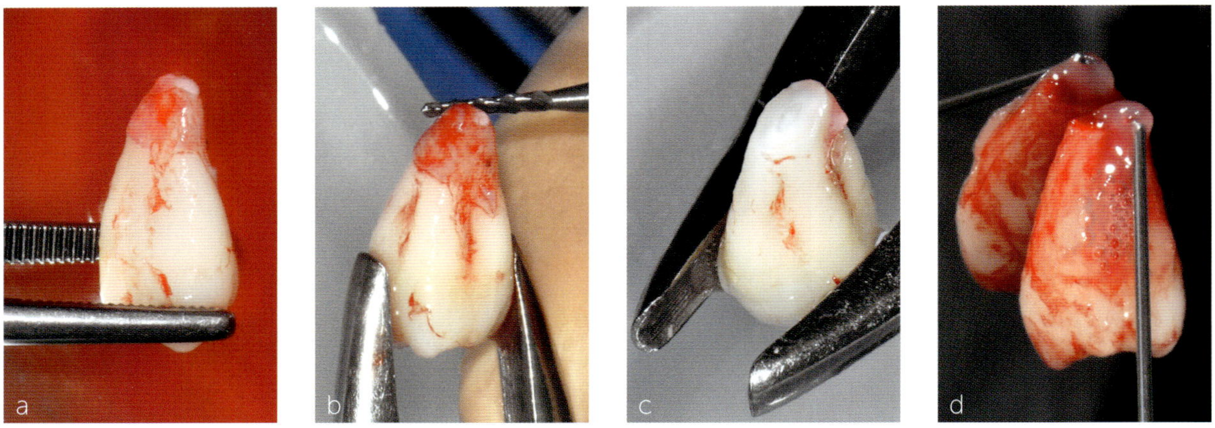

Abb. 14-7a bis d Vorbereitung des Transplantats: (a) In jeder Behandlungspause wird der Zahn in einem mit Dexamethason angereicherten Zellnährmedium gelagert; (b) extraorale Resektion der Wurzelspitze; (c) freiliegender Pulpaquerschnitt; (d) Applikation von Schmelzmatrixproteinen auf die Wurzeloberfläche.

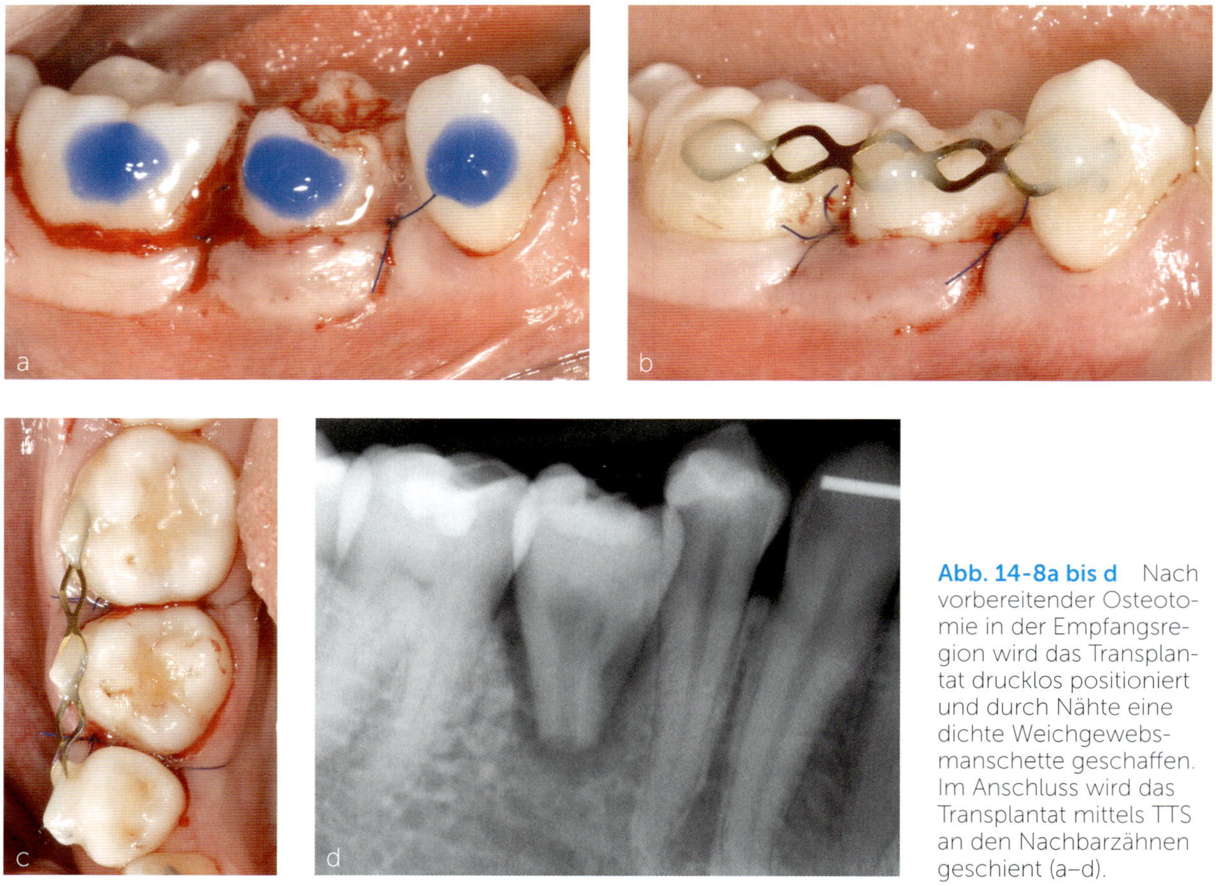

Abb. 14-8a bis d Nach vorbereitender Osteotomie in der Empfangsregion wird das Transplantat drucklos positioniert und durch Nähte eine dichte Weichgewebsmanschette geschaffen. Im Anschluss wird das Transplantat mittels TTS an den Nachbarzähnen geschient (a–d).

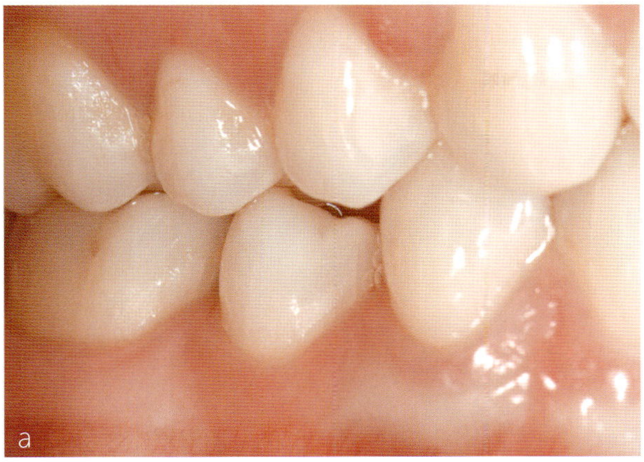

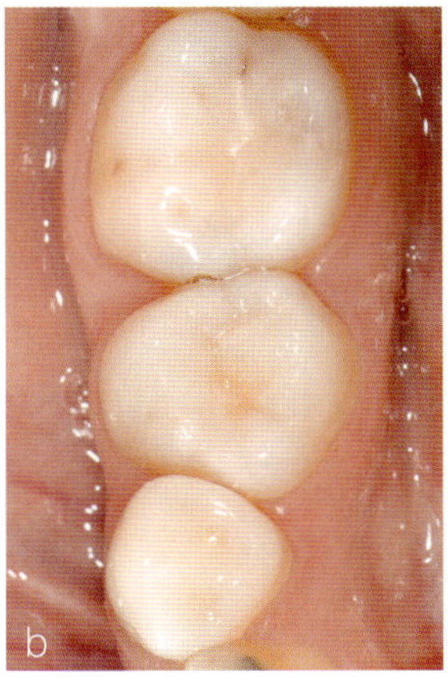

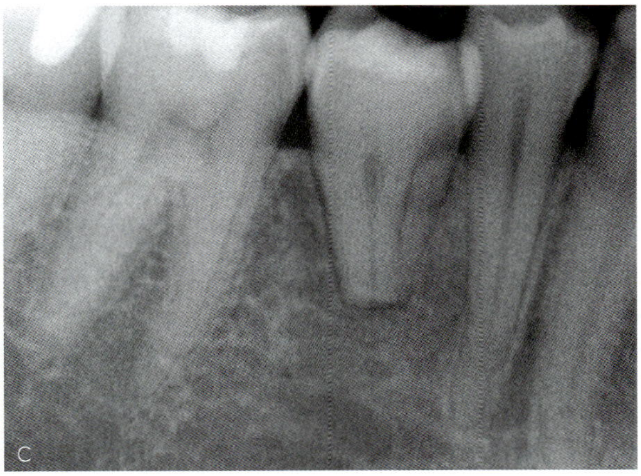

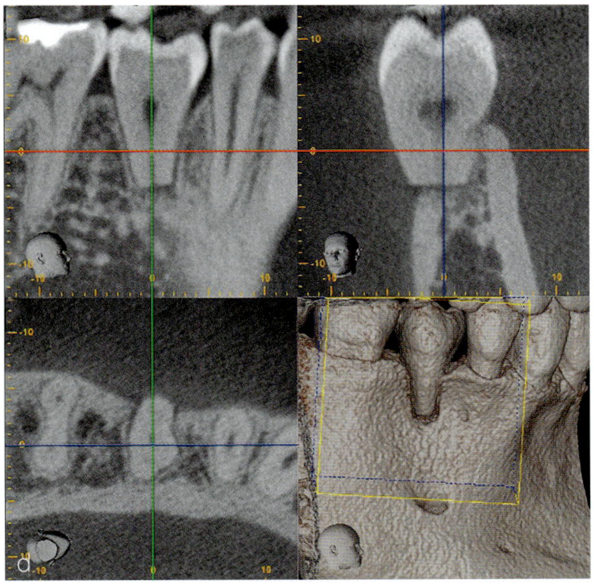

Abb. 14-9a bis d Ein Jahr postoperativ zeigt sich das Transplantat in regio ∠5 klinisch (a, b) und radiologisch (c) unauffällig. Das DVT (d) verdeutlicht die Pulpaobliteration als Zeichen der Vitalität und erfolgreicher Revaskularisation der Pulpa.

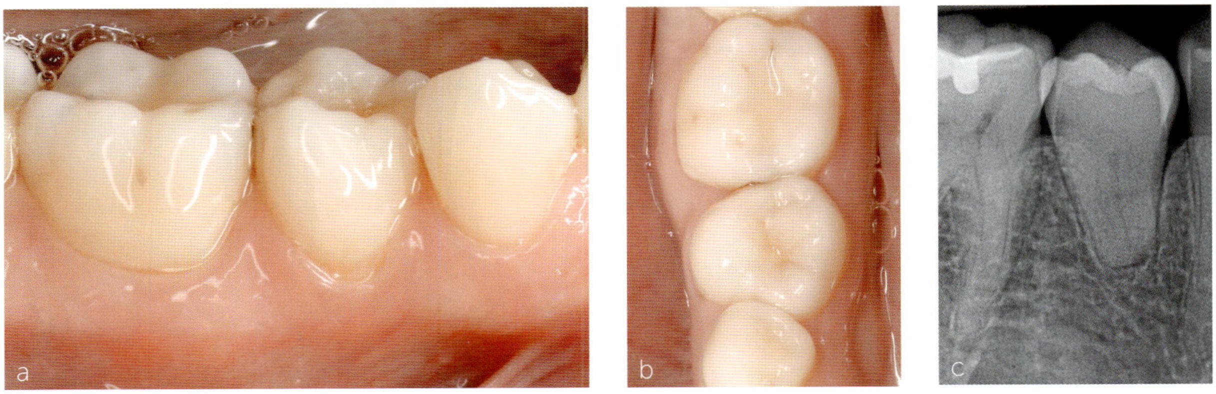

Abb. 14-10a bis c Fünf Jahre postoperativ zeigt sich eine leichte bukkale Rezession am Transplantat. Die weiteren Befunde sind unauffällig.

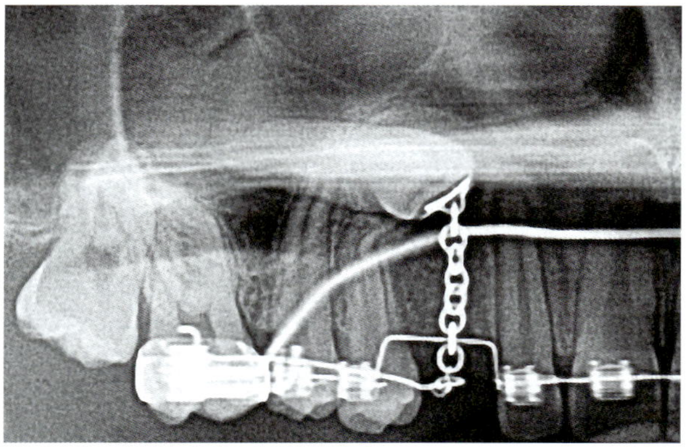

Abb. 14-11 Fall 2: Radiologische Ausgangssituation 11 Monate nach Kraftapplikation und ausstehender Einreihung eines verlagerten Zahns 13 bei einer 15-jährigen Patientin.

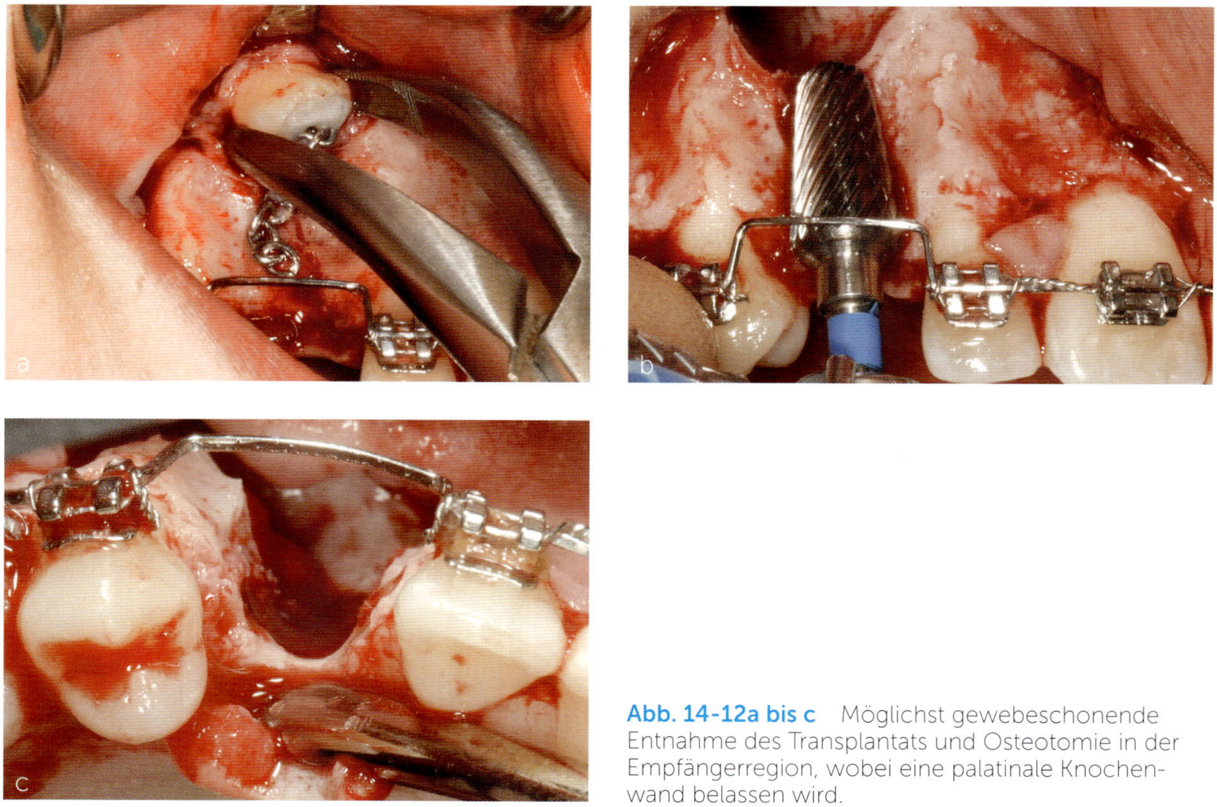

Abb. 14-12a bis c Möglichst gewebeschonende Entnahme des Transplantats und Osteotomie in der Empfängerregion, wobei eine palatinale Knochenwand belassen wird.

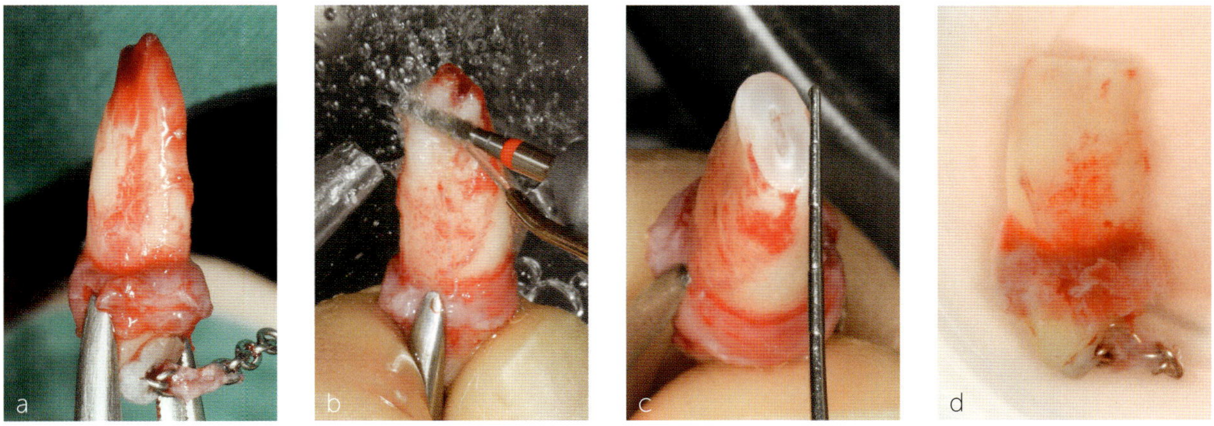

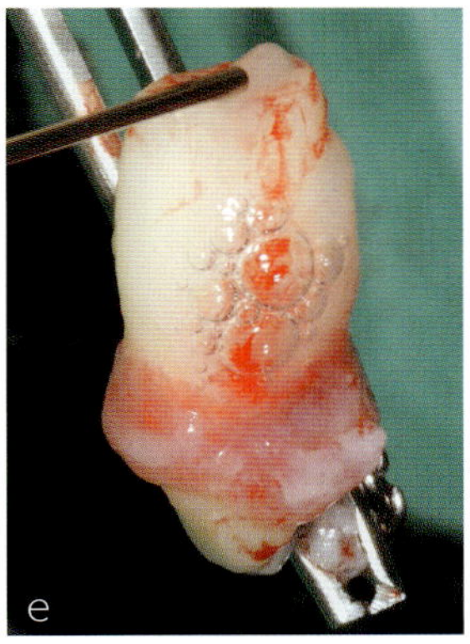

Abb. 14-13a bis e Das Transplantat wird bei der apikalen Resektion kombiniert mit Fingern und Zange nur an seiner Krone fixiert. Nach Überprüfung des Pulpaquerschnitts wird das Transplantat im Medium der Zahnrettungsbox mit Zusatz von 1,5 mg Dexamethason zwischengelagert. Kurz vor Transplantation in die Empfängerregion werden Schmelzmatrixproteine auf die Wurzeloberfläche aufgetragen.

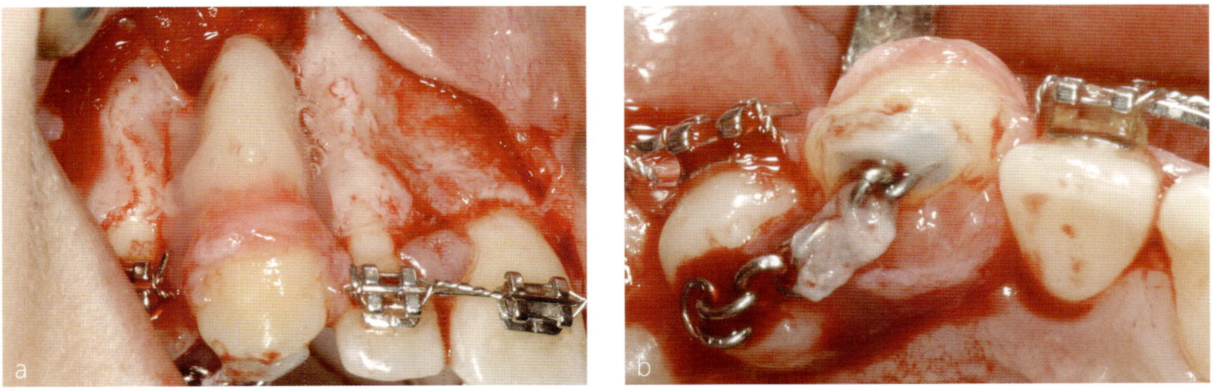

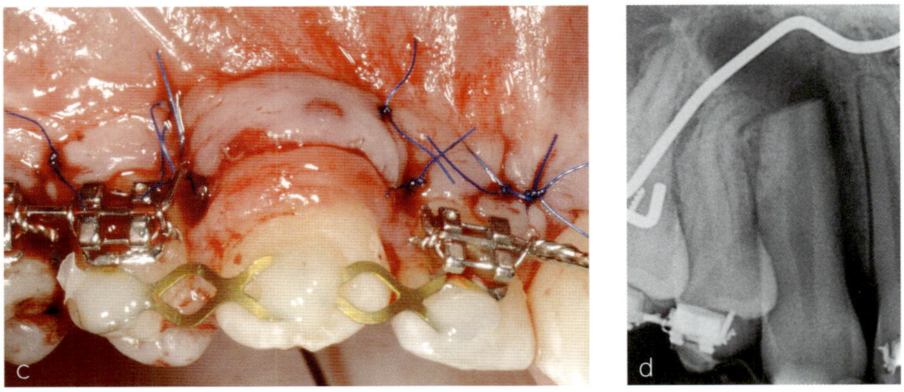

Abb. 14-14a bis d Das Transplantat wird passiv positioniert. Die orofaziale Zahnposition ist aufgrund des palatinalen Knochens bukkaler als die gewünschte Zielposition. Speicheldichter Verschluss der Mukosa, mit Unterstützung des vorhandenen Zahnsäckchens.

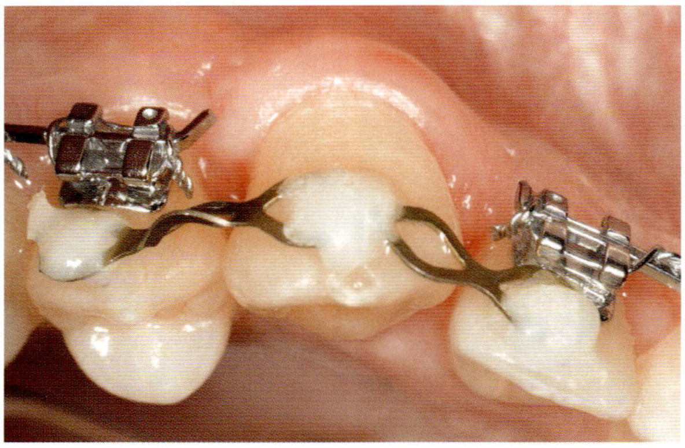

Abb. 14-15 Fünf Wochen nach Transplantation (aufgrund der fehlenden Alveolenwand) erfolgt die Entfernung der Schienung.

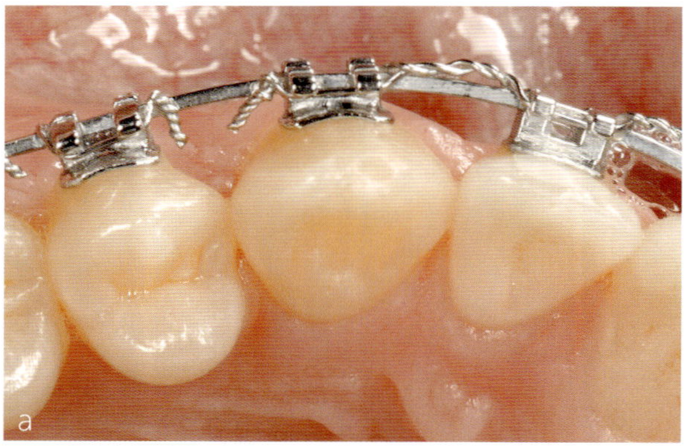

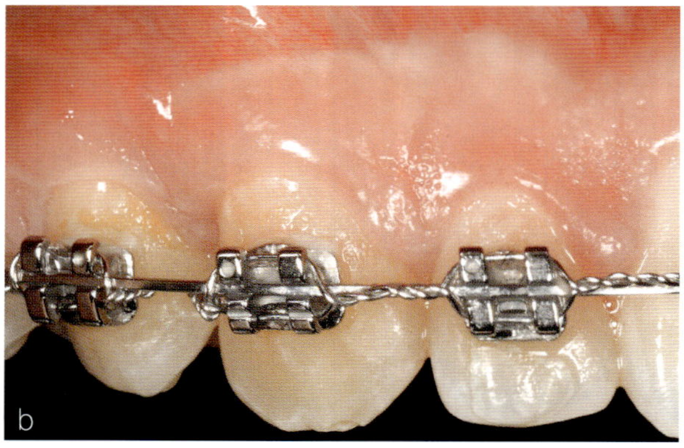

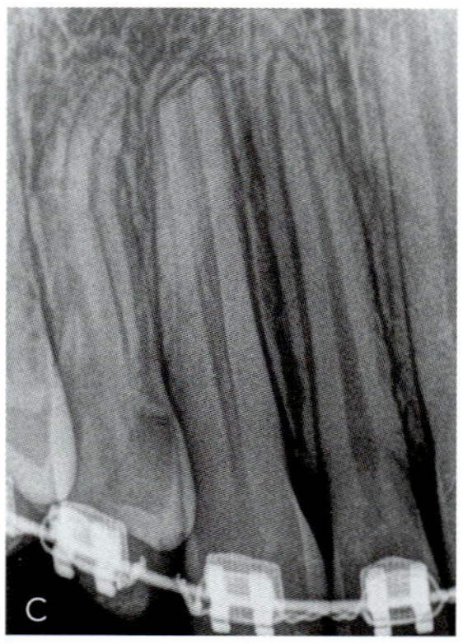

Abb. 14-16a bis c Ein Jahr nach Transplantation und 8 Monate nach aktiver kieferorthopädischer Einreihung ist die Gingiva reizlos und Klopfschall sowie Zahnbeweglichkeit sind physiologisch. Radiologisch zeigen sich eine Wiederherstellung des Parodontalspalts und fortschreitende Pulpaobliteration.

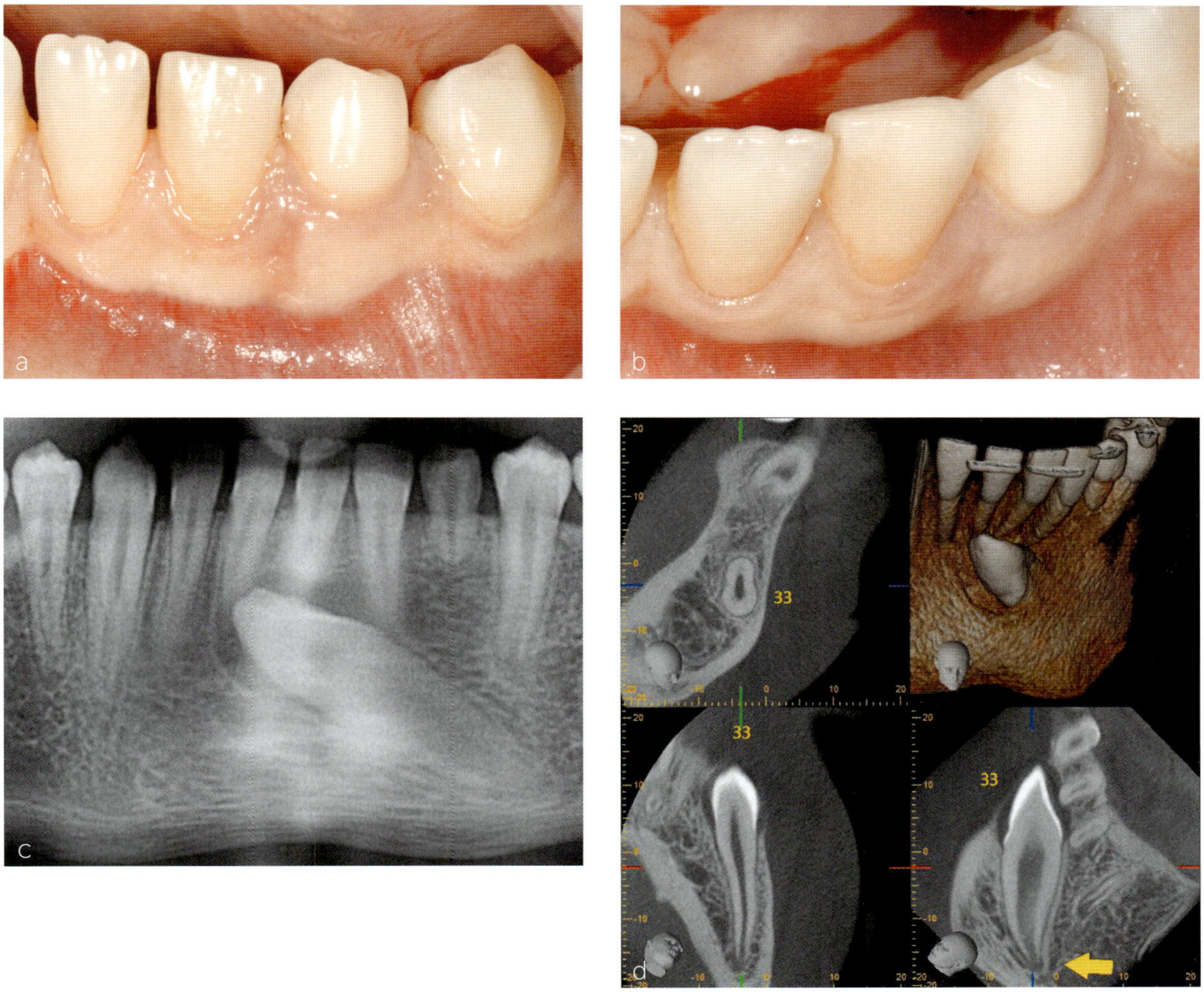

Abb. 14-17a bis d Fall 3: Persistierender Zahn 73 in situ bei einem 14-jährigen Patienten (a, b). Die Panoramaschichtaufnahme (c) und die DVT-Aufnahme (d) zeigen beim verlagerten Transplantat 33 eine Wurzelkurvatur in zwei Ebenen, die der üblichen Entfernungsrichtung nach bukkal und okklusal gegenläufig ist. Ferner fallen der schmale Parodontalspalt und die Nähe zur bukkalen Kortikalis auf.

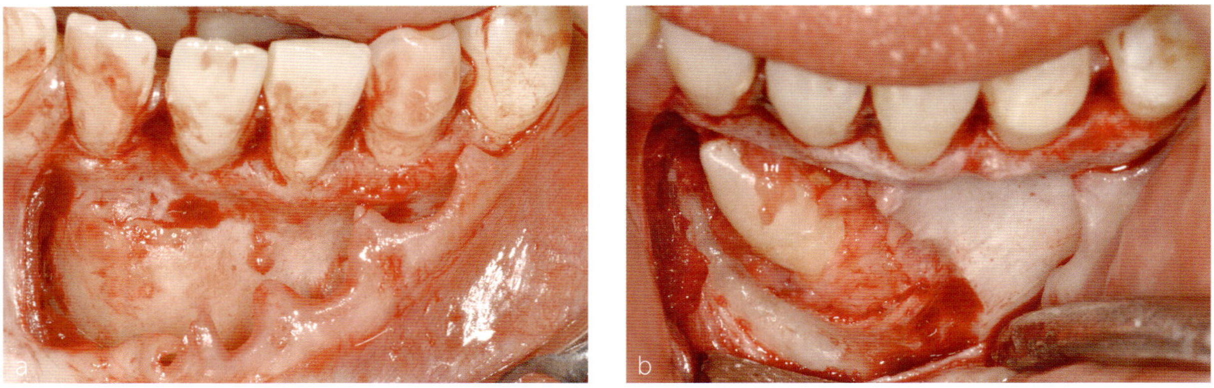

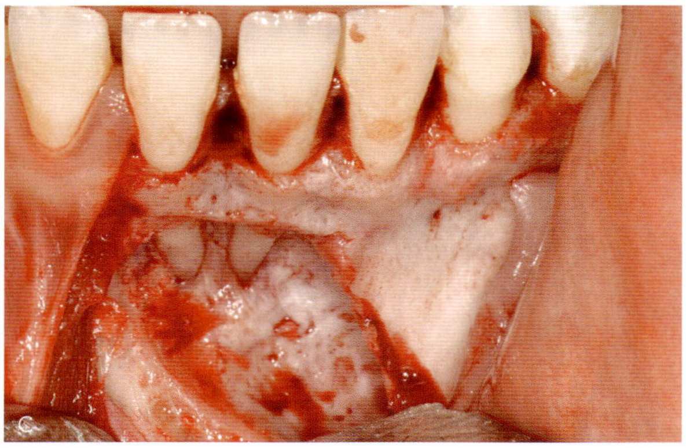

Abb. 14-18a bis c Bildung eines Mukoperiostlappens und Osteotomie der bukkalen Kortikalis zur Darstellung des retinierten Zahns 33. Nach möglichst schonender Entfernung werden Schmelzmatrixproteine auf das Transplantat 33 sowie auf die freiliegenden Wurzeloberflächen der Zähne 31/41 aufgetragen.

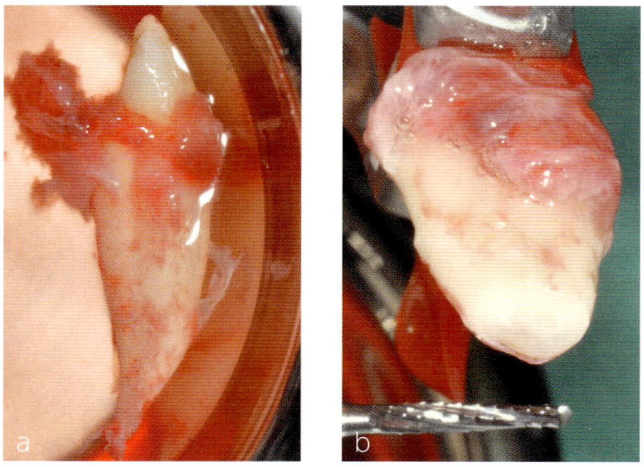

Abb. 14-19a und b Transplantat 33 im Medium der Zahnrettungsbox (a) und nach erfolgter Resektion der Wurzelspitze mit breitflächig freiliegendem Pulpagewebe (b).

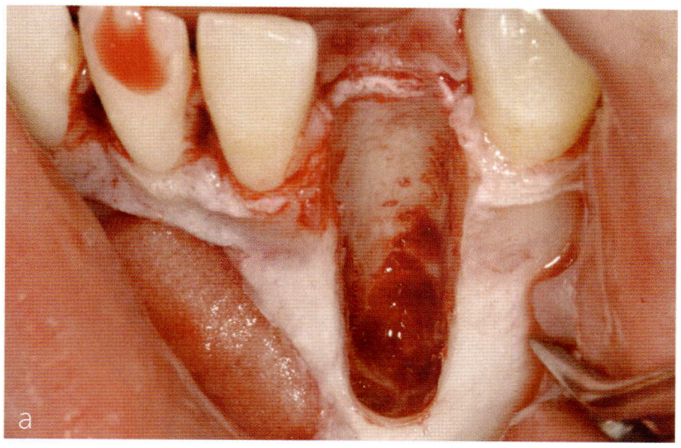

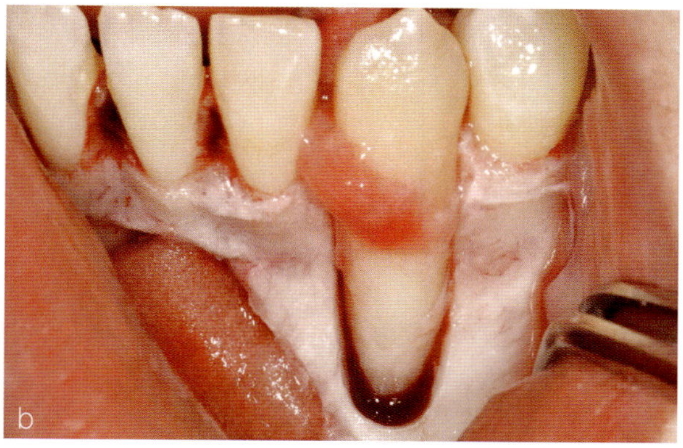

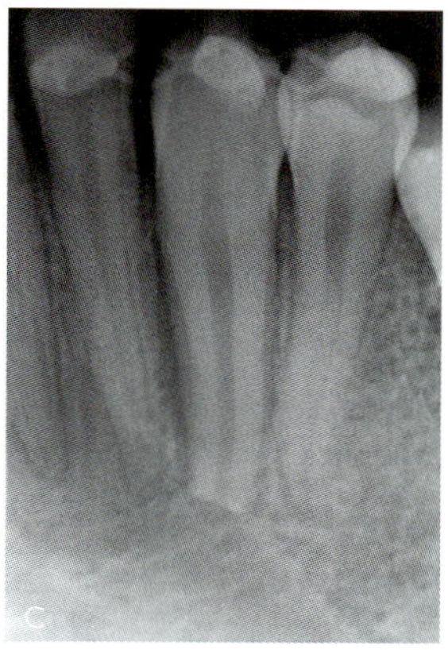

Abb. 14-20a bis c Osteotomie der Empfängerregion, wobei der schmale Kieferkamm eine Entfernung der bukkalen Knochenlamelle erfordert (a). Anschließend wird das Transplantat passiv in der Empfängerregion positioniert (b, c).

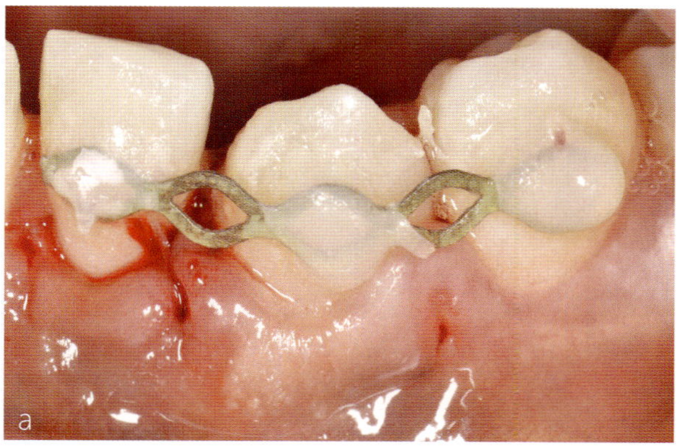

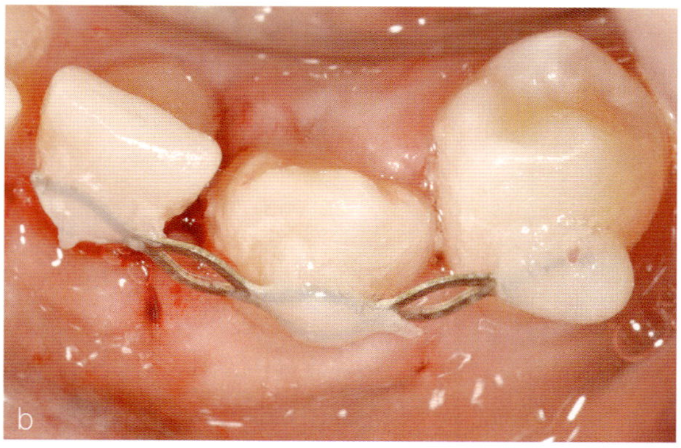

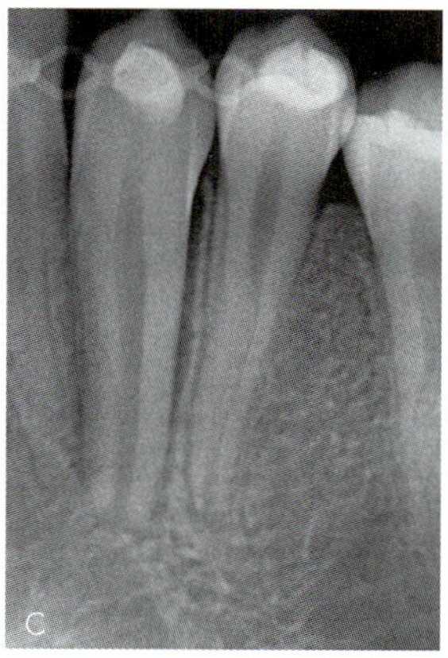

Abb. 14-21a bis c 15 Tage nach Transplantation zeigt sich ein reizloses Wundgebiet bei mangelhafter Mundhygiene (a, b). Röntgenologisch lassen sich keine initialen Wurzelresorptionen feststellen (c).

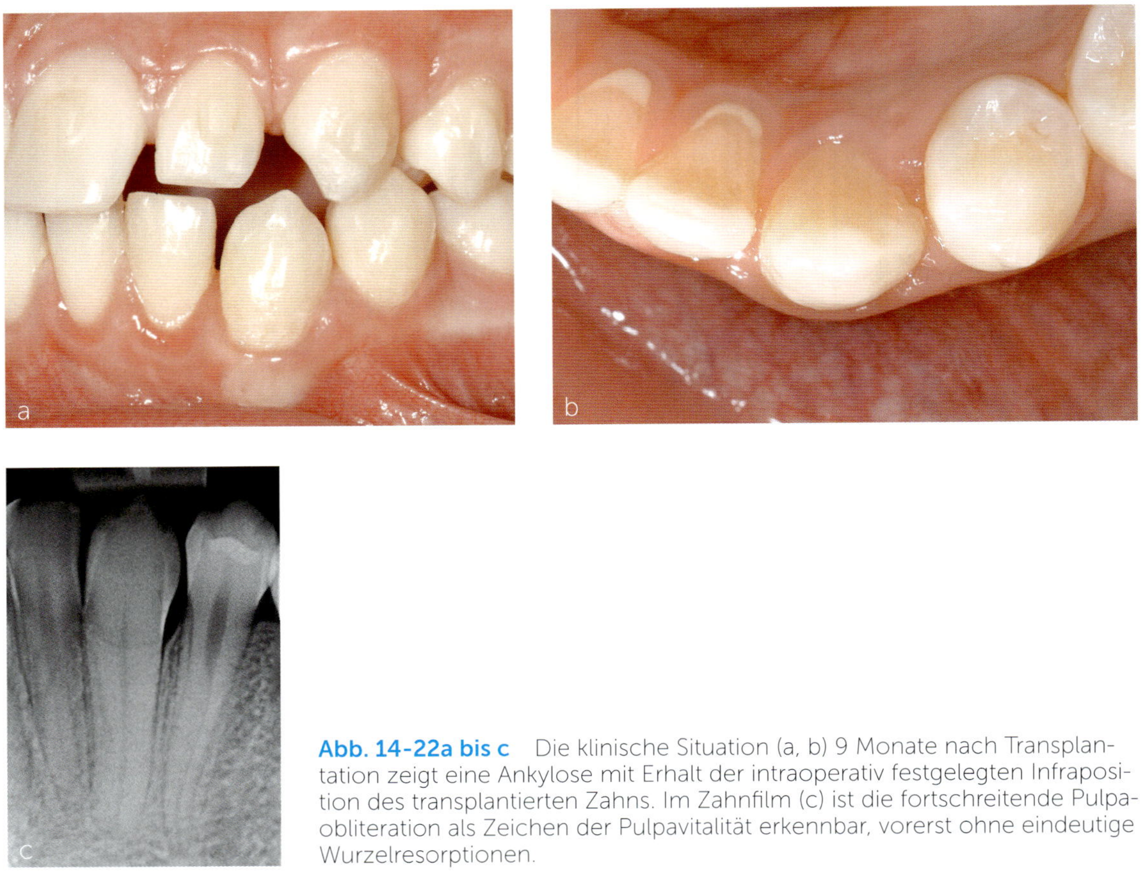

Abb. 14-22a bis c Die klinische Situation (a, b) 9 Monate nach Transplantation zeigt eine Ankylose mit Erhalt der intraoperativ festgelegten Infraposition des transplantierten Zahns. Im Zahnfilm (c) ist die fortschreitende Pulpaobliteration als Zeichen der Pulpavitalität erkennbar, vorerst ohne eindeutige Wurzelresorptionen.

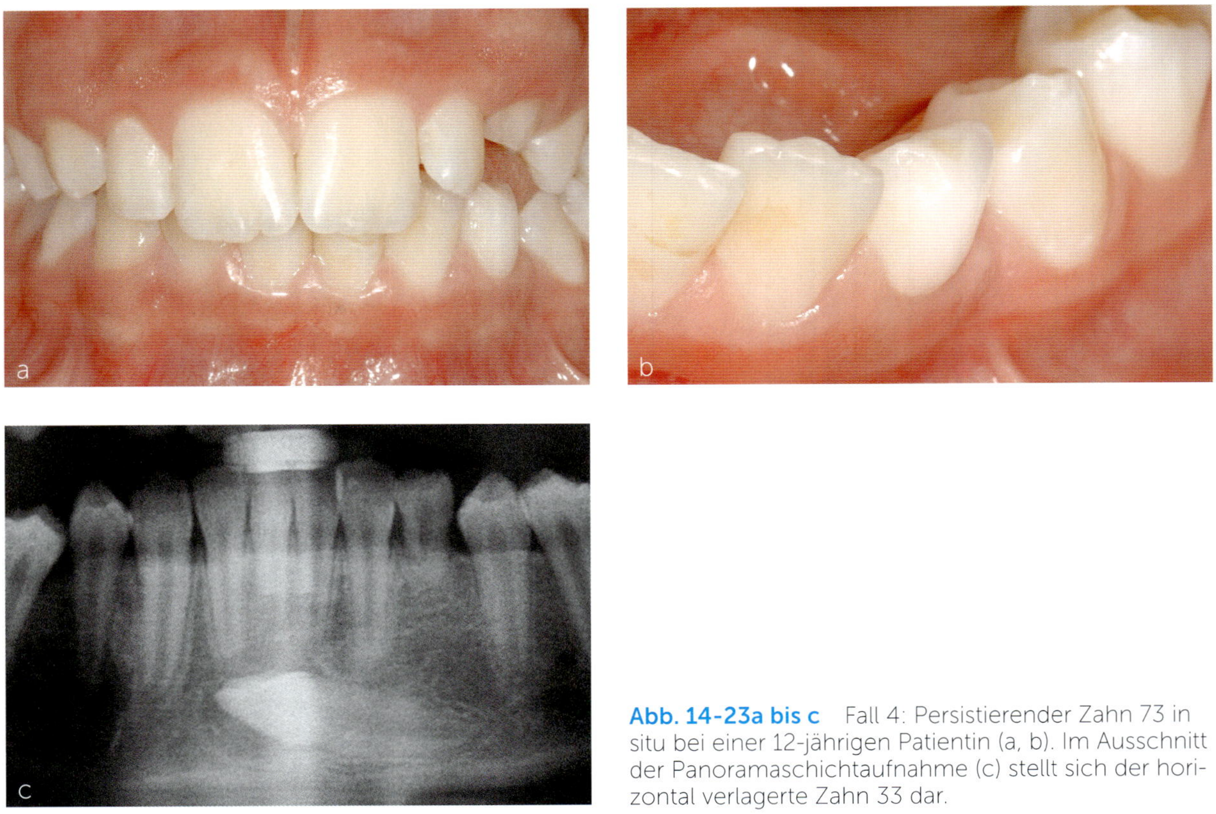

Abb. 14-23a bis c Fall 4: Persistierender Zahn 73 in situ bei einer 12-jährigen Patientin (a, b). Im Ausschnitt der Panoramaschichtaufnahme (c) stellt sich der horizontal verlagerte Zahn 33 dar.

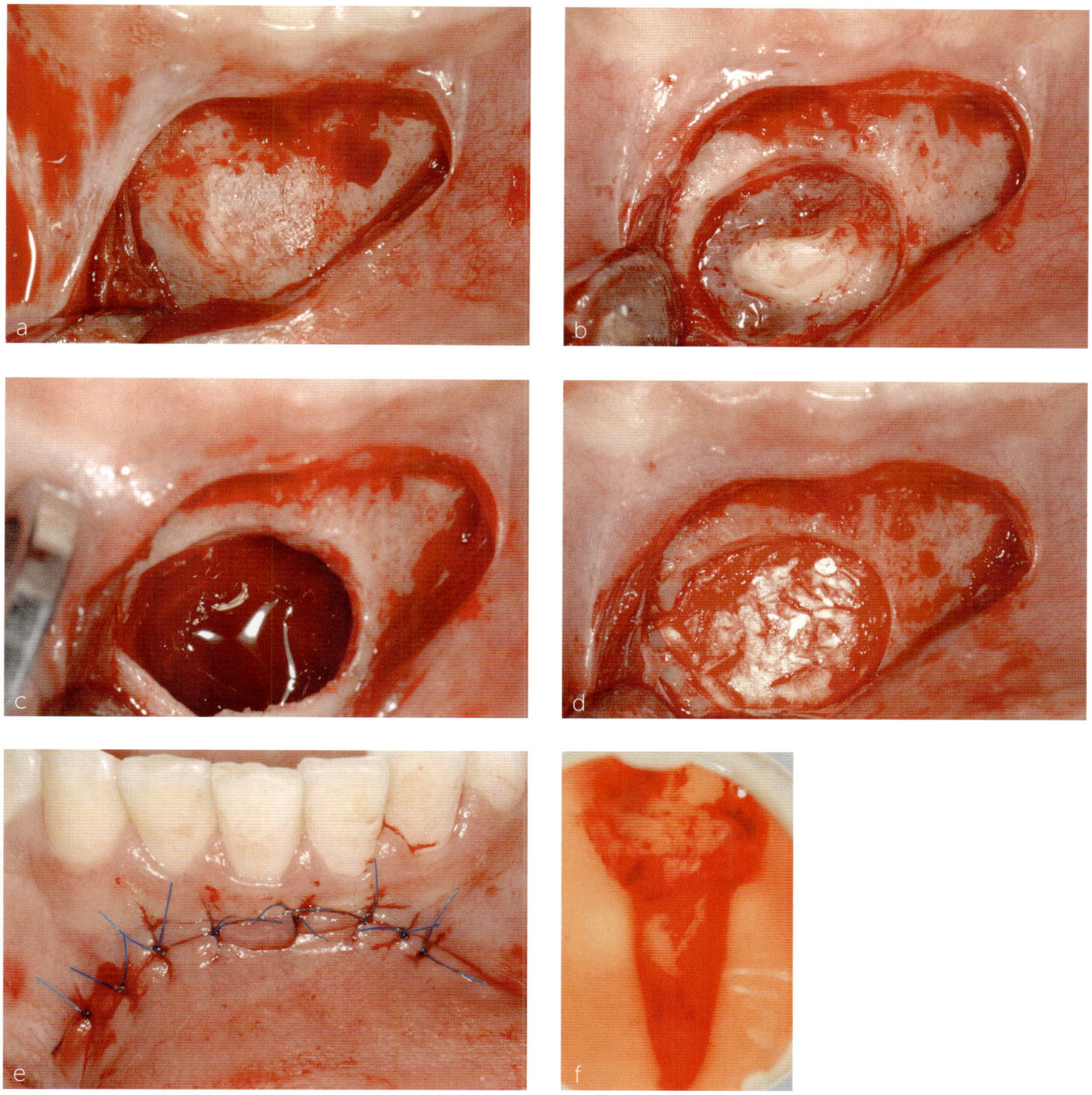

Abb. 14-24a bis f Mukoperiostlappen (a) und Osteotomie (b) der bukkalen Kortikalis zur Darstellung des retinierten Zahns 33. Nach schonender Entfernung (c) und Defektfüllung mit Kollagen (d) wird die Wunde primär verschlossen (e). Während der extraoralen Phase wird das Transplantat in der der Zahnrettungsbox gelagert (f).

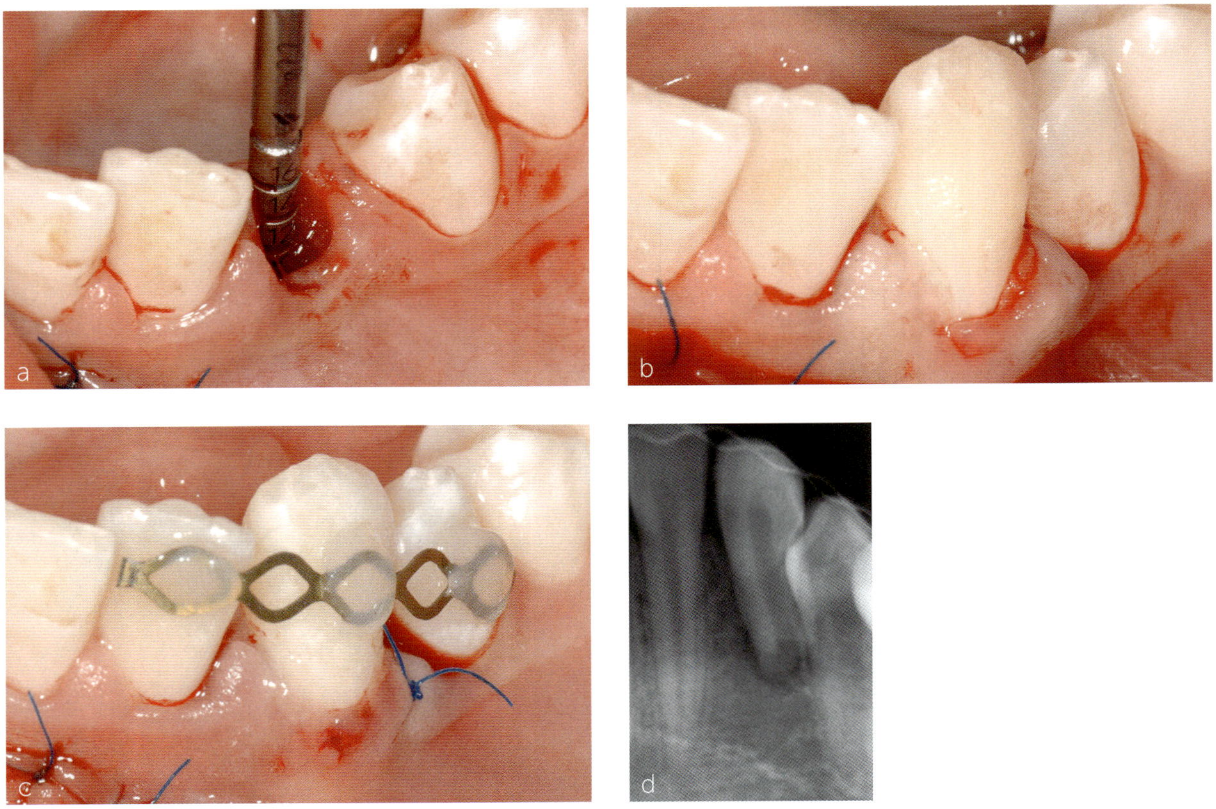

Abb. 14-25a bis d Osteotomie (a) der Empfängerregion und passive Positionierung des Transplantats (b) mit anschließender TTS-Schienung an den Nachbarzähnen (c, d).

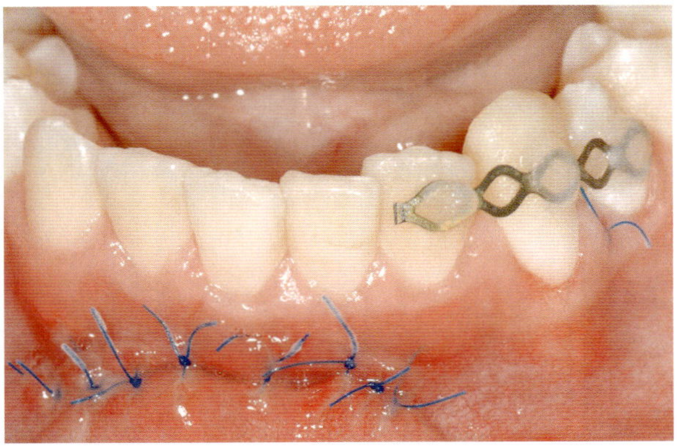

Abb. 14-26 Reizloses Wundgebiet nach 10 Tagen.

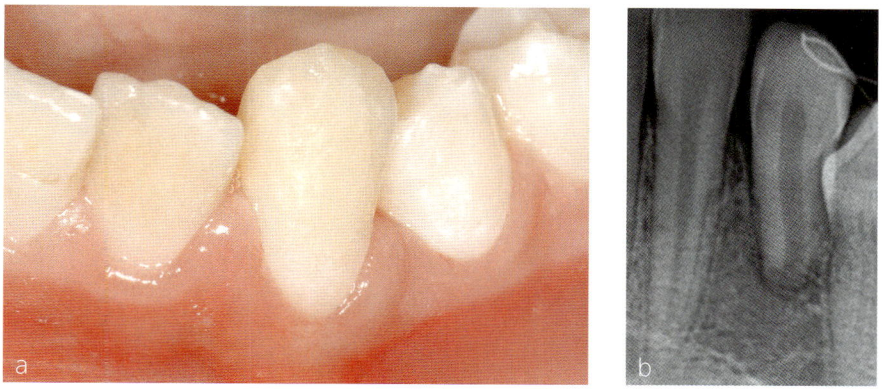

Abb. 14-27a und b Situation einen Monat postoperativ.

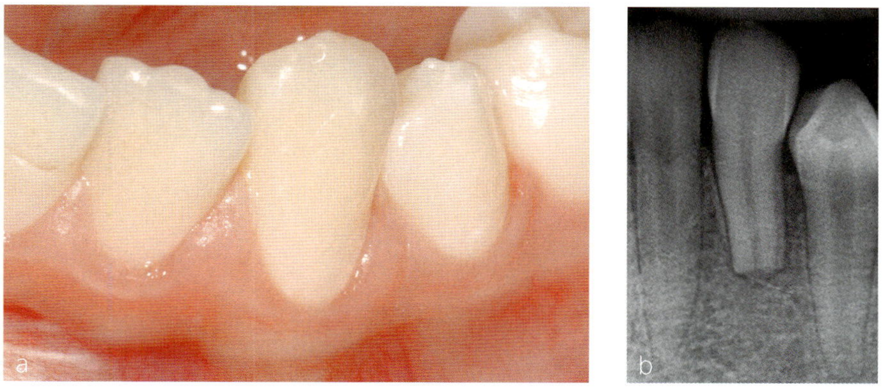

Abb. 14-28a und b Vier Monate postoperativ zeigen sich eine ossäre Regeneration mit durchgehendem Parodontalspalt und eine beginnende Obliteration der Pulpa.

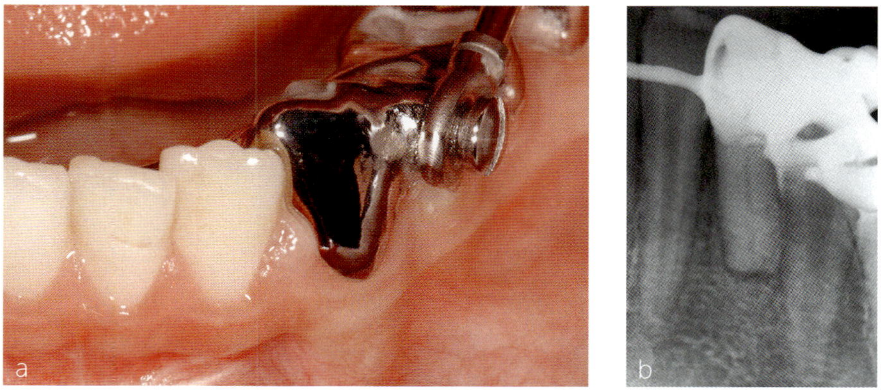

Abb. 14-29a und b Ein Jahr postoperativ ist das Transplantat in eine kieferorthopädische Apparatur miteinbezogen. Auf dem intraoralen Röntgenbild zeigt sich eine voranschreitende Obliteration.

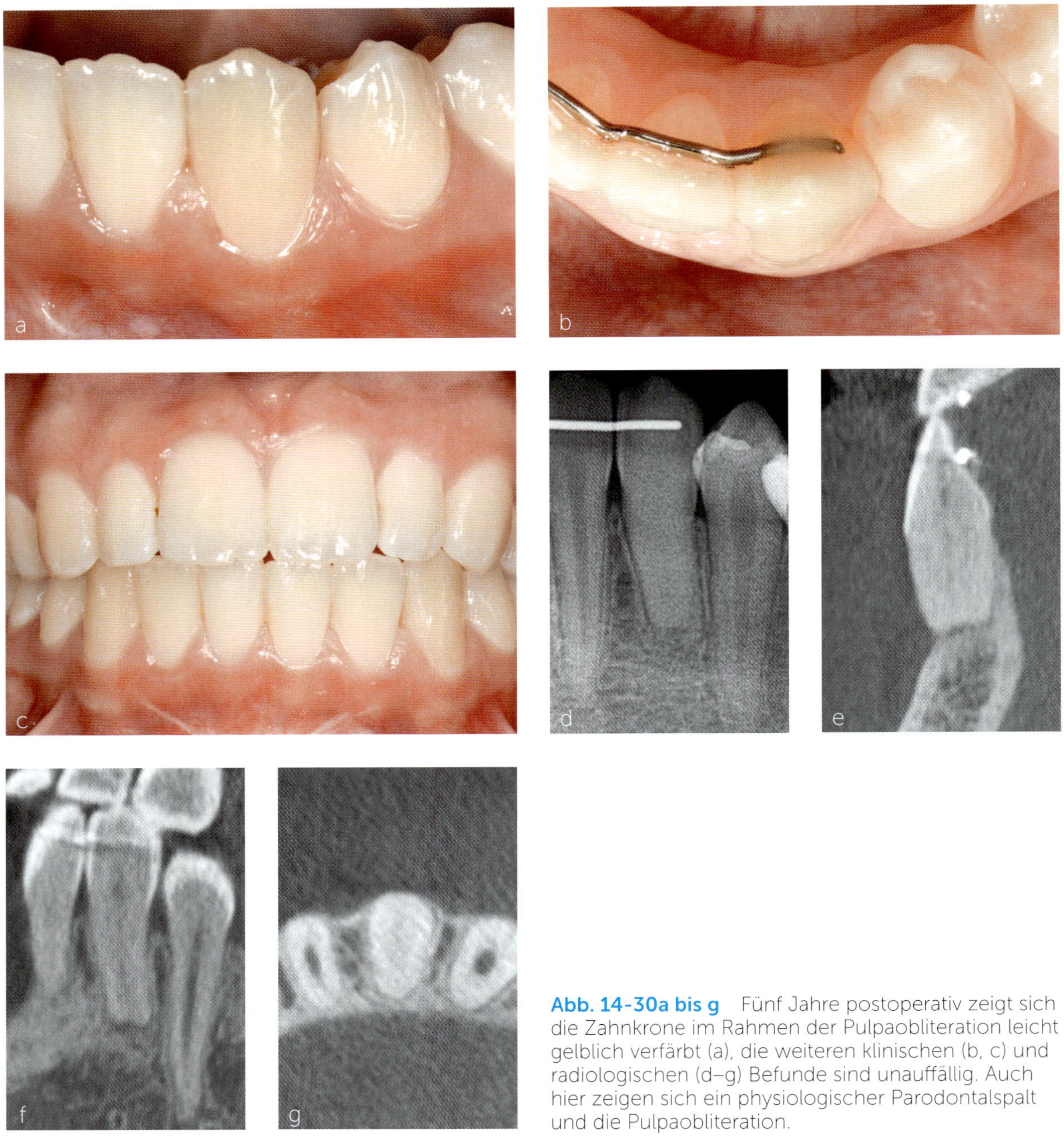

Abb. 14-30a bis g Fünf Jahre postoperativ zeigt sich die Zahnkrone im Rahmen der Pulpaobliteration leicht gelblich verfärbt (a), die weiteren klinischen (b, c) und radiologischen (d–g) Befunde sind unauffällig. Auch hier zeigen sich ein physiologischer Parodontalspalt und die Pulpaobliteration.

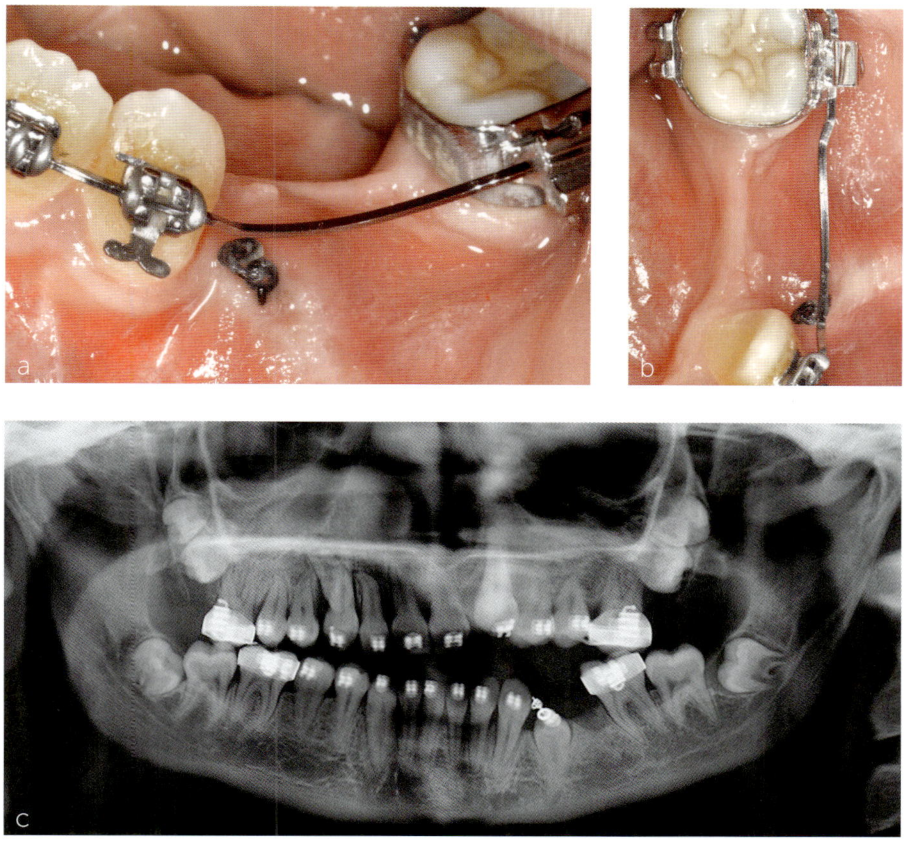

Abb. 14-31a bis c Fall 5: Bei einer 19-jährigen Patientin mit multiplen Zahnretentionen zeigen eine Anschlingung und Kraftapplikation auf Zahn 34 keine Extrusion, sondern eine beginnende Intrusion der Nachbarzähne und Distorsion der Okklusionsebene (a–c).

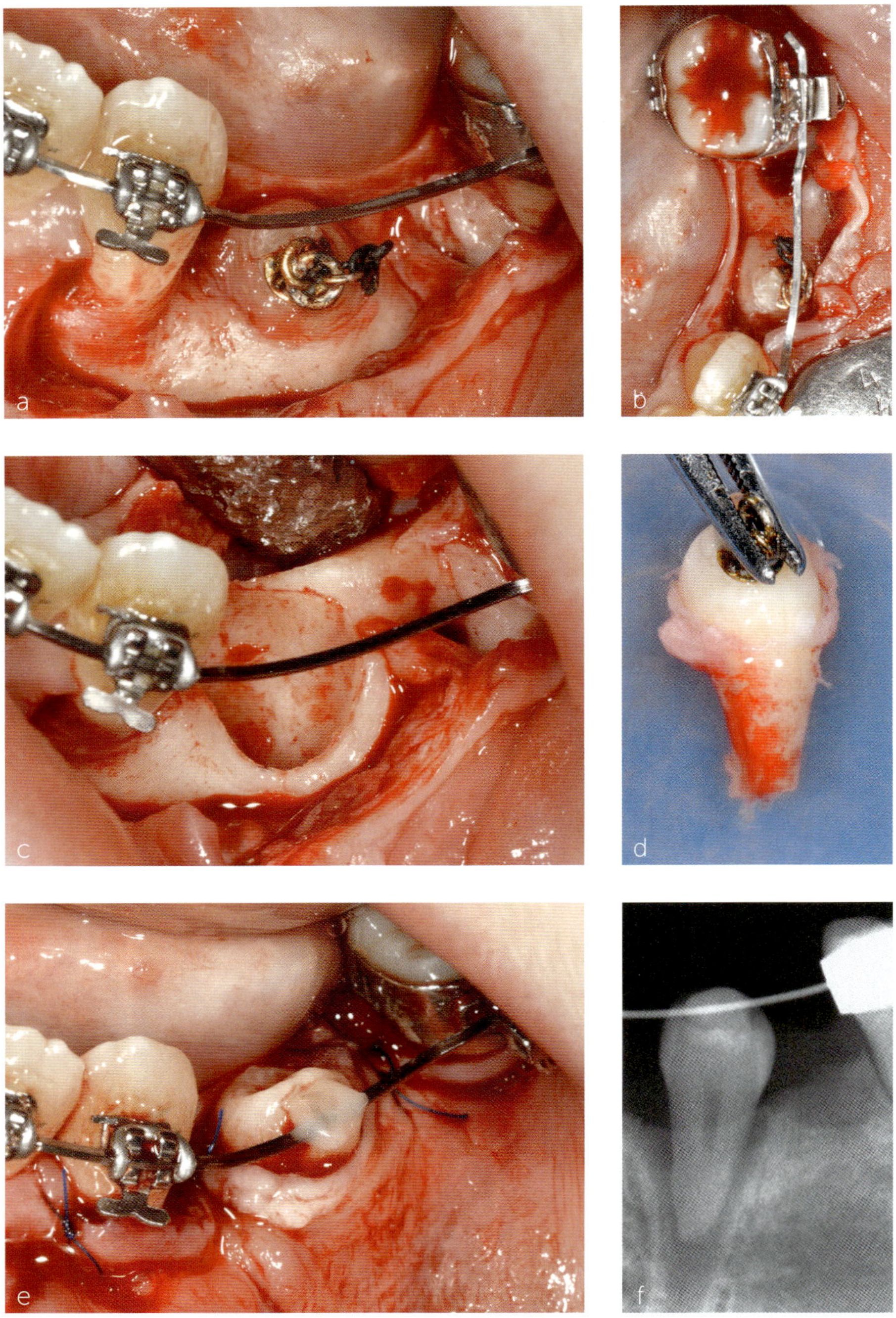

Abb. 14-32a bis f Darstellung (a, b) und gewebeschonende Entfernung (c) sowie übliche Zwischenlagerung (d) des Transplantats. Dieses wird, nach Resektion der Wurzelspitze, in einer leicht infraokkludierenden Lage am vorhandenen Bogen befestigt (e, f).

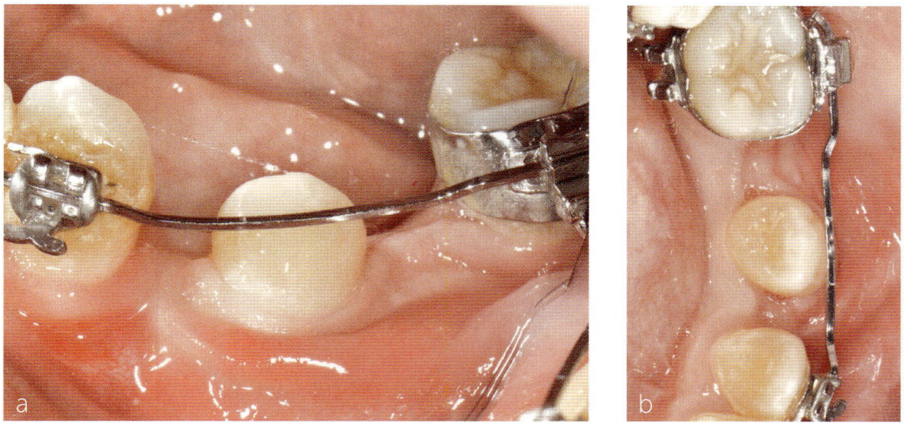

Abb. 14-33a und b Vier Wochen nach dem Eingriff erfolgt das Debonding.

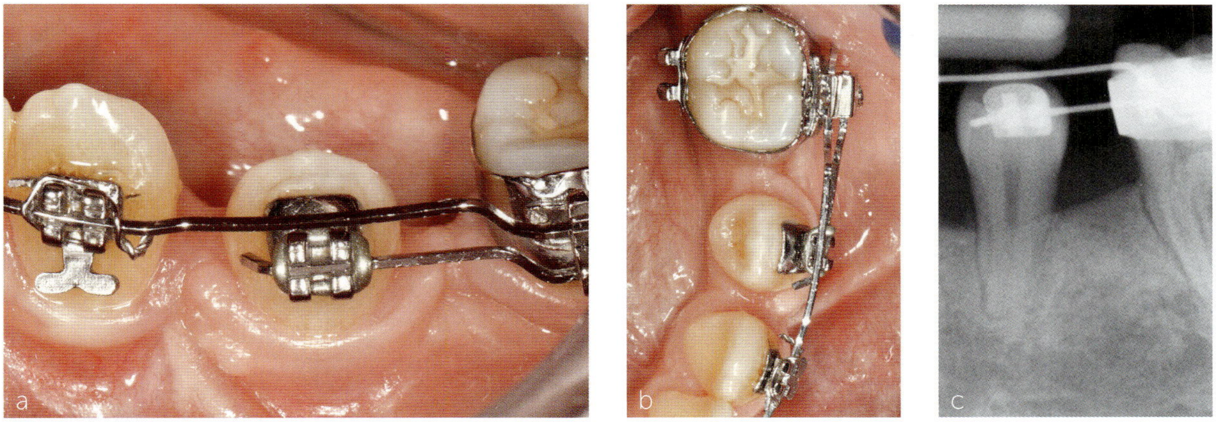

Abb. 14-34a bis c Zehn Monate nach Transplantation werden extrusive kieferorthopädische Kräfte appliziert.

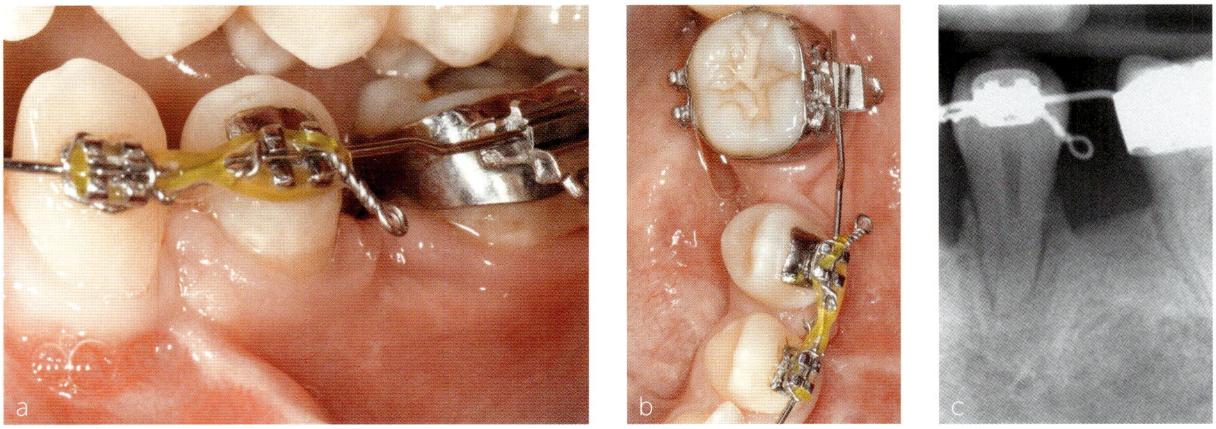

Abb. 14-35a bis c Drei Jahre nach Transplantation hat Zahn 34 die Okklusionsebene erreicht, begleitet von Knochen.

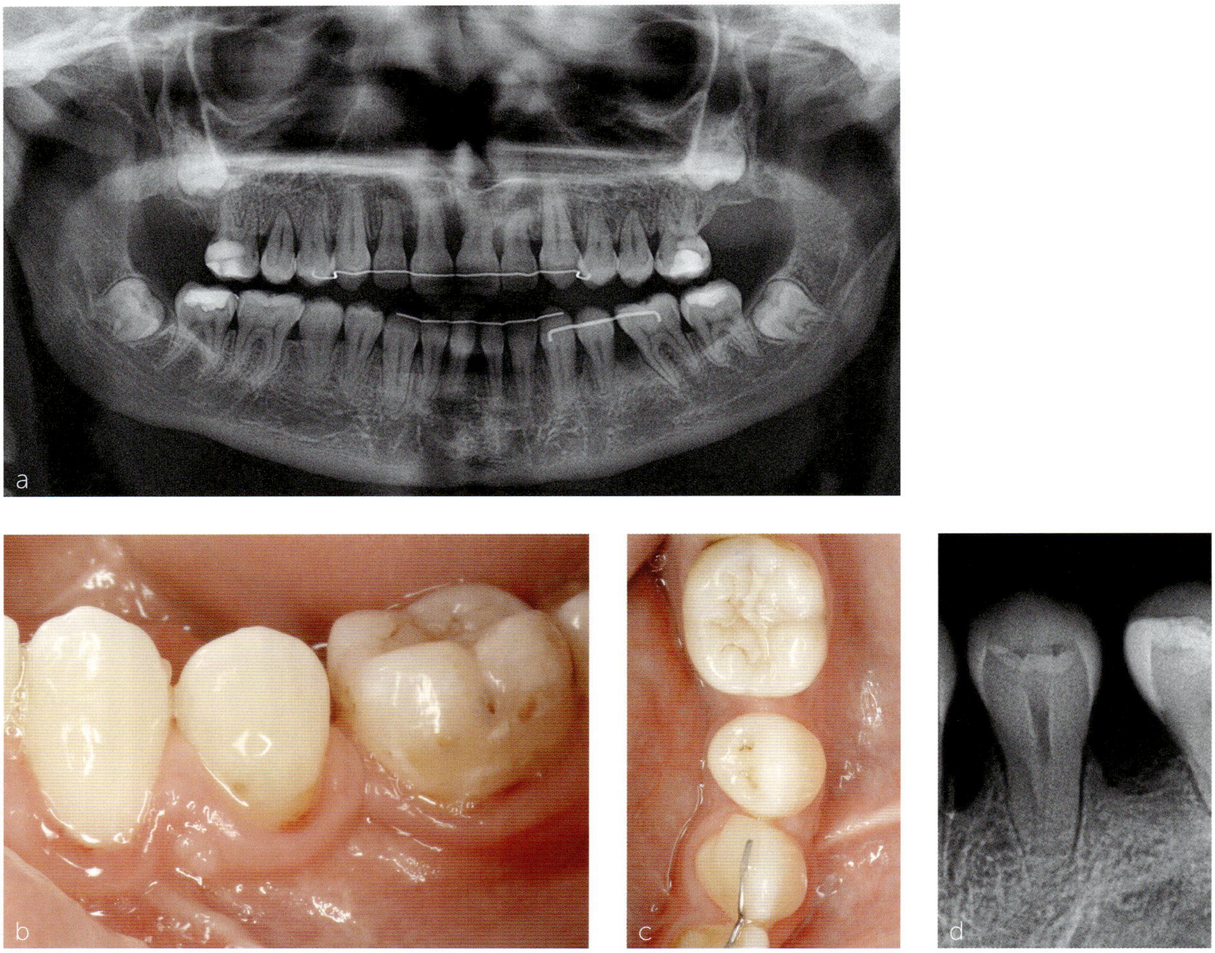

Abb. 14-36a bis d Fünf Jahre (a) und 8 Jahre (b–d) postoperativ zeigt sich die lokale Morphologie weiterhin stabil und frei von periradikulären Osteolysen oder Wurzelresorptionen, mit einer Restlücke distal des Transplantats und ohne deutliche Pulpaobliteration. In der Panoramaschichtaufnahme (a) ist die ursprüngliche Position von Zahn 34 im Mandibularknochen erkennbar.

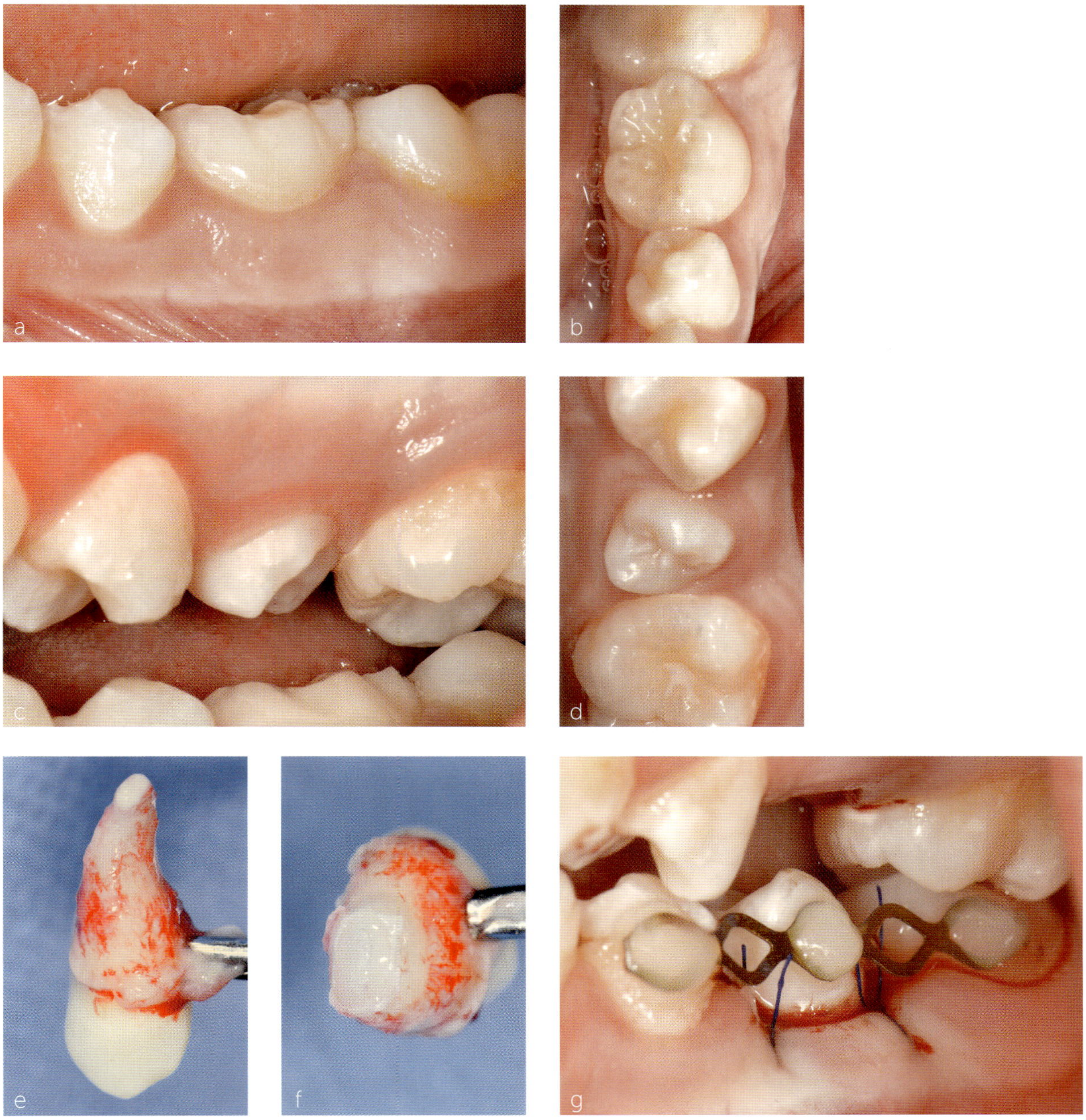

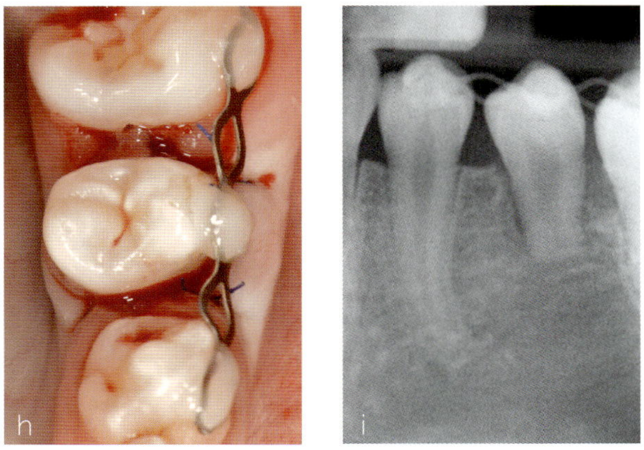

Abb. 14-37a bis i Fall 6: Nichtanlage Zahn 35 bei einer 12-jährigen Patientin mit kieferorthopädischer Indikation zur Entfernung der Prämolaren im Oberkiefer (a–d). Das wurzelreife Transplantat 25 wird gewebeschonend entfernt (e) und nach Resektion der Wurzelspitze (f) an die Stelle des simultan entfernten Zahns 75 transplantiert sowie 90° rotiert fixiert (g–i).

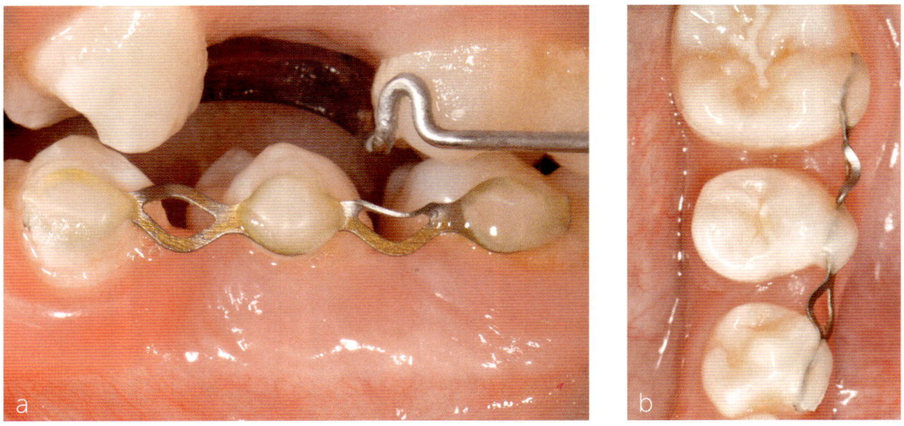

Abb. 14-38a und b Neun Wochen postoperativ findet das Debonding statt.

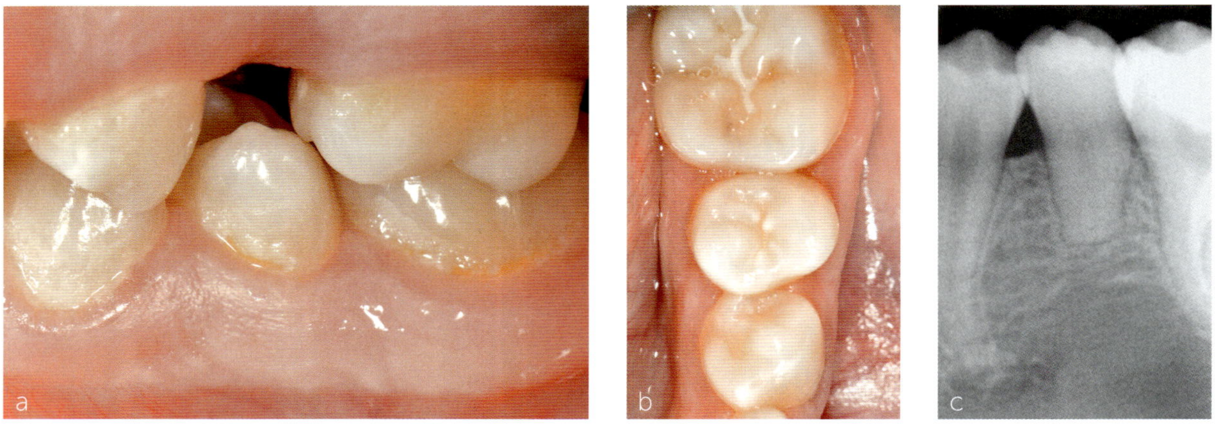

Abb. 14-39a bis c Ein Jahr nach dem Eingriff zeigen sich ein spontaner Lückenschluss und eine deutliche Pulpaobliteration.

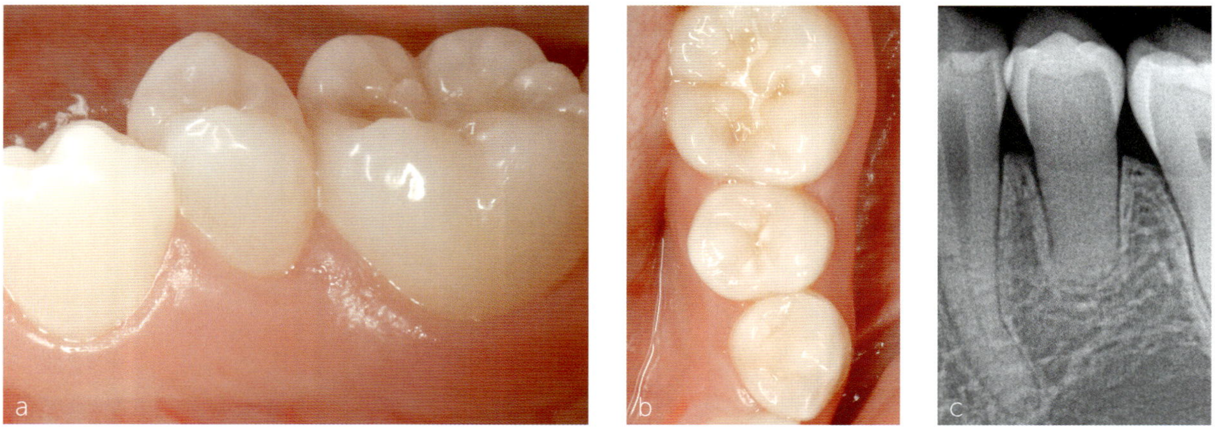

Abb. 14-40a bis c Sechs Jahre nach Transplantation sind die obliterierte Pulpa und gesunde periradikuläre Verhältnisse erkennbar.

Literatur

1. Akhlef Y, Schwartz O, Andreasen JO, Jensen SS: Autotransplantation of teeth to the anterior maxilla: a systematic review of survival and success, aesthetic presentation and patient-reported outcome. Dent Traumatol 2018;34:20–27.
2. Akiyama Y, Fukuda H, Hashimoto K: A clinical and radiographic study of 25 autotransplanted third molars. J Oral Rehabil 1998;25:640–644.
3. Andreasen JO, Paulsen HU, Yu Z et al.: A long-term study of 370 autotransplanted premolars. Part II. Tooth survival and pulp healing subsequent to transplantation. Eur J Orthod 1990;12:14–24.
4. Atala-Acevedo C, Abarca J, Martínez-Zapata MJ et al.: Success rate of autotransplantation of teeth with an open apex: systematic review and meta-analysis. J Oral Maxillofac Surg 2017;5:35–50.
5. Bornstein MM, Janner SFM: Der retinierte Eckzahn im Oberkiefer - Eine interdisziplinäre Herausforderung - Therapeutische Möglichkeiten anhand dreier Fallbeispiele. Quintessenz 2017;68:1261–1272.
6. Chung WC, Tu YK, Lin YH, Lu HK: Outcomes of autotransplanted teeth with complete root formation: a systematic review and meta-analysis. J Clin Periodontol 2014;41:412–423.
7. Gaviño Orduña JF, García García M, Dominguez P et al.: Successful pulp revascularization of an autotransplantated mature premolar with fragile fracture apicoectomy and plasma rich in growth factors: a 3-year follow-up. Int Endod J 2020;53:421–433.
8. Jakse N, Ruckenstuhl M, Rugani P et al.: Influence of extraoral apicoectomy on revascularization of an autotransplanted tooth: a case report. J Endod 2018;44:1298–1302.
9. Kristerson L: Autotransplantation of human premolars. A clinical and radiographic study of 100 teeth. Int J Oral Surg 1985;14:200–213.
10. Laureys WGM, Cuvelier CA, Dermaut LR, De Pauw GAM: The critical apical diameter to obtain regeneration of the pulp tissue after tooth transplantation, replantation, or regenerative endodontic treatment. J Endod 2013;39:759–763.
11. Lundberg T, Isaksson S: A clinical follow-up study of 278 autotransplanted teeth. Br J Oral Maxillofac Surg 1996;34:181–185.
12. Machado LA, do Nascimento RR, Ferreira DMTP, et al.: Long-term prognosis of tooth autotransplantation: a systematic review and meta-analysis. Int J Oral Maxillofac Surg 2016;45:610–617.
13. Mejàre B, Wannfors K, Jansson L: A prospective study on transplantation of third molars with complete root formation. Oral Surg Oral Med Oral Pathol Oral Radiol Endod 2004;97:231–238.
14. Moorrees CFA, Fanning EA, Edward E, Hunt J: Age variation of formation stages for ten permanent teeth. J Dent Res 1963;42:1490–1502.
15. Paulsen HU, Andreasen JO, Schwartz O: Pulp and periodontal healing, root development and root resorption subsequent to transplantation and orthodontic rotation: A long-term study of autotransplanted premolars. Am J Orthodont Dentofac Orthoped 1995;108:630–640.
16. Raabe C, Bornstein MM, Ducommun J et al.: A retrospective analysis of autotransplanted teeth including an evaluation of a novel surgical technique. Clin Oral Invest 2021;25:3513–3525.
17. Rohof ECM, Kerdijk W, Jansma J et al.: Autotransplantation of teeth with incomplete root formation: a systematic review and meta-analysis. Clin Oral Investig 2018;22:1613–1624.
18. Rugani P, Kirnbauer B, Mischak I, Ebeleseder K, Jakse N: Extraoral root-end resection may promote pulpal revascularization in autotransplanted mature teeth – a retrospective study. J Clin Med 2022;11:1–10.
19. Schütz S, Beck I, Kühl S, Filippi A: Results after wisdom tooth transplantation. A retrospective study. Schweiz Monatsschr Zahnmed 2013;123:303–313.
20. Skoglund A: Pulpal survival in replanted and autotransplanted apicoectomized mature teeth of dogs with prepared nutritional canals. Int J Oral Surg 1983;12:31–38.
21. Skoglund A, Tronstad L: Pulpal changes in replanted and autotransplanted immature teeth of dogs. J Endod 1981;7:309–316.

15 Transplantation nach Kryopräservation

Alina Paganini, Andreas Filippi

Die Kryopräservation von Gewebe und Zellen ist in der Medizin weltweit etabliert. Sie ermöglicht es, biologisches Material über einen langen Zeitraum hinweg zu lagern und bei Bedarf klinisch zu nutzen. Neben der immer breiteren Anwendung in der Reproduktionsmedizin, etwa beim Einfrieren von Eizellen für spätere Schwangerschaften[5], findet die Kryopräservation zunehmend auch in anderen medizinischen Bereichen Anwendung. In der Onkologie wird Kryokonservierung genutzt, um Spermien oder Eizellen von Menschen mit onkologischen Erkrankungen vor einer Chemo- oder Strahlentherapie zu konservieren, da diese Behandlungen die Fruchtbarkeit beeinträchtigen können[10]. Daneben können Stammzellen aus dem Knochenmark oder Nabelschnurblut eingefroren werden, um sie später zur Behandlung von Leukämie oder anderen Bluterkrankungen einzusetzen[4]. Auch in der regenerativen Medizin spielen eingefrorene Stammzellen eine Schlüsselrolle, insbesondere bei der Entwicklung von Gewebeersatztechnologien, wie etwa für Knochen-, Knorpel- oder Hauttransplantate[3].

Auch Zähne können kryokonserviert werden, um sie zu einem späteren Zeitpunkt als Zahnersatz zu verwenden[15]. Der wohl häufigste Anlass für eine Kryopräservation in der Zahnmedizin sind Prämolaren, die aus kieferorthopädischen Gründen entfernt werden müssen. Bevor man diese Zähne entsorgt oder der Zahnfee überlässt, könnten sie eingefroren und bei einem späteren Zahnverlust, z. B. durch Karies, als biologischer Zahnersatz via Zahntransplantation genutzt werden. Weitere Gründe für die Kryokonservierung von Zähnen gibt es in der Traumatologie und bei Menschen mit Lippen-Kiefer-Gaumenspalten. Wenn nach einem schweren Unfall die medizinische Erstversorgung im Vordergrund steht, ist es nicht immer möglich, avulsierte Zähne sofort zu replantieren. Durch Kryopräservation kann der entsprechende Zahn über längere Zeiträume hinweg zellschonend gelagert werden, bis die Umstände eine Replantation erlauben. Auch bei der Korrektur von Kieferspalten können die seitlichen Schneidezähne gegebenenfalls präserviert werden. Darüber hinaus kann eine Kryopräservation auch bei komplexeren zahnmedizinischen Fällen vorteilhaft sein. Beispielsweise kann die Transplantation eines Zahns in zwei Etappen erfolgen, wenn ein operativer Eingriff zu lange dauern würde oder es die kieferorthopädische Situation aktuell nicht zulässt, einen Zahn direkt zu transplantieren. In solchen Fällen ermöglicht die Kryopräservation, das Transplantat zunächst zu entnehmen und später, unter besseren Bedingungen oder bei besseren Platzverhältnissen, zu transplantieren[8,16].

Die Herausforderung der Kryopräservation in der Zahnmedizin liegt im hohen technischen und logistischen Aufwand. Zähne müssen unter streng kontrollierten Bedingungen eingefroren und gelagert werden, um ihre strukturelle Integrität und Vitalität zu bewahren. Dies erfordert spezialisierte Einrichtungen und Labore, eine entsprechende Zertifizierung der Abläufe und Institutionen sowie das umfangreiche Einverständnis der Betroffenen, beziehungsweise deren Erziehungsberechtigten. Nicht nur der Prozess des Einfrierens, die dabei verwendeten Organtransplantationsmedien und Kryoprotektoren, sondern auch der Prozess des Auftauens nach präzise vorgegebenen Temperaturverläufen müssen reproduzierbar professionell erfolgen, um das Überleben der Zementoblasten und Parodontalfibroblasten auf der Wurzeloberfläche zu gewährleisten[18,21]. Die Realität der wenigen Zahnbanken weltweit war und ist, dass am Ende nur ein sehr kleiner Teil der Patientinnen und Patienten von ihren kryopräservierten Zähnen profitiert (hat). Die meisten Zähne werden nach einer länderspezifisch gesetzlich vorgegebenen Lagerungsfrist oder nach individueller Vereinbarung entsorgt oder für Forschungszwecke verwendet. Im Gegensatz zu den 1980er-, 1990er- und 2000er-Jahren gibt es heute fast keine Zahnbanken mehr. Die Zahnbank des Zahnunfallzentrums am Universitären Zentrum für Zahnmedizin Basel UZB wurde 2007 unter anderem zu Forschungszwecken gegründet, wodurch die Kosten für die Patientinnen und Patienten bzw. deren Angehörige zunächst gering gehalten werden konnten. Bei einer breiteren kommerziellen Anwendung müsste man sich an der Kryopräservation anderer Zellen orientieren: In der Schweiz kosten das Einfrieren und Lagern von Eizellen für einen Zeitraum von 10 Jahren im Durchschnitt zwischen 8.000 und 15.000 CHF. Diese Summe deckt die Kosten für die hormonelle Stimulation, die Eizellentnahme, das Einfrieren (Kryokonservierung) und die erste Lagerungsperiode ab. In der Folge fallen jährliche Lagerungsgebühren an, die je nach Klinik 400 bis 600 CHF pro Jahr betragen (Stand 10/2024[7,20]). Für diese Beträge erhält man problemlos auch eine umfangreiche kieferorthopädische Behandlung, später im Leben ein Implantat beziehungsweise auch eine zahngetragene Brücke.

Am Universitären Zentrum für Zahnmedizin Basel UZB wurden zwischen 2009 und 2025 rund 230 Zähne eingefroren, wobei lediglich 3 Zähne trans- bzw. replantiert wurden. Aufgrund des Missverhältnisses zwischen Aufwand und Nutzen wird die Zahnbank früher oder später aufgelöst, genauso wie alle in den letzten Jahrzehnten relevanten Kryo-Banken für Zähne weltweit. Obwohl Kryopräservation in der Medizin weltweit etabliert ist, gibt es keine klinischen Untersuchungen über die Transplantation kryopräservierter Zähne, sondern lediglich Case Reports[6,9], was an den weltweit geringen Fallzahlen liegt. Das operative Vorgehen ist identisch mit jeder anderen Transplantation, jedoch müssen Lagerungs-, Einfrier- und Auftauprozesse sehr genau eingehalten werden, damit die Zellen den Wechsel von –196 °C (gasförmige Phase des flüssigen Stickstoffs) auf Körpertemperatur überleben.

Kryopräservation von Zähnen

Das schrittweise Einfrieren von vitalem Gewebe bewirkt eine Stilllegung des Stoffwechsels, die jedoch umkehrbar ist, ohne das zelluläre Überleben relevant zu beeinflussen. In-vitro-Studien haben gezeigt, dass 97 % der Zellen auf kryopräservierten Zähnen nach dem Auftauprozess wieder vital und proliferationsfähig sind[14] und trotz unterschiedlicher Ausdehnungskoeffizienten der verschiedenen Zahnhartsubstanzen keine relevanten Risse in den Zähnen entstehen[11]. Um intrazelluläre Kristallbildung zu verhindern, werden beim Einfriervorgang Kristallisationsschutzmittel verwendet. Diese beeinflussen die physikalischen Eigenschaften der Zellen beim Einfrieren und Auftauen, damit keine irreversiblen Zellschäden entstehen. Die Pulpa wird im Gegensatz zum Parodont von diesen Schutzmitteln zu wenig ausreichend versorgt, sodass Pulpazellen eine Kryopräservation nicht überleben[17]. Eine Wurzelkanalbehandlung eines transplantierten kryopräservierten Zahns ist somit erforderlich. Bei weit offenem Apex und nicht allzu langer Wurzel kann auch eine Revaskularisation nach Trans-/Replantation diskutiert werden, da diese in Tierversuchen mehrfach beschrieben wurde[13,19].

Einfrierprozess

Die chirurgische Entnahme des Transplantats erfolgt wie bei jedem anderen zu transplantierenden Zahn auch. Um diesen für die Kryopräservation vorzubereiten, wird er unmittelbar nach der Entfernung unter sterilen Bedingungen gründlich gereinigt, indem er in Phosphatgepufferter Kochsalzlösung (PBS) gespült wird, um anhaftende Proteine und Blut zu entfernen. Danach wird der Zahn in ein spezielles Zellkulturmedium (z. B. RPMI, Ross-Park-Memorial-

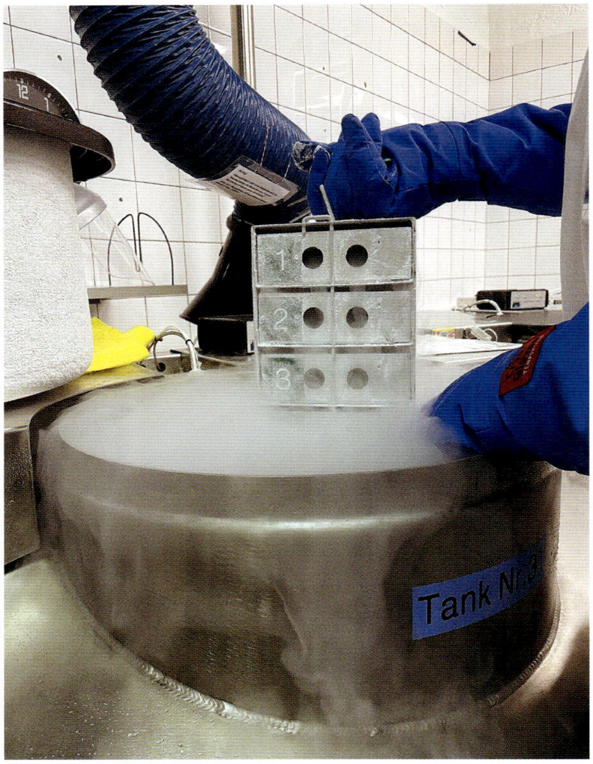

Abb. 15-1 Einer von zahlreichen Stickstofftanks (–196 °C) für verschiedene Gewebe und Zellen am Universitätsspital Basel.

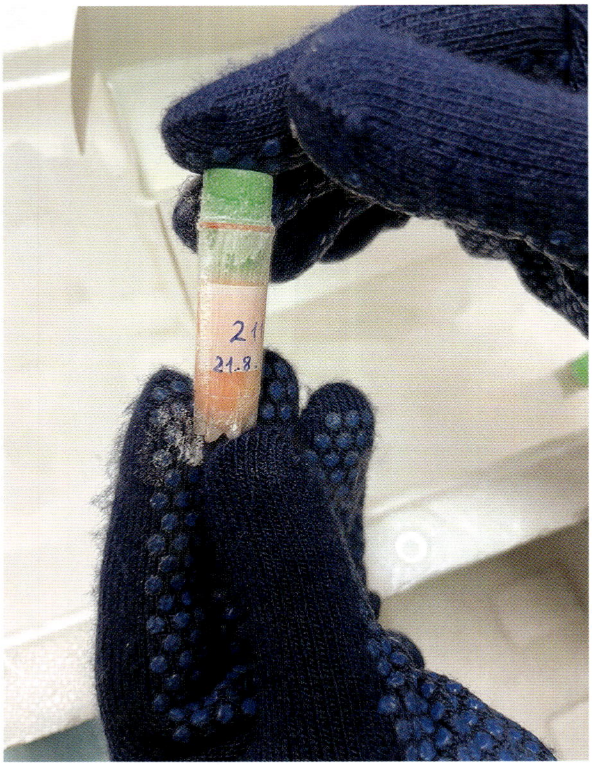

Abb. 15-2 Behälter mit krypräserviertem Zahn in noch gefrorenem Aufbewahrungsmedium.

Institute) mit 40 % fetalem Kälberserum und einem kryoprotektiven Zusatzstoff, wie 10 % Dimethylsulfoxid (DMSO) oder Glycerin, gelegt. Anschließend wird der Zahn in einen dichten Container eingebracht und in einen mit Isopropanol gefüllten Behälter gestellt, um ein langsames Abkühlen zu gewährleisten. Dieser Behälter wird zunächst im Gefrierschrank bei –70 °C für 24 Stunden gekühlt und später in der gasförmigen Phase flüssigen Stickstoffs bei –196 °C für die Langzeitlagerung aufbewahrt. Die Lagerung in Basel erfolgt am Universitätsspital Basel in entsprechenden Stickstofftanks (Abb. 15-1).

Auftauprozess

Der entsprechende Behälter wird aus dem Stickstofftank in Trockeneis bei –80 °C in das Zelllabor des UZB transportiert (Abb. 15-2). Das Auftauen erfolgt in einem Wasserbad bei 37 °C, wobei der Container leicht geschwenkt wird. Sobald die Mischung aus Zellkulturmedium und Schutzmittel flüssig wird, wird der Zahn aus dem Container genommen und schrittweise in einer Verdünnungsreihe in mehreren Petrischalen mit PBS gereinigt (Abb. 15-3 und 15-4). Danach wird der Zahn in eine Zahnrettungsbox gegeben, wo er bis zur Transplantation gelagert wird.

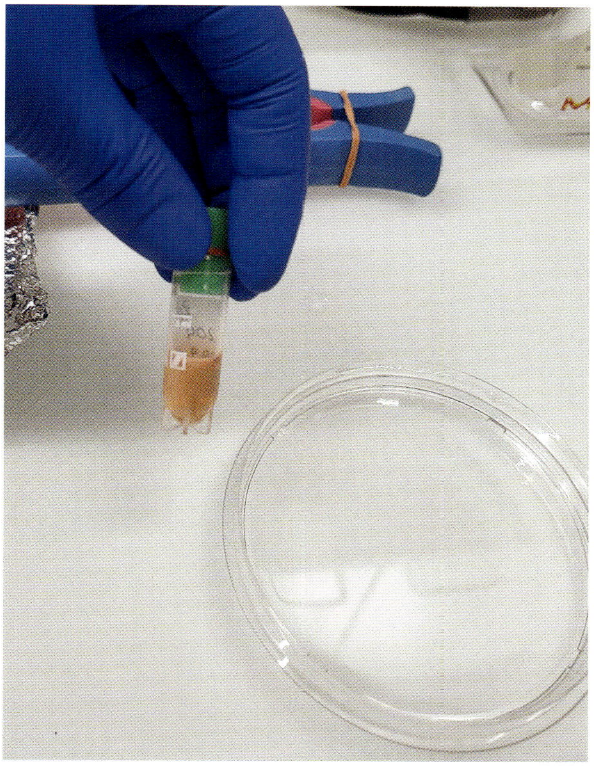

Abb. 15-3 Gleicher Behälter mit dem Transplantat nach dem Auftauprotokoll.

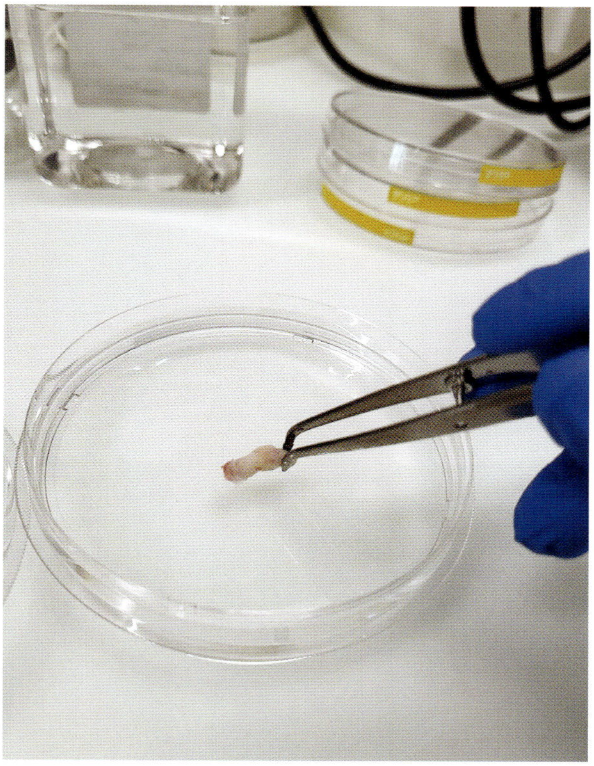

Abb. 15-4 Das aufgetaute Transplantat wird schrittweise in Petrischalen mit PBS gereinigt.

Transplantation

Die Transplantation erfolgt ebenfalls analog zu allen anderen Transplantationen. Bei kryokonservierten Zähnen muss jedoch zeitnah eine Wurzelkanalbehandlung erfolgen[1,2]. Alternativ kann intraoperativ ein retrograder Verschluss mit hydraulischem Kalziumsilikatzement erfolgen, um den Beginn der orthograden Wurzelkanalbehandlung etwas zu verschieben. Bei retrograder Manipulation muss darauf geachtet werden, dass die Wurzeloberfläche unversehrt bleibt und stets mit Medium der Zahnrettungsbox benetzt ist. Im Einzelfall kann die Heilung zusätzlich durch die Applikation von Schmelzmatrixproteinen (Emdogain, Institut Straumann AG, Basel, Schweiz) auf die Wurzeloberfläche unterstützt werden[12]. Grundsätzlich ist die autologe Zahntransplantation ein biologischer, zuverlässiger und kostengünstiger Zahnersatz, wobei auch kryopräservierte Zähne verwendet werden können. Der beschriebene Fall (Abb. 15-5 bis 15-15) stellt die Kryopräservation als eine mögliche Erweiterung im Einzelfall dar, da sie den Zeitraum für die Zahntransplantation beliebig erweitern kann. In der Theorie funktioniert das Verfahren ebenso zuverlässig wie bei frisch entfernten Zähnen, in der Praxis ist die Methode logistisch und kostentechnisch aufwändig. Während eine Kryokonservierung in anderen Bereichen in der Medizin etabliert ist, ist ihr Nutzen in der Zahnmedizin zumindest aus heutiger Sicht fraglich.

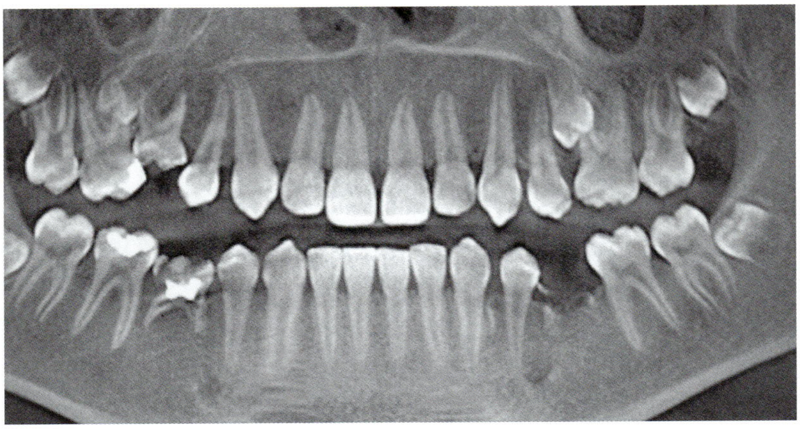

Abb. 15-5 OPT eines 14-jährigen Patienten: Die Zähne 55, 75 und 85 sind ankylosiert und nicht erhaltungswürdig. Die Zahnanlage 15 liegt interradikulär von Zahn 16 und kann nicht eingereiht werden. Die Zahnanlage 25 liegt palatinal der Wurzeln 26 und 24, die Lücke ist geschlossen.

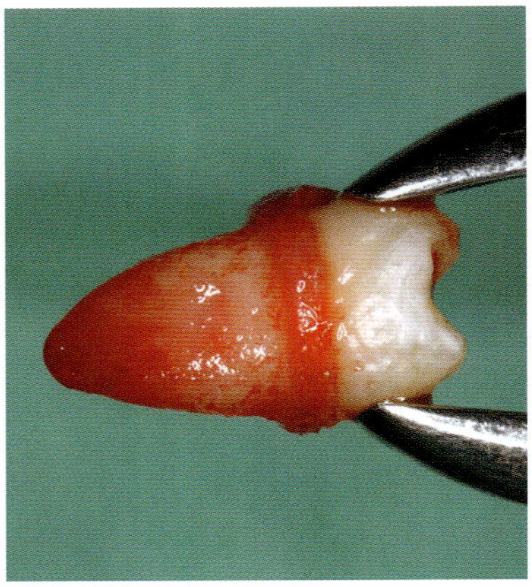

Abb. 15-6 Aufgrund der komplexen Situation wurde ein zweizeitiges Vorgehen geplant. Die Zähne 15, 55 und 25 wurden in einem ersten Schritt operativ entfernt, wobei der abgebildete Zahn 25 für die spätere Transplantation kryopräserviert wurde.

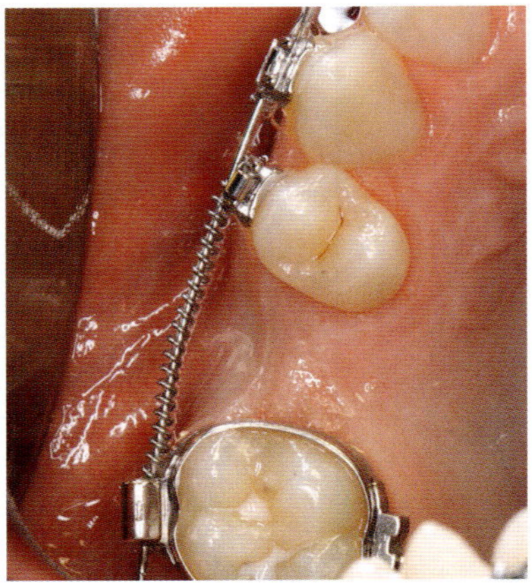

Abb. 15-7 Die Lücke für regio 15 wurde kieferorthopädisch für die geplante Transplantation vorbereitet.

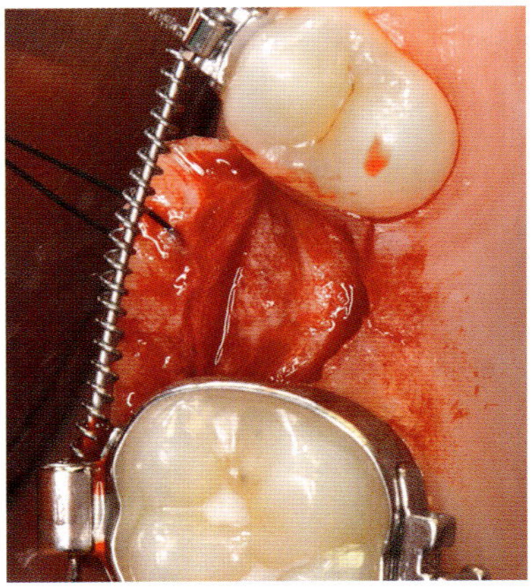

Abb. 15-8 Der Zugang zur Empfängerregion erfolgt durch eine leicht palatinal versetzte Schnittführung, wobei der Lappen für eine bessere Übersicht mit einer Haltenaht fixiert wird.

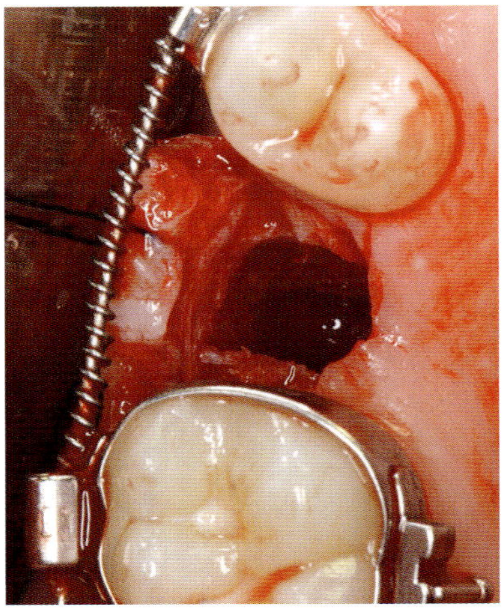

Abb. 15-9 Die neue Alveole wird schrittweise aufbereitet.

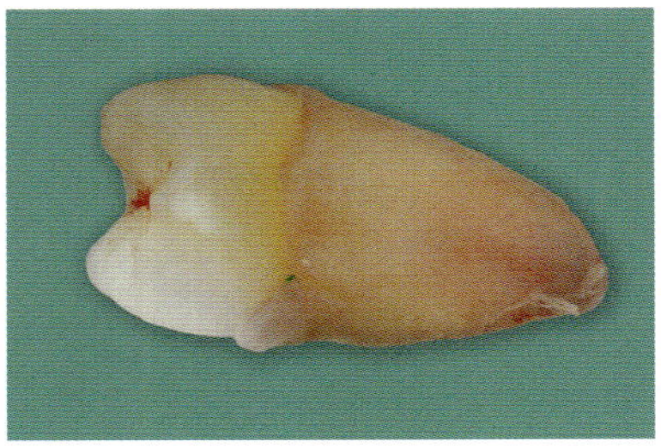

Abb. 15-10 Zahn 25 nach dem kontrollierten schrittweisen Auftauprozess.

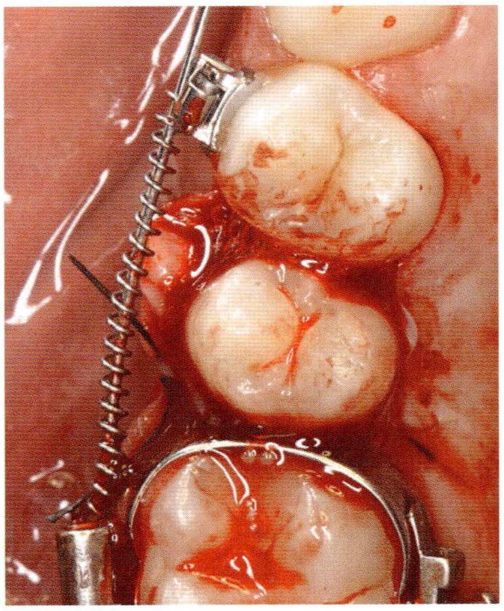

Abb. 15-11 Das Transplantat wird drucklos eingesetzt und die Okklusion überprüft.

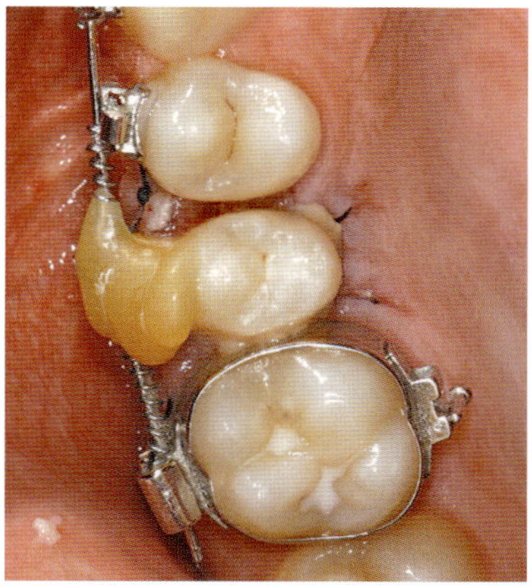

Abb. 15-12 Die klinische Situation eine Woche später zeigt reizlose Verhältnisse bei einem dichten dentogingivalen Verschluss. Die Fixation des Zahns erfolgte an der kieferorthopädischen Apparatur.

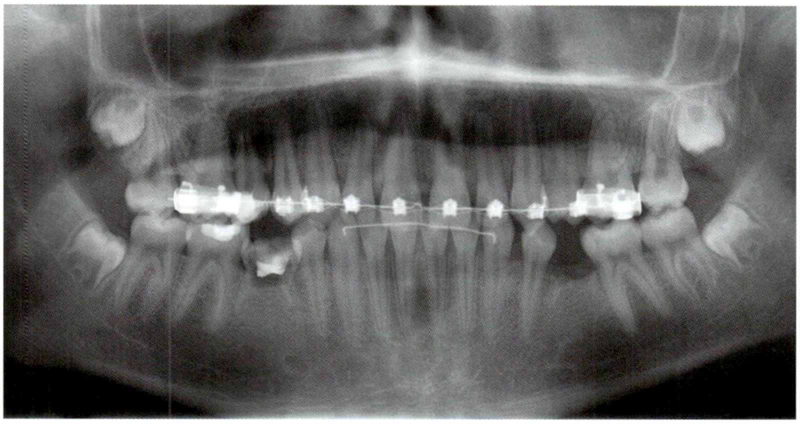

Abb. 15-13 Radiologisch präsentiert sich nach der Transplantation eine entspanntere Situation im Oberkiefer. Die Lücken im Unterkiefer sollen kieferorthopädisch gehalten und zu einem späteren Zeitpunkt versorgt werden.

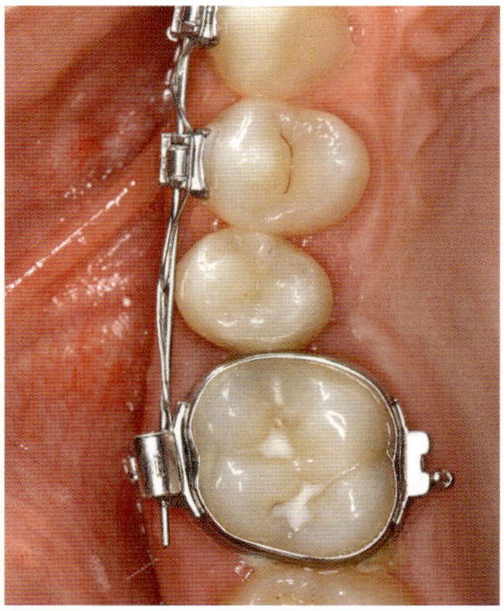

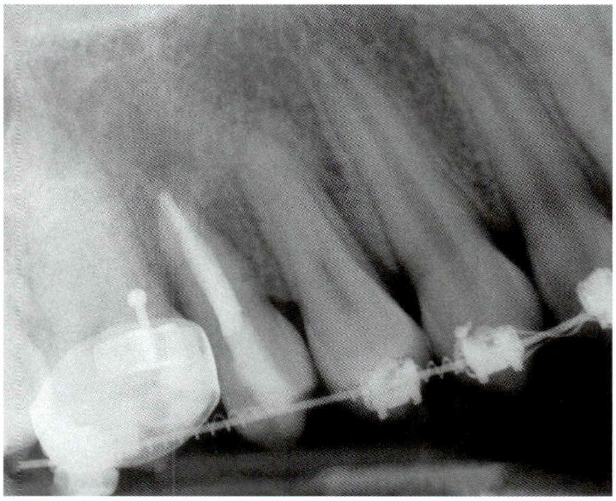

Abb. 15-14 und 15-15 Klinische und radiologische Situation ein Jahr nach Transplantation und Wurzelkanalbehandlung: reizlose parodontale und apikale Verhältnisse.

Literatur

1. Andreasen JO, Paulsen HU, Yu Z, Bayer T: A long-term study of 370 autotransplanted premolars. Part IV. Root development subsequent to transplantation. Eur J Orthod 1990;12:38–50.
2. Andreasen JO, Paulsen HU, Yu Z, Bayer T, Schwartz O: A long-term study of 370 autotransplanted premolars. Part II. Tooth survival and pulp healing subsequent to transplantation. Eur J Orthod 1990;12:14–24.
3. Arutyunyan I, Elchaninov A, Sukhikh G, Fatkhudinov T: Cryopreservation of Tissue-Engineered Scaffold-Based Constructs: from Concept to Reality. Stem Cell Rev Rep 2022;18:1234–1252.
4. Devi S, Bongale AM, Tefera MA, Dixit P, Bhanap P: Fresh Umbilical Cord Blood-A Source of Multipotent Stem Cells, Collection, Banking, Cryopreservation, and Ethical Concerns. Life (Basel) 2023;13.
5. Gook DA, Edgar DH: Human oocyte cryopreservation. Hum Reprod Update 2007;13:591–605.
6. Haneda Y, Shimoe S, Kawata T, Kaku M: Autotransplantation of a Tooth Cryopreserved Over 11 Years Using a Programmed Freezer With a Magnetic Field: A Case Report. Cureus 2024;16:e52138.
7. Hirslanden. Social Egg Freezing [Internet]: Verfügbar unter: https://www.hirslanden.ch/en/corporate/for-all-episodes-of-life/hirslanden-baby/wish-for-child/social-egg-freezing.html
8. Izumi N, Yoshizawa M, Ono Y, Kobayashi T, Hamamoto Y, Saito C: Periodontal regeneration of transplanted rat teeth subcutaneously after cryopreservation. Int J Oral Maxillofac Surg 2007;36:838–844.
9. Kaku M, Shimasue H, Ohtani J, et al.: A case of tooth autotransplantation after long-term cryopreservation using a programmed freezer with a magnetic field. Angle Orthod 2015;85:518–524.
10. Klipstein S, Fallat ME, Savelli S: Fertility Preservation for Pediatric and Adolescent Patients With Cancer: Medical and Ethical Considerations. Pediatrics 2020;145.
11. Kühl S, Deyhle H, Zimmerli M, et al.: Cracks in dentin and enamel after cryopreservation. Oral Surg Oral Med Oral Pathol Oral Radiol 2012;113:e5-e10.
12. Lang B, Pohl Y, Filippi A. [Tooth transplantation]. Schweiz Monatsschr Zahnmed 2003;113:1178–1199.
13. Laureys W, Beele H, Cornelissen R, Dermaut L: Revascularization after cryopreservation and autotransplantation of immature and mature apicoectomized teeth. Am J Orthod Dentofacial Orthop 2001;119:346–352.
14. Oh YH, Che ZM, Hong JC, Lee EJ, Lee SJ, Kim J: Cryopreservation of human teeth for future organization of a tooth bank-a preliminary study. Cryobiology 2005;51:322–329.
15. Osathanon T: Transplantation of cryopreserved teeth: a systematic review. Int J Oral Sci 2010;2:59–65.
16. Paganini A, Filippi A: Die Transplantation kryopräservierter Zähne. Zahntransplantation Teil 5. Quintessenz Zahnmed 2025;76(3):259–265.
17. Schwarz O: Cryopreservation of teeth before replantation. In: Andreasen J, editor. Atlas of replantation and transplantation of teeth. Fribourg: Mediglobe; 1982:242–256.
18. Seo BM, Miura M, Sonoyama W, Coppe C, Stanyon R, Shi S: Recovery of stem cells from cryopreserved periodontal ligament. J Dent Res 2005;84:907–912.
19. Temmerman L, Vral A, Meire M, et al.: Pulpal regeneration and root development after subcutaneous transplantation of cryopreserved immature teeth in rats. Cryobiology 2012;64:81–90.
20. Universitätsspital Zürich, Abteilung für Reproduktionsendokrinologie: Social Freezing - Einfrieren unbefruchteter Eizellen [Internet]. Verfügbar unter: https://www.usz.ch/en/department/reproductive-endocrinology/service/social-freezing/
21. Zimmerli M, Filippi A: Kroypräservation von Zähnen. Schweiz Monatsschr Zahnmed 2010;120:423–434.

POSTOPERATIVE PHASE

D

Postoperatives Verhalten und Medikation

16

Michelle Simonek

Der Heilungsverlauf nach Zahntransplantation bzw. nach Entfernung des Transplantats hängt nicht nur von der Operationstechnik ab, sondern erfordert auch ein adäquates Patientenverhalten. Insbesondere in der frühen postoperativen Phase sind bestimmte Dinge zu beachten, um eine komplikationslose und möglichst schmerzfreie Heilung zu unterstützen.

Nach jeder (operativen) Zahnentfernung sollte zur initialen Blutstillung für etwa 30 Minuten nach dem Eingriff konsequent auf den eingelegten sterilen Tupfer gebissen werden. Ein stabiles Blutkoagel bildet die Grundlage für eine ungestörte Wundheilung. Bleibt die Koagulumbildung aus oder wird das Koagel durch Fibrinolyse zerstört, kann es zu Wundheilungsstörungen kommen. Dies betrifft vor allem die Entnahmestelle des Transplantats.

Exzessives Spülen des Mundes oder häufiges Ausspucken am Operationstag kann den Verlust des Koagulums begünstigen und sollte daher vermieden werden. Mit Blut vermischter Speichel darf jedoch vorsichtig ausgespuckt werden[5].

Kälteanwendungen in Form von Coolpacks oder in ein Tuch eingewickeltem Eis wirken postoperativen Schwellungen und Schmerzen entgegen. Hitzeeinwirkung durch direkte Sonne oder der Konsum heißer Speisen und Getränke sind hingegen kontraproduktiv.

In der ersten Woche nach der Zahntransplantation sollte auf Sport und Schwimmen verzichtet werden. Starke körperliche Anstrengung kann Nachblutungen provozieren, während die hohe Keimbelastung im Wasser das Infektionsrisiko erhöht. Zudem sollten die Operationsgebiete nicht mit den Fingern berührt werden, um eine zusätzliche bakterielle Kontamination zu vermeiden.

Das Aufrechterhalten einer guten Mundhygiene ist wichtig. Eine unzureichende Plaquekontrolle kann die parodontale Einheilung des transplantierten Zahns erheblich beeinträchtigen (siehe Kapitel 17).

Erst nach vollständigem Abklingen der Lokalanästhesie darf wieder gegessen werden, um Verletzungen der Zunge, Wange oder Lippen durch unbewusstes Beißen zu vermeiden. Der transplantierte Zahn muss nicht geschont werden. Mikrobewegungen wirken sich grundsätzlich positiv auf die parodontale Einheilung aus[3], er darf und soll normal in den Kauvorgang einbezogen werden (siehe Kapitel 20).

Die verordneten Schmerzmittel sollten gemäß den Anweisungen der behandelnden Zahnärztin oder des Zahnarztes eingenommen werden. In der Regel wird die bedarfsgerechte Einnahme eines Antiphlogistikums empfohlen. Bestehen keine Schmerzen mehr, kann das abgesetzt werden. Für Kinder und Jugendliche, die Schwierigkeiten mit der Einnahme von Tabletten haben, eignen sich in Wasser lösliche Granulate oder Suspensionen. Die Dosierung richtet sich nach Alter und Körpergewicht.

Eine systemische Antibiotikagabe ist nach Zahntransplantation und auch vor dem Hintergrund möglicher Resistenzbildungen grundsätzlich nicht erforderlich[6,8]. Eine Indikation besteht im Einzelfall bei immunsupprimierten Patienten.

Desinfizierende Mundspülungen beispielsweise mit Chlorhexidin (0,1–0,2 %) können optional ab dem zweiten Tag als unterstützende Maßnahme zweimal täglich verwendet werden. Aufgrund des Geschmacks hält sich die Akzeptanz bei jungen Patienten jedoch in Grenzen. Der effektive Nutzen bleibt umstritten: Einige Quellen berichten von einem positiven Effekt auf die Wundheilung[4,7], während andere keinen wesentlichen oder gar einen negativen Einfluss beschreiben[1,2]. Geeignete Alternativen zu Chlorhexidin können Kapitel 17 entnommen werden.

Tritt eine anhaltende Nachblutung auf, steigt die Körpertemperatur über 38,5 °C oder bestehen sehr starke Schmerzen, die durch die empfohlenen Analgetika nicht ausreichend kontrolliert werden können, sollte die Praxis oder der zahnärztliche Notfalldienst kontaktiert werden.

Die Klinik für Oralchirurgie gibt nach allen oralchirurgischen Eingriffen ein Informationsblatt über Do's and Don'ts ab. Es gibt zudem ein separates Aufklärungsblatt nur für Zahntransplantationen (Abb. 16-1). Dieses kann über den QR-Code direkt abgerufen und gerne auch in modifizierter Form verwendet werden.

Danksagung

Ein herzlicher Dank gilt Laura D'Amelio für ihre Illustrationen zum Thema Mundhygiene, die den postoperativen Aufklärungsbogen visuell ergänzen.

QR-Code 16-1 Aufklärungsblatt speziell für Zahntransplantationen (siehe nächste Seite, Download unter dem QR-Code möglich).

Literatur

1. Bassetti C, Kallenberger A: Influence of chlorhexidine rinsing on the healing of oral mucosa and osseous lesions: A histomorphometric study on experimental animals. J Clin Periodontol 1980;7:443–456.
2. Berwick MJE, Lessin CME: Effects of a chlorhexidine gluconate oral rinse on the incidence of alveolar osteitis in mandibular third molar surgery. J Oral Maxillofac Surg 1990;48:444–448.
3. Burcak Cengiz S, Stephan Atac A, Cehreli ZC: Biomechanical effects of splint types on traumatized tooth: a photoelastic stress analysis. Dent Traumatol 2006;22:133–138.
4. Deus FP, Ouanounou A: Chlorhexidine in dentistry: pharmacology, uses, and adverse effects. Int Dent J 2022;72:269–277.
5. Filippi A: Wundheilung und Heilungsstörungen nach Entfernung dritter Molaren. Schweiz Monatsschr Zahnmed 2001;111:847–856.
6. Poeschl PW, Eckel D, Poeschl E: Postoperative prophylactic antibiotic treatment in third molar surgery—a necessity? J Oral Maxillofac Surg 2004;62:3–8.
7. Romero-Olid MdN, Bucataru E, Ramos-Garcia P, González-Moles MÁ: Efficacy of chlorhexidine after oral surgery procedures on wound healing: systematic review and meta-analysis. Antibiotics 2023;12:1552.
8. Schwartz AB, Larson EL: Antibiotic prophylaxis and postoperative complications after tooth extraction and implant placement: a review of the literature. J Dent 2007;35:881–888.

Praxislogo

[Zahnarztpraxisname]
[Straße & Nr.] · [PLZ] [Ort]
[Telefonnummer] · [E-Mail]

Empfehlungen für das Verhalten nach Zahntransplantationen

Sie oder Ihr Kind haben sich bei uns einer Zahntransplantation unterzogen. Um einen möglichst komplikationslosen und schmerzfreien Heilungsverlauf zu gewährleisten, möchten wir Sie bitten, die folgenden Punkte zu beachten.

Mögliche Symptome

- Nach operativen Eingriffen in der Mundhöhle sind möglich und typisch: leichte Blutung, Wundschmerzen, Schwellung der Lippen oder Wangen, leichte Schluckbeschwerden, Einschränkung der Mundöffnung, die Bildung eines Hämatoms (Bluterguss) und ein Anstieg der Körpertemperatur bis 38,5 °C.
- All dies klingt in der Regel ab dem 3. Tag nach der Operation langsam ab.

Unmittelbar nach der Operation

- Für ca. 30 Minuten auf den Gazetupfer im Mund beißen und möglichst wenig sprechen. Danach kann dieser entfernt werden. Kommt es zu einer Nachblutung nach der Entfernung des Tupfers, erneut auf einen frischen Tupfer oder ein zusammengerolltes, sauberes Stofftaschentuch beißen.
- Festes Spülen oder häufiges Ausspucken am Operationstag sollte vermieden werden. Mit Blut gemischter Speichel darf jedoch vorsichtig ausgespuckt werden.

Schmerzen, Schwellung und Medikamente

- Gegen Schmerzen und Schwellung helfen feucht-kalte Umschläge (z. B. Coolpack oder in ein Tuch eingewickeltes Eis).
- In den ersten 2 Tagen Hitzeeinwirkung vermeiden (direkte Sonnenstrahlung, heiße Speisen und Getränke, scharfe Lebensmittel).
- Schmerzmittel sollten wie vom Zahnarzt/der Zahnärztin instruiert in der verordneten Dosierung eingenommen werden. Wenn keine Schmerzen mehr bestehen, können die Schmerzmittel reduziert oder ganz weglassen werden.
- Sind Antibiotika verschrieben worden und es kommt zu Unverträglichkeiten (Hautausschläge, Juckreiz oder ähnliche Symptome), Medikament nicht mehr einnehmen und Kontaktaufnahme mit uns.

Essen und Trinken

- Erst nach vollständigem Nachlassen der Lokalanästhesie darf wieder gegessen werden.
- Verzicht auf koffeinhaltige Getränke wie Cola, schwarzer Tee, Energy Drinks in den ersten 2 Tagen.
- Der transplantierte Zahn muss nicht geschont werden, er darf und soll normal in den Kauvorgang einbezogen werden.

Abb. 16-1 Aufklärungsblatt speziell für Zahntransplantationen.

Praxislogo

[Zahnarztpraxisname]
[Straße & Nr.] · [PLZ] [Ort]
[Telefonnummer] · [E-Mail]

Zähneputzen und Mundhygiene

- Eine gute Mundhygiene trägt zur Wundheilung bei. Deshalb ist das Zähneputzen mindestens zweimal täglich beizubehalten.
- Sollte eine Mundspülung empfohlen worden sein, darf ab dem 2. Tag zweimal täglich gespült werden.
- Die Wunde nicht mit den Fingern berühren. Das gilt auch für Angehörige.

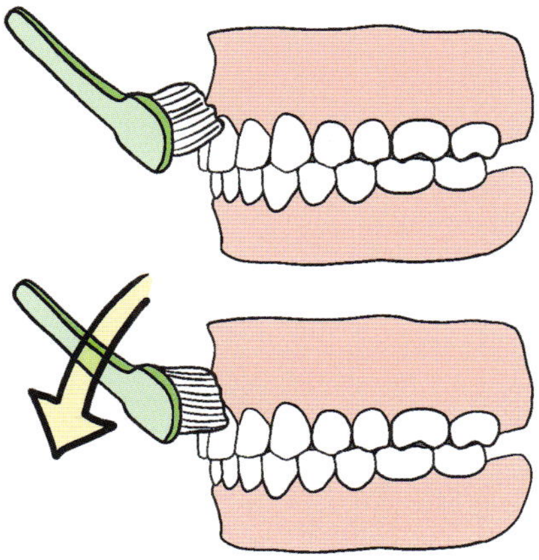

- Vorsichtiges Reinigen mit einer neuen Zahnbürste mit weichen bis extraweichen Borsten.
  Manuelle Zahnbürsten mit kleinen Bürstenköpfen sind in den ersten Tagen nach dem Eingriff oft besser geeignet als elektrische Zahnbürsten.
- Mit der Zahnbürste vom Zahnfleisch in Richtung Zahn wischen; sowohl die Zahnaußen- als auch die Zahninnenseite putzen.

Bewegung und Sport

- Innerhalb der ersten 7 Tage keine körperliche und sportliche Anstrengung.
- Kein Schwimmen innerhalb der ersten 7 Tage.

Wann müssen Sie uns anrufen bzw. den zahnärztlichen Notfalldienst konsultieren?

- Bei längerer Nachblutung, Anstieg der Körpertemperatur auf über 38,5 °C oder sehr starken Schmerzen, die durch die verordneten Schmerzmittel nicht kontrolliert werden können.

Wie geht es weiter?

- Die Nachkontrollen sind maßgebend für den Heilungsverlauf. Nehmen Sie alle Termine wahr oder vereinbaren Sie einen Ersatztermin.

Wir wünschen einen möglichst beschwerdefreien Heilungsverlauf und gute Besserung!

Ihr Team der *[Praxisname]*

Mundhygiene nach Transplantation

17

Cornelia Filippi

In den ersten zehn Tagen nach der Transplantation unterstützt die Mundhygiene die primäre Wundheilung. Bei der Auswahl der Pflegeprodukte ist besonders das Management von Parodont und parodontal-pathogenem Biofilm von Bedeutung. Häufigkeit der Anwendung und Auswahl der Hilfsmittel gehören in den Hygieneplan und werden nachfolgend besprochen. Um den langfristigen Therapieerfolg zu sichern und die Zahngesundheit genauso wie die parodontale Gesundheit zu stabilisieren, benötigt es gleichzeitig eine Langzeitstrategie für die Betreuung nach der chirurgischen Behandlung für die Praxis und für die häusliche Zahnpflege.

Mechanische Plaquekontrolle

Nach dem chirurgischen Eingriff können pathogene Biofilme die Wundheilung verzögern. Schmerzen führen zum Vermeidungsverhalten. Da Patienten Schmerzen durch das Zähneputzen nach der Operation befürchten oder auch Schmerzen in den Wundbereichen empfinden, benötigen sie eine aktive Instruktion über die anzuwendenden Hilfsmittel am Operationstag. Für die Zeit nach der Operation sollte eine neue Zahnbürste verwendet werden, die folgende Bedingungen erfüllt:

- Weiche bis extraweiche Borsten: Dies vermeidet Irritationen und Verletzungen im Transplantationsgebiet. Besonders geeignet sind sensitive Zahnbürsten oder chirurgische Spezialzahnbürsten (z. B. Curaprox CS Surgical, TePe Gentle Care, GUM Post-Operative).
- Kleine Bürstenköpfe: Sie erlauben eine präzisere Reinigung, insbesondere in schwer erreichbaren Regionen.
- Elektrische oder manuelle Zahnbürste? Manuelle Zahnbürsten mit ultraweichen Borsten sind in den ersten Tagen nach dem Eingriff oft besser geeignet. Elektrische Zahnbürsten können nach 7 bis 14 Tagen wieder genutzt werden. Hat die elektrische Zahnbürste eine Druckkontrolle, kann dies für einige Patienten vorteilhaft sein. Hier sollte ebenfalls die Empfehlung für einen neuen, weichen Bürstenkopf abgegeben werden.

Chemische Plaquekontrolle

Chemische Detergenzien befinden sich in Zahnpasten und Mundspülungen. Sie unterstützen die Plaquekontrolle. Zahnpasta und Mundspülungen sollten aufeinander abgestimmt werden. Da die Auswahl der Zahnpasta davon abhängig ist, ob eine Mundspülung überhaupt verordnet wird, muss zunächst die Auswahl der Mundspülung kritisch diskutiert werden.

Grundsätzlich benötigen nur wenige Personen eine Mundspülung. Eine Besiedlung mit Keimen ist der Regelfall und nimmt meistens keinen Einfluss auf den Heilungsverlauf. Eine Ausnahme besteht bei der Gefahr einer Besiedlung der Wunden mit multiresistenten Keimen.

Wer benötigt eine Mundspüllösung?

Zu den häufigsten Risiken gehören eine schlechte Mundhygiene vor der Transplantation, Diabetes mellitus oder eine angeborene bzw. erworbene Immunschwäche. Bei Entnahme von Weisheitszähnen im Unterkiefer kommt es durch die Lage des Wundgebietes zu einer erhöhten Bakterienlast, die das Infektionsrisiko erhöht. Eine Wundfläche > 10 cm^2 und der erschwerte Zugang durch Schienung im Transplantatgebiet erhöhen ebenso das Risiko. Solche Patienten können von einer Mundspüllösung profitieren.

Kontraindizierte und indizierte Wirkstoffe

Im Zusammenhang mit oraler Wundheilung ist Chlorhexidin als Wirkstoff kontraindiziert oder wird zumindest kritisch betrachtet[4]. Gründe für eine Kontraindikation von Chlorhexidin sind:

- Zytotoxizität: Chlorhexidin schädigt Schleimhautzellen und verzögert somit die Wundheilung.
- Mutagenität und mögliche prämaligne Veränderungen: Studien zeigen Hinweise auf unerwünschte Zellveränderungen in der Mundschleimhaut.
- Neurotoxizität und Resorptionsrisiko: Chlorhexidin kann in den Körper aufgenommen werden und möglicherweise schädliche Wirkungen haben.
- Anaphylaxierisiko: Seltene, aber schwerwiegende allergische Reaktionen sind dokumentiert.
- Verfärbungen und Geschmacksveränderungen: Nutzung kann Zahnverfärbungen und Geschmacksstörungen verursachen.

Falls eine antiseptische Mundspülung nach dem chirurgischen Eingriff notwendig ist, sollte eine Alternative zu Chlorhexidin gewählt werden.

Alternativen zu Chlorhexidin

Povidon-Iod (z. B. Betaisodona): Zuverlässiger, mikrobizider Wirkstoff gegen grampositive und gramnegative Bakterien, Pilze und Protozoen, bei längerer Einwirkzeit auch sporozid und zusätzlich wirksam gegen eine Reihe von Viren[4]. Es verfärbt das Wundgebiet und wirkt, solange die Braunfärbung vorhanden ist. Eine Kontraindikation besteht bei Überempfindlichkeit gegenüber dem Wirkstoff oder einem der Hilfsstoffe, Hyperthyreose oder andere manifeste Schilddrüsenerkrankungen, Dermatitis herpetiformis Duhring, vor und nach einer Radio-Iod-Anwendung bis zum Abschluss dieser Anwendung und bei Kindern unter 6 Jahren.

Verordnung Povidon-Iod: Spülung zwei- bis dreimal täglich für 30 Sekunden mit 10 ml alkoholfreier Povidon-Iod Spüllösung (z. B. Betaisodona 1:10 in Wasser verdünnt) für 7 bis 10 Tage.

Polihexanid-Betain-Kombination (z. B. Pront-Oral): Geeignet für Kinder ohne Altersbegrenzung. Polihexanid (PHMB) wirkt gegen grampositive und gramnegative sowie multiresistente Keime. Im Mund werden plaque- und biofilmbildende Bakterien und Pilze eliminiert. In sauberen und verschmutzten Wunden wirkt es stärker als Chlorhexidin[3]. Seine geringe Toxizität wird als Grund für die wundheilungsfördernde Wirkung angesehen, obwohl es in den Bakterienstoffwechsel störend eingreift.

Anionische Verbindungen in Zahnpasten führen zum Ausfällen von Polihexanid und machen es unwirksam. Die Empfehlung, den Mund nach dem Zähneputzen und vor der Mundspülung gründlich auszuspülen, ist unter klinischen Bedingungen nicht erfolgreich. Wie aus In-vitro-Untersuchungen hervorgeht, bleiben Schleimhautzellen und Zahnoberflächen mit Detergenzien aus der Zahnpasta fest verbunden, selbst wenn sie unter Laborbedingungen gründlich gewaschen werden[1,2]. Deshalb muss bei der Wahl dieses Spülmittels gleichzeitig auf Tenside in der Zahnpasta geachtet werden, die die Wirkung nicht beeinträchtigen (z. B. Paro amin-Zahnpasta oder Meridol Zahnfleischschutz-Zahnpasta).

Verordnung Polihexanid-Betain-Kombination: Spülung mit 0,2%iger Lösung zwei- bis dreimal täglich mit 10 ml für 30 Sekunden bzw. bei MRE für 60 Sekunden für 7 bis 10 Tage. Zahnpasta ohne inhibitorische Tenside verwenden (z. B. Paro Amin Zahnpasta oder Meridol Zahnfleischschutz-Zahnpasta).

Zahnpasta

Zahnpasten bestehen aus Wirkstoffen und Hilfsstoffen. Hilfsstoffe in Zahnpasten haben verschiedene Funktionen, die über die eigentliche Prophylaxe hinausgehen. Sie sorgen für die richtige Konsistenz, Geschmack, Optik und Haltbarkeit der Zahnpasta. Wichtige Gruppen und ihre Wirkungen sind:

- Feuchthaltemittel (z. B. Sorbit, Xylit, Glycerin): verhindern das Austrocknen der Zahnpasta und tragen zu einem angenehmen Mundgefühl bei.
- Verdickungsmittel (z. B. Hydroxyethylcellulose): geben der Zahnpasta ihre cremige, geschmeidige Konsistenz.
- Geschmacksstoffe (z. B. Menthol, Süßungsmittel): sorgen für Frische und ein angenehmes Geschmackserlebnis.
- Farbstoffe (z. B. Titandioxid, Blue Covarine): verleihen der Zahnpasta eine ansprechende Optik oder lassen die Zähne optisch heller wirken.
- Konservierungsstoffe (z. B. Methylparaben): verlängern die Haltbarkeit, indem sie das Wachstum von Mikroorganismen hemmen.

Diese Hilfsstoffe tragen dazu bei, dass die Zahnpasta angenehm in der Anwendung ist, ihre Wirkstoffe stabil bleiben und die Zahnreinigung effektiv unterstützt wird. Da einige der Hilfsstoffe zunehmend kritisch betrachtet werden (z. B. Parabene wegen ggf. hormoneller Wirkung, ätherische Öle als mögliche Allergieauslöser), wird zu „vorsichtigem Ausspülen" nach der Anwendung geraten, um eine unerwünschte Wirkung dieser Substanzen zu verhindern. Hingegen soll das Fluorid nicht von der Zahnoberfläche weggespült werden. Das „vorsichtige Ausspülen" ist eine Neuorientierung, wurde doch, um die kariesprotektive Wirkung zu verstärken, vom Ausspülen des Mundes mit Wasser nach dem Zähneputzen bis jetzt abgeraten.

Zur Unterstützung der mechanischen Reinigung dienen Abrasivstoffe wie *Hydrated Silica*, während Tenside wie Natriumlaurylsulfat (SLS) für Schaumbildung sorgen. SLS kann jedoch bei manchen Personen Schleimhautreizungen verursachen und steht im Verdacht, Aphthen zu fördern.

Als Tenside wirken jedoch auch Aminfluoride und Betain. Wie bereits beschrieben, leistet Betain einen wundheilungsfördernden Beitrag. Untersuchungen von Zahnpasten zeigen, dass Betain im Gegensatz zu anderen Tensiden nicht zytotoxisch auf Fibroblasten des Parodonts und der Mundschleimhaut wirkt[1,2]. Daher sollte bei der Auswahl auf die Grundtypen von Tensiden beachtet werden.

Anionische Tenside haben eine starke Reinigungswirkung, können aber die Schleimhaut irritieren und inhibieren Wirkstoffe in Mundspüllösungen. Beispiel für anionische Tenside:

- Natriumlaurylsulfat (Sodium Lauryl Sulfate, SLS)
- Natriumlaurylethersulfat (Sodium Laureth Sulfate, SLES)

Kationische Tenside befinden sich seltener in Zahnpasten als anionische Tenside. Sie haben oft antibakterielle Eigenschaften und werden in medizinischen Zahnpasten zur Karies- oder Plaqueprophylaxe eingesetzt. Beispiel für kationische Tenside:

- Cetylpyridiniumchlorid (CPC)
- Benzalkoniumchlorid
- Aminfluoride (z. B. Olafluor)

Aminfluoride haben eine Doppelfunktion. Sie dienen der Remineralisation und verbessern durch die Tensidwirkung die Verteilung des Fluorids. Durch die kationische Ladung können sie sich an negativen Oberflächen, wie Zahnschmelz oder Bakterienmembranen, anlagern.

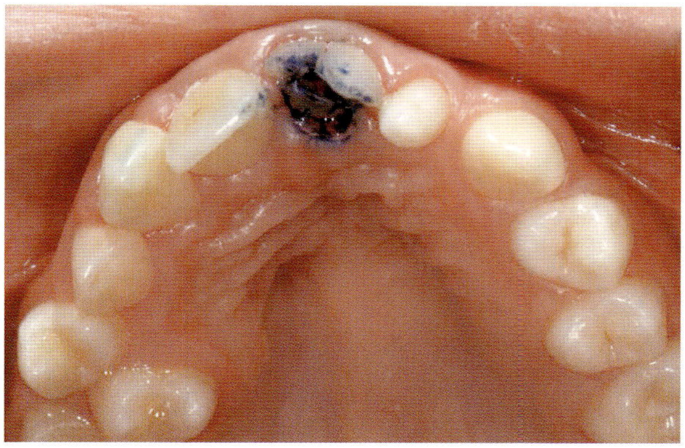

Abb. 17-1 Die Voraussetzungen der Hygienefähigkeit werden durch Engstand und das Unfallereignis beeinträchtigt.

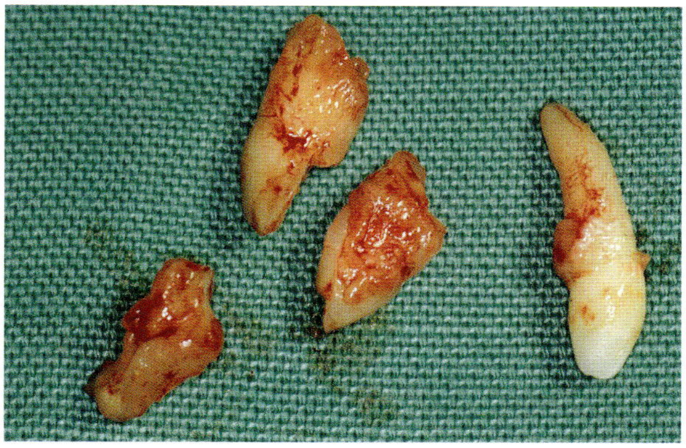

Abb. 17-2 Das parodontale Trauma durch den Zahnunfall mit Trümmerfraktur beeinträchtigt das Transplantationsgebiet.

Amphotere Tenside sind besonders hautfreundlich. Beispiel für amphotere Tenside:

- Cocamidopropylbetain
- Laurylbetain

Zugesetzte Zinksalze wirken antibakteriell und helfen gegen Zahnfleischentzündungen und Mundgeruch.

Insgesamt spielen Zusammensetzung und Wechselwirkungen der Inhaltsstoffe eine große Rolle für die Wirksamkeit und Verträglichkeit von Zahnpasten. Die Rezepturen ändern sich laufend. So kann eine Zahnpasta, die heute noch z. B. Titandioxid enthält, schon bei der nächsten Empfehlung neu formuliert worden sein.

Präventionspläne erstellen

Für die ersten 10 Tage nach Zahntransplantation fokussiert der Präventionsplan auf die Hygienefähigkeit von Parodont und Wundflächen. Die Größe und Lage der Wundflächen von Entnahmestelle und Empfängerregion, Nähte und Schiene müssen im Hygieneplan berücksichtigt werden. Die Voraussetzungen der Hygienefähigkeit können durch Engstand und Unfallereignis beeinträchtigt sein (Abb. 17-1). Ein parodontales Trauma durch Zahnunfall mit Trümmerfraktur beeinträchtigt das Transplantationsgebiet (Abb. 17-2). Die Notwendigkeit einer chemischen Plaquereduktion ist zusätzlich zur mechanischen Plaquekontrolle bei Wundflächen > 10 cm² erforderlich (Abb. 17-3). Ist das Transplantat parodontal eingeheilt, muss auch dieser Zahn in eine Kariesprävention oder Kariesbehandlung einbezogen werden. Eine Kariesbehandlung sollte gerade bei Transplantaten möglichst frühzeitig und vornehmlich im Schmelzbereich stattfinden. Die Auswahl der Zahnpflegeprodukte ist auf die Bedürfnisse der Kariesprävention und Parodontitisprävention anzupassen (Abb. 17-4). Im Frontzahngebiet kann ein bakteriendichter Verschluss der Fissur gleichzeitig mit der Umgestaltung eines Prämolaren zum Frontzahn erfolgen (Abb. 17-5). Zusätzliche Anpassungen der Mundhygiene sind auch während kieferorthopädischer Weiterbehandlung nötig, da zusätzliche Prädilektionsstellen für Plaque durch die Nischen um Brackets entstehen (Abb. 17-6). Bei Patienten während Adoleszenz unterstützen Hormone die Entstehung einer Gingivitis. Eine qualitative Verbesserung der Zahnputztechnik und Motivation, diese mindestens zweimal täglich durchzuführen, kann die Gingivitis erfolgreich verhindern (Abb. 17-7). Die interdentale Anpassung der

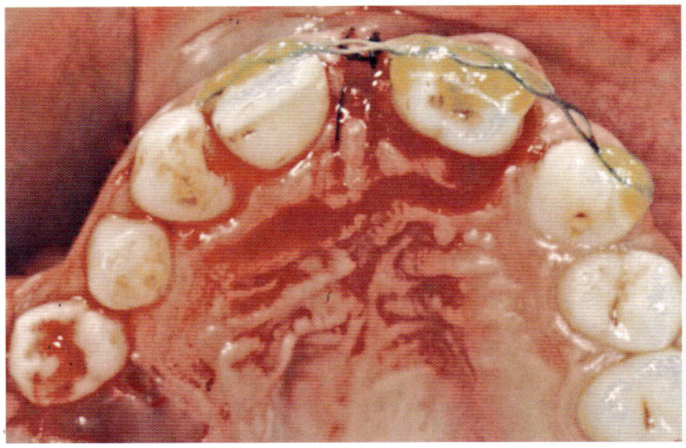

Abb. 17-3 Die Wundflächen sind insgesamt > 10 cm^2 groß, sodass neben der mechanischen Plaquekontrolle eine chemische Plaquereduktion indiziert ist.

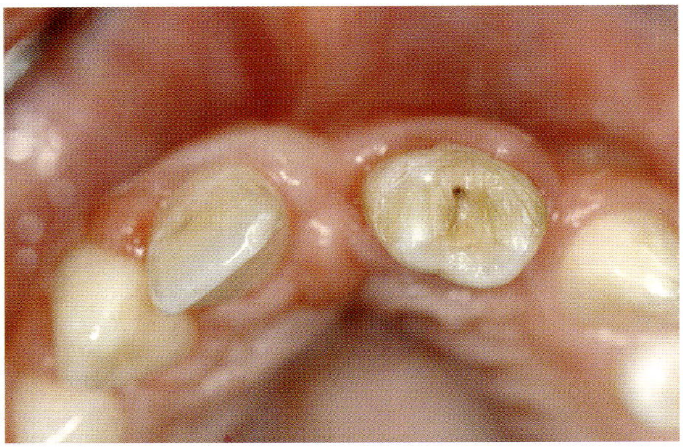

Abb. 17-4 Nach Heilung des Parodonts ist bei dem transplantierten Zahn besonders auf Kariesbehandlung im Frühstadium und Kariesprävention zu achten.

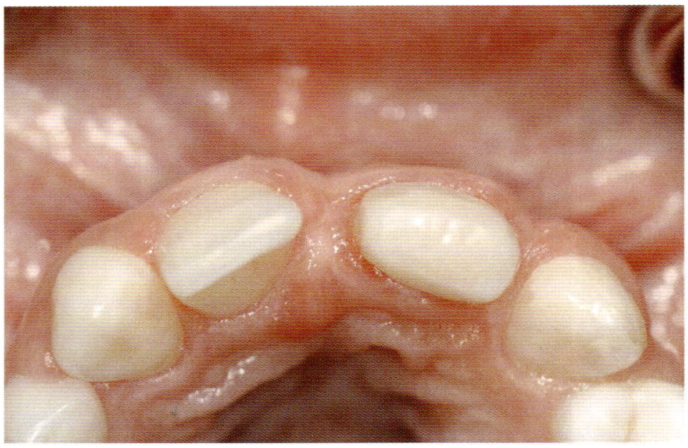

Abb. 17-5 Zustand nach Umgestaltung des Prämolaren zu einem Frontzahn.

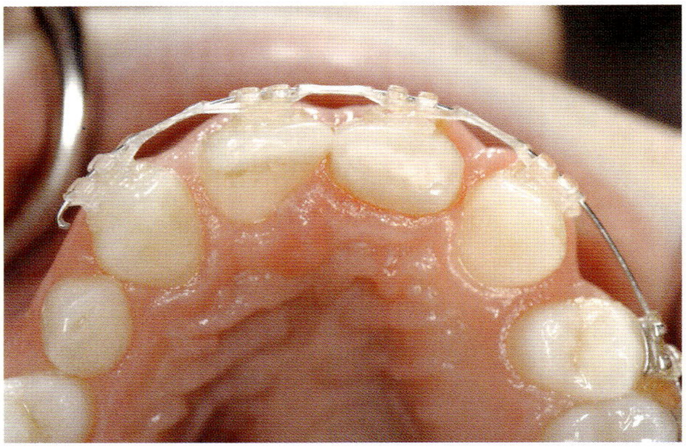

Abb. 17-6 Während kieferorthopädischer Korrektur muss die Mundhygieneinstruktion i. d. R. alle 3 Monate in der Individualprophylaxe angepasst und durch professionelle Reinigungen unterstützt werden.

Schiene reduziert die Verschiebung von Speiseresten in den Approximalraum (Abb. 17-8). Falls eine interdental angepasste Schiene nicht möglich ist, stellt die Mundspülung mit Polihexanid-Betain-Kombination eine Alternative dar (Abb. 17-9).

Die Verlaufskontrolle einer Transplantation muss am Operationstag beginnen (Abb. 17-10). Im Verlauf zeigt eine approximale Blutung bei der ersten Wundkontrolle mögliche Heilungsschwierigkeiten, die hygienebedingt entstanden sein können. Dies muss beurteilt und die Instruktion bei Bedarf angepasst werden (Abb. 17-11). Bei weiterbestehender insuffizienter Zahnpflege weisen Verfärbungen von Fissuren auf eine Kariesaktivität hin. Fissurenversiegelungen gehören zu den wirkungsvollsten Präventionsstrategien und sind besonders bei Patienten, die wegen Karies ein Transplantat benötigen, frühzeitig für alle Zähne und das Transplantat indiziert (Abb. 17-12). Die röntgenologische Nachkontrolle darf sich nicht auf die Nachsorge des chirurgischen Eingriffs beschränken. Nur bei ausgeprägter Karies sind die Befunde auch auf dieser Bildgebung diagnostizierbar (Abb. 17-13). Im weiteren Verlauf sollte das Kariesrisiko durch

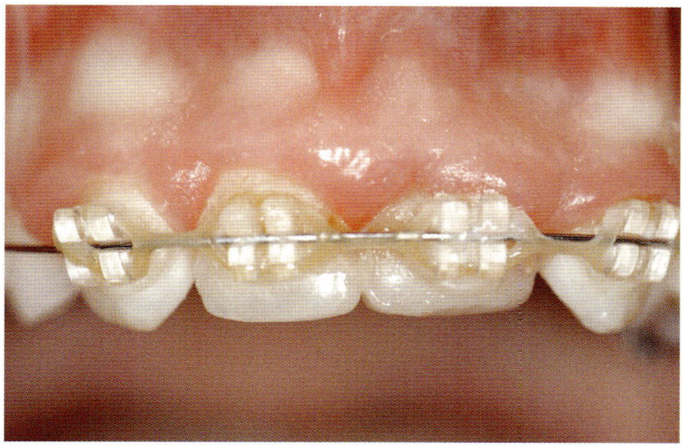

Abb. 17-7 Auch bei hoher Motivation zu guter Mundhygiene kommt es gerade bei pubertierenden Patienten zur hormonbedingten Gingivitis. Eine perfektionierte Mundhygiene wirkt dem erfolgreich entgegen.

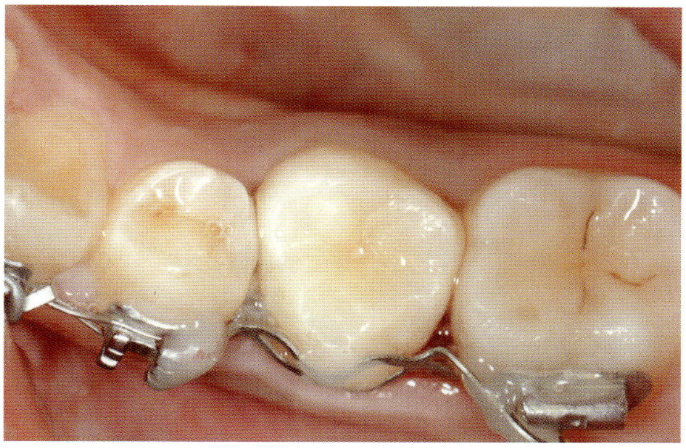

Abb. 17-8 Durch eine interdentale Anpassung der Schiene wird das Verschieben von Plaque in den Approximalraum beim Zähneputzen verhindert. Dies unterstützt die Reinigungsfähigkeit.

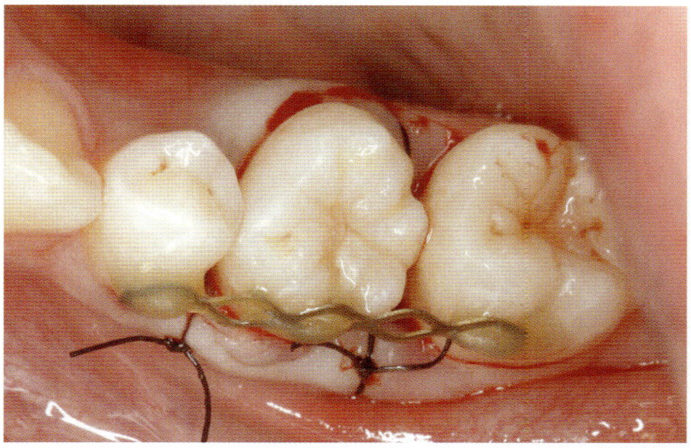

Abb. 17-9 Nicht in jedem Fall ist die Anpassung der Schiene interdental möglich. Eine Mundspülung mit wundheilungsfördernden Inhalten (Polihexanid-Betain-Kombination) unterstützt den Heilungsprozess.

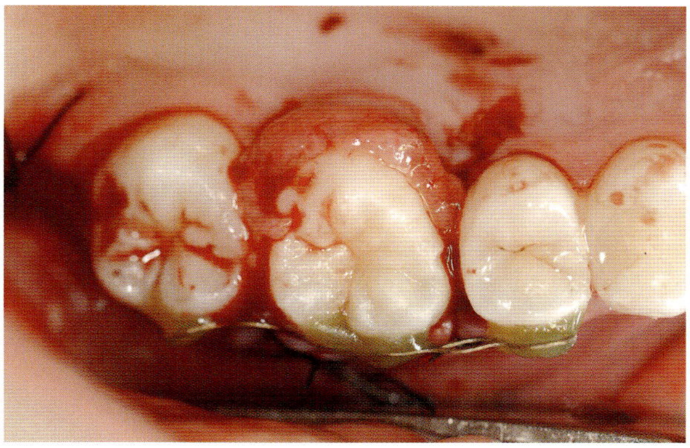

Abb. 17-10 Transplantation Zahn 18 an die Stelle von Zahn 16 am Operationstag.

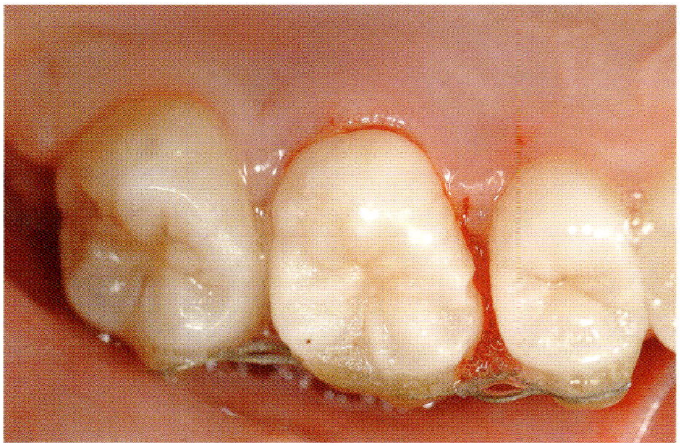

Abb. 17-11 Transplantat während der Einheilung mit approximaler Blutung bei der ersten Wundkontrolle. Die Fissuren der Nachbarzähne sind verfärbt.

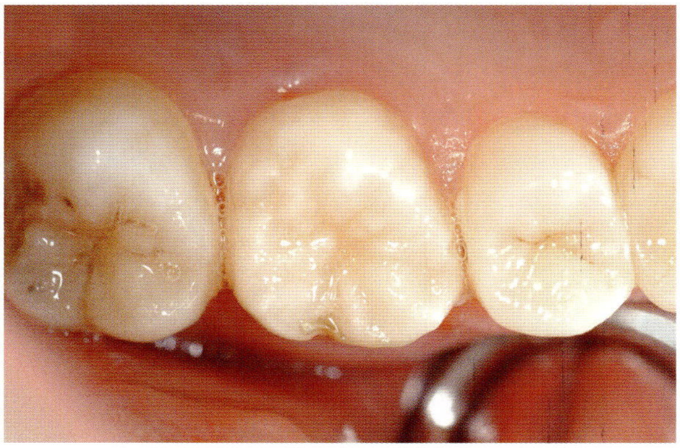

Abb. 17-12 Transplantat 1 Jahr nach Behandlung. Insuffiziente Zahnreinigung zervikal und approximal und weitere Zunahme der Verfärbung in den Fissuren der Nachbarzähne.

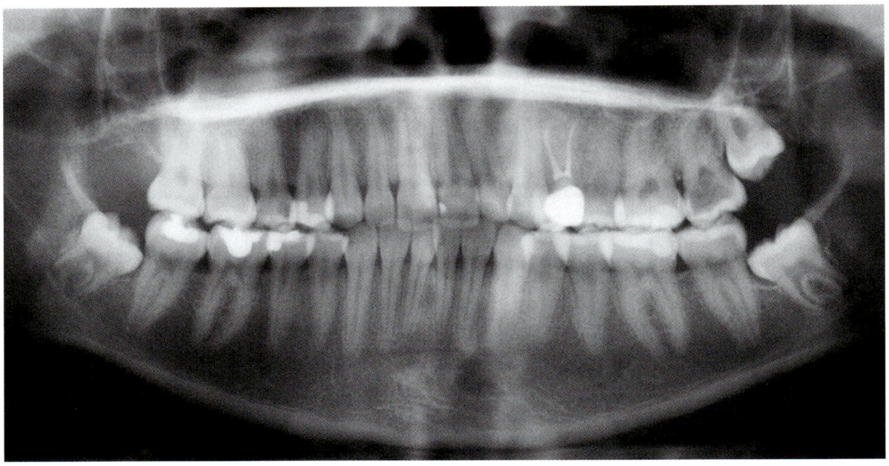

Abb. 17-13 Die Nachkontrolle 1 Jahr nach Transplantation zeigt röntgenologisch die perfekte Einheilung des Transplantats. Gleichzeitig sind multiple Zähne von tiefer Karies betroffen.

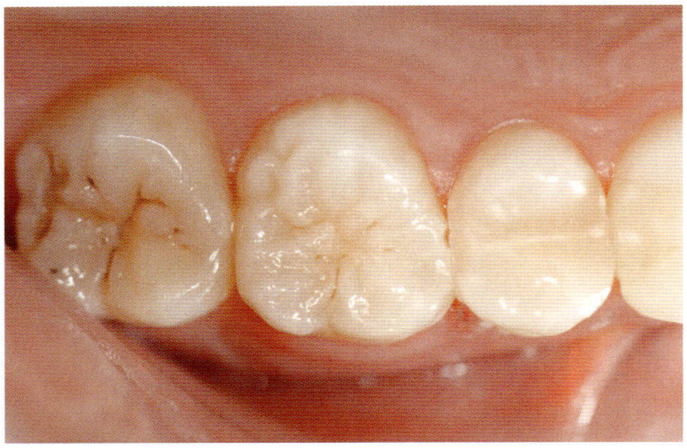

Abb. 17-14 Transplantat 3 Jahre nach Behandlung mit erster Verfärbung der Fissur. Insuffiziente Zahnreinigung zervikal und approximal und weitere Zunahme der Verfärbung in der Fissur von Zahn 17. Zahn 15 wurde okklusal und mesial mit einer Füllung versorgt.

engmaschige, professionelle Prophylaxesitzungen und minimalinvasive Behandlung stabilisiert werden. Dies ist nur durch das Anwenden einer konsequenten Strategie erreichbar. Die Betreuung des gesamten Gebisses benötigt eine konstante Intervention, wenn das gewünschte Behandlungsergebnis noch nicht ausreicht, um die Zahngesundheit auf Dauer zu stabilisieren (Abb. 17-14).

Literatur

1. Cvikl B, Lussi A, Gruber R: The in vitro impact of toothpaste extracts on cell viability, Eur J Oral Sci 2015;123:179–185.
2. Cvikl B, Lussi A, Moritz A, Gruber R: Dentifrices for children differentially affect cell viability in vitro. Clin Oral Invest 2017;21:453–461.
3. Hübner N, Kramer A: Review on the efficacy, safety and clinical applications of Polihexanide, a modern wound antiseptic. Skin Pharmacol Physiol 2010;23:17–27.
4. Kramer A, Dissemond J, Kim S, Willy C, Mayer D, Papke R, Tuchmann F, Assadian O: Consensus on wound antisepsis: Update 2018. Skin Pharmacol Physiol 2018;31:28–58.

Recall – was und wann?

18

Puria Parvini, Sandra Kallab, Frank Schwarz

Der Recall dient der systematischen Kontrolle des Heilungsprozesses nach der Zahntransplantation. Er ermöglicht die frühzeitige Erkennung und Behandlung potenzieller Komplikationen. Obwohl der operative Eingriff die Grundlage für die Heilung legt, können im Recall übersehene Infektionen oder eine nicht erkannte Pulpanekrose den Erhalt des Transplantats gefährden[12]. Durch regelmäßige Recall-Termine kann der Heilungsverlauf kontinuierlich kontrolliert und sichergestellt werden, dass mögliche Komplikationen frühzeitig erkannt und behandelt werden. Dies trägt maßgeblich zur langfristigen Erfolgsrate von Zahntransplantationen bei[8,18,22].

Verschiedene Faktoren beeinflussen den Erfolg einer Zahntransplantation und bestimmen die langfristige Prognose. Unter anderem hängt der Erfolg mit patientenbezogenen Faktoren wie Geschlecht und Alter zusammen[1,2,7,13]. Auch Merkmale des Spenderzahns, wie Typ, Morphologie, Position und Wurzelentwicklung, spielen eine Rolle[1–3,7]. Zudem beeinflussen Eigenschaften des Empfängerbereichs, wie die Lage und lokale Entzündungen sowie das Volumen und die Qualität des Alveolarknochens, die Ergebnisse[7,17]. Die chirurgische Vorgehensweise und die Erfahrung des Operateurs sind ebenfalls entscheidend[23].

Erfolg bedeutet, dass der Zahn keine Ankylose oder infektionsbedingte Wurzelresorption hat, eine physiologische Beweglichkeit zeigt und die Wurzelentwicklung fortschreitet, soweit keine Wurzelkanalbehandlung erforderlich war.

Parodontale Diagnostik im Recall

Der Perkussionsschall und das Periotest-Verfahren ermöglichen eine verlässliche Diagnostik der parodontalen Situation[16,19]. Der Periotest misst hierbei die Dämpfungseigenschaften des Zahnhalteapparates und somit die Zahnbeweglichkeit[4,5,9]. Ein 8 g schwerer Klopfstab im Handstück des Geräts trifft innerhalb von vier Sekunden 16-mal mit 0,2 m/s auf die Zahnoberfläche[20] (Abb. 18-1 und 18-2). Die Periotest-Werte (Periotest values = PTVs) werden aus der Kontaktzeit zwischen dem Stößel und dem Zahn berechnet und liegen im Bereich zwischen −8 bis 50.

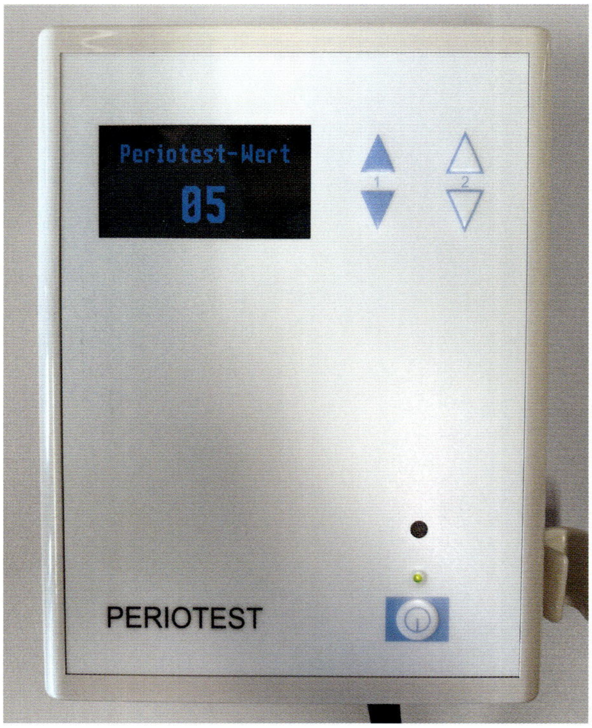

Abb. 18-1 Periotest-Gerät (Periotest, Gulden Medizintechnik, Bensheim).

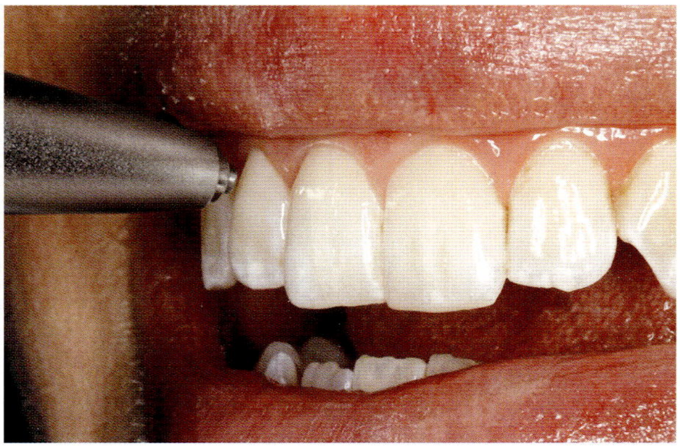

Abb. 18-2 Horizontale Periotest-Messung.

Die Zähne werden horizontal perkutiert: Der zu untersuchende Zahn sollte möglichst vertikal stehen, der Messkopf wird in einem Abstand von 0,5 bis 2,5 mm im rechten Winkel zum Zahn angesetzt und ermittelt einen Messwert, der sowohl akustisch als auch optisch wiedergegeben wird.

Zur Interpretation der Messergebnisse werden die Werte der unverletzten Nachbarzähne als Referenz herangezogen. Ein Anstieg der Werte im Recall deutet auf eine infektionsbedingte Zunahme der Zahnbeweglichkeit hin, während sinkende Werte auf 0 oder darunter auf pathologische Verengungen des Parodontalspalts hinweisen[12]. Der Periotest kann auch einen direkten Kontakt oder eine knöcherne Verbindung zwischen Zahn und Knochen (Ankylose) anzeigen.

Um solche Tendenzen in die eine oder andere Richtung zu erkennen, sollten bei jeder postoperativen Untersuchung die PTVs erhoben werden. Die Ermittlung des Perkussionsschalls mithilfe eines Spiegelschafts – wobei der untersuchte Zahn mit den Nachbarzähnen verglichen wird – rundet die Diagnostik ab.

Durch die Kombination dieser diagnostischen Verfahren lässt sich die parodontale Situation sehr gut beurteilen und der Behandlungserfolg langfristig kontrollieren. Die parodontale Heilung ist in der Regel innerhalb von 2 bis 3 Monaten abgeschlossen.

Diagnostik der Pulpa im Recall

Die Revaskularisierung der Pulpa ist ebenfalls – wenn Vitalerhalt möglich war – ein wesentliches Erfolgskriterium für eine erfolgreiche Zahntransplantation[15]. Eine Revaskularisation kann frühestens nach 4 bis 6 Monaten auf Röntgenbildern verifiziert werden[12]. Diese zeigen bei Revaskularisation den Fortschritt des Wurzelwachstums und/oder eine Obliteration der Pulpa (siehe Kapitel 21). Der Sensibilitätstest bleibt grundsätzlich negativ.

Praktischer Ablauf des Recalls

Am Recall-Tag wird zunächst die allgemeine Anamnese des Patienten aktualisiert. Zudem wird speziell abgefragt, ob der Patient (zahnärztliche) Beschwerden hat. Anschließend erfolgt eine visuelle Inspektion des transplantierten Zahns, gefolgt von einer Fotodokumentation.

Im nächsten Schritt können die folgenden klinischen Parameter des transplantierten Zahns erfasst und überprüft werden (Tab. 18-1). Diese entsprechen eher einer Maximaldiagnostik und sind nicht bei jedem Patienten und auch nicht zu jedem Zeitpunkt in diesem Umfang erforderlich.

Plaqueindex (PI)[21] in Gradeinteilungen, z. B. an 6 Stellen

- Grad 0: keine Plaque auf der Zahnoberfläche am Gingivarand vorhanden
- Grad 1: getrocknete Zahnoberfläche sieht plaquefrei aus, aber vom marginalen Drittel lässt sich mit einer spitzen Sonde Plaque abstreifen
- Grad 2: mäßige Ansammlung von Plaque im Tascheneingang und auf der freien Gingiva und/oder der benachbarten Zahnoberfläche, die mit bloßem Auge sichtbar ist
- Grad 3: viel Plaque im Tascheneingang und/oder auf der freien Gingiva und der angrenzenden Zahnoberfläche

Sondierungstiefen (ST), z. B. an 6 Stellen

- Bei der Messung der Sondierungstiefe wird eine Parodontalsonde mit einer definierten Kraft von 0,2 bis 0,3 N parallel zur Zahnachse in Richtung des apikalen Gewebes eingeführt[10]. Dabei wird die Sonde so weit vorgeschoben, bis ein Gleichgewicht zwischen dem Sondierungsdruck und dem Widerstand des Gewebes erreicht ist. Anschließend wird mithilfe der Millimetermarkierungen auf der Parodontalsonde die Sondierungstiefe in Relation zum Gingivarand abgelesen.

Bluten auf Sondieren (BOP)

- Die Sondierung mit einer Parodontalsonde dient als diagnostischer Test zur Erkennung subgingivaler Entzündungen und indirekt zur Beurteilung subgingivaler Plaque[10]. Ein zuverlässiger Rückschluss auf eine subgingivale Entzündung ist jedoch nur möglich, wenn der Gingivarand entzündungsfrei ist. Bei einer durch supragingivale Plaque bedingten Entzündung des Gingivarands tritt unabhängig von der subgingivalen Situation eine Blutung auf, da die Sonde den gereizten Geweberand berührt.
- Bei vorsichtiger Sondierung einer parodontalen Tasche mit einer Sondierungskraft von etwa 0,2 N können die Gefäße des subepithelialen Plexus verletzt werden. Dies führt zu einer Blutung in die parodontale Tasche, die spätestens nach 30 Sekunden am Gingivarand sichtbar wird.

Suppuration (SUPP)

- SUPP wird nach der Erhebung der ST beurteilt, um festzustellen, ob Exsudat auftritt, was auf eine Entzündung im Zahnhalteapparat oder der Pulpa hinweist[10].

Perkussionstest[14]

- Hierbei wird die Reaktion des Zahns und der resultierende Klopfschall beurteilt. Dies hilft, Erkrankungen des Zahnhalteapparats oder der Pulpa zu diagnostizieren. Die Bestimmung des Perkussionsschalls mittels Spiegelschaft im Vergleich zu den Nachbarzähnen ergänzt die diagnostische Untersuchung:
  - Klarer, heller Klang → normal oder mögliche Ankylose (Kontakt zum Knochen)
  - Dumpfer Klang → Infektion (z. B. Parodontitis apicalis) oder Zahnlockerung
  - Schmerzempfindlichkeit → Hinweis auf akute Entzündung

Keratinisierte Mukosa (KM)

- Eine Parodontalsonde (z. B. WHO-Sonde) wird von der marginalen Gingiva bis zur Mukosagrenze positioniert. Die gemessene Distanz (in Millimetern) gibt die Breite der keratinisierten Mukosa an.

Mukosale Rezession (MR)

- Die MR wird mit der Parodontalsonde gemessen und entspricht der vertikalen Entfernung von der Schmelz-Zement-Grenze zum Gingivarand.

Periotest-Wert (Periotest value = PTV)

- Siehe oben („Parodontale Diagnostik während des Recalls“)

Grundsätzlich werden die erhobenen Werte mit den Vergleichsdaten der bisherigen Recall-Termine verglichen, um die Entwicklung des Zahns und der umgebenden Gewebe zu beurteilen.

In Abständen wird eine Einzelzahnaufnahme angefertigt, um den Zustand des transplantierten Zahns und des umgebenden Gewebes radiologisch zu überprüfen.

Recall-Intervalle

Das Recall beginnt erst, wenn die initiale Heilungsphase abgeschlossen ist, mögliche Nähte entfernt, die Schiene abgenommen und gegebenenfalls eine Wurzelkanalbehandlung eingeleitet und abgeschlossen wurde.

Tab. 18-1 Die Dokumentation im Recall kann mit diesem Schema erfolgen.

Datum der Transplantation: ____________________
Transplantierter Zahn: ____________________
Datum des Recalls: ____________________
PTV: ____________________

	mesiobukkal	bukkal	distobukkal
ST			
PI			
MR			
KM			
BOP			
SUPP			
SUPP			
BOP			
KM			
MR			
PI			
ST			
	mesiooral	**oral**	**distooral**

Die Kontrollen bestehen aus einem 3-monatigen Recall-Programm im ersten Jahr, gefolgt von einem 6-monatigen Intervall in den nächsten zwei Jahren[6]. Danach erfolgt das Recall mit den oben beschrieben Erhebung der klinischen Parameter einmal jährlich. Bei jeder Kontrolle kann eine Einzelzahnaufnahme durchgeführt werden, sofern keine anderen aktuellen Röntgenbilder aufgrund anderer Indikationsstellung (z. B. Kieferorthopädie) vorliegen.

Kriterien für den klinischen und radiologischen Erfolg im Recall[11]

- Vorhandensein des Transplantats (Kriterium für die Überlebensrate)
- Keine Ankylose
- Physiologische Beweglichkeit des Zahns
- Keine pathologisch erhöhten Sondierungstiefen (im Vergleich zum Ausgangsbefund)
- Fehlen von apikaler Parodontitis
- Keine Hinweise auf progrediente Wurzelresorption

Eine gute Dokumentation der Behandlungs- und Recall-Daten sowie die fortlaufende Fotodokumentation sind essenziell, um die langfristige Qualität von Zahntransplantationen zu gewährleisten. Jeder Behandlungsschritt sowie der Verlauf während der Recall-Termine sollte entsprechend erfasst werden. Diese Dokumentation ermöglicht nicht nur eine objektive Beurteilung des Heilungsprozesses, sondern auch eine frühzeitige Erkennung möglicher Komplikationen. Zudem dient sie als wertvolle Grundlage für den Vergleich von Behandlungsergebnissen über verschiedene Nachuntersuchungszeiträume hinweg und bietet gleichzeitig einen rechtlichen Nachweis der Therapie.

Darüber hinaus fördert eine gut strukturierte Patientenakte die Kommunikation im Behandlungsteam und trägt zur kontinuierlichen Optimierung der klinischen Praxis bei.

Literatur

1. Andreasen JO, Paulsen HU, Yu Z, Bayer T, Schwartz O. A long-term study of 370 autotransplanted premolars. Part II. Tooth survival and pulp healing subsequent to transplantation. Eur J Orthod1990;12:14–24.
2. Andreasen JO, Paulsen HU, Yu Z, Schwartz O: A long-term study of 370 autotransplanted premolars. Part III. Periodontal healing subsequent to transplantation. Eur J Orthod 1990;12:25–37.
3. Andreasen JO, Paulsen HU, Yu Z, Bayer T: A long-term study of 370 autotransplanted premolars. Part IV. Root development subsequent to transplantation. Eur J Orthod 1990;12:38–50.
4. Berthold C, Holst S, Schmitt J, Goellner M, Petschelt A: An evaluation of the Periotest method as a tool for monitoring tooth mobility in dental traumatology. Dent Traumatol 2010;26:120–128.
5. Berthold C, Thaler A, Petschelt A: Rigidity of commonly used dental trauma splints. Dent Traumatol 2009;25:248–255.
6. Boschini L, Melillo M, Berton F: Long term survival of mature autotransplanted teeth: A retrospective single center analysis. J Dent 2020;98:103371.
7. de Carvalho VM, de Carvalho CM, de Carvalho AM, Borges TG, de Carvalho VE, Santiago EF: Statistical analysis of teeth autotransplantation in Portugal's region of Chaves. Acta Odontol Scand 2014;72:179–186.
8. Dokova AF, Lee JY, Mason M, Moretti A, Reside G, Christensen J: Advancements in tooth autotransplantation. J Am Dent Assoc 2024;155:475–483.
9. Ebeleseder KA, Glockner K, Pertl C, Stadtler P: Splints made of wire and composite: an investigation of lateral tooth mobility in vivo. Endod Dent Traumatol 1995;11:288–293.
10. Eickholz P: Parodontologie von A bis Z. Grundlagen für die Praxis. Berlin: Quintessenz, 2021.
11. Filippi A: Transplantation von Zähnen. Swiss Dent J. 2003;123:1030–1044.
12. Filippi A: Zahntransplantation: Biologischer Zahnersatz für Kinder, Jugendliche und manche Erwachsene. Berlin: Quintessenz, 2009.
13. Gonnissen H, Politis C, Schepers S, et al.: Long-term success and survival rates of autogenously transplanted canines. Oral Surg Oral Med Oral Pathol Oral Radiol Endod 2010;110:570–578.
14. Kvint S, Lindsten R, Magnusson A, Nilsson P, Bjerklin K: Autotransplantation of teeth in 215 patients. A follow-up study. Angle Orthod 2010;80:446–451.
15. Lee DJ, Lee SJ, Lee MJ, Kim EJ, Ohshima H, Jung HS: The role of angiogenesis and pulpal healing in tooth replantation and allograft transplantation. Biochem Biophys Rep 2021;26:100945.
16. Lukas D, Schulte W: Periotest--a dynamic procedure for the diagnosis of the human periodontium. Clin Phys Physiol Meas 1990;11:65–75.

17. Nagori SA, Bhutia O, Roychoudhury A, Pandey RM: Immediate autotransplantation of third molars: an experience of 57 cases. Oral Surg Oral Med Oral Pathol Oral Radiol 2014;118:400–407.
18. Park JH, Kim YG, Suh JY, Jin MU, Lee JM: Long-Term Survival Rate of Autogenous Tooth Transplantation: Up to 162 Months. Medicina (Kaunas) 2022;58:1517.
19. Schulte W, Lukas D: The Periotest method. Int Dent J 1992;42:433-440.
20. Shirako T, Churei H, Wada T, Uo M, Ueno T: Establishment of experimental models to evaluate the effectiveness of dental trauma splints. Dent Mater J 2017;36:731–739.
21. Silness J, Loe H: Periodontal Disease in Pregnancy. II. Correlation between Oral Hygiene and Periodontal Condtion. Acta Odontol Scand 1964;22:121–135.
22. Sugai T, Yoshizawa M, Kobayashi T, et al.: Clinical study on prognostic factors for autotransplantation of teeth with complete root formation. Int J Oral Maxillofac Surg 2010;39:1193–203.
23. Tschammler C, Angermair J, Heiligensetzer M, Linsenmann R, Huth KC, Nolte D: Primary canine auto-transplantation: a new surgical technique. Oral Surg Oral Med Oral Pathol Oral Radiol 2015;119:158–169.

19 Komplikationen nach Zahntransplantation und wie man sie vermeidet

Andreas Filippi

Die Komplikationen während und nach einer Zahntransplantation unterscheiden sich grundsätzlich nicht von denen nach einer unfallbedingten Avulsion[6,7]. In beiden Fällen sind Pulpa und Parodont des betroffenen Zahns abgerissen, was einerseits zu Zementdefekten auf der Wurzeloberfläche mit nachfolgend auftretender Ankylose, Wurzelresorption und Zahnverlust und andererseits zur Pulpanekrose mit nachfolgend auftretender apikaler Infektion führen kann. Fatal ist hierbei die Kombination von beidem: Sie resultiert in einer infektionsbedingten Wurzelresorption, die rasch, spektakulär und aggressiv zum Zahnverlust führt. Die moderne Traumatologie der Zähne hat hier in den letzten Jahren Vorgehensweisen und Therapiekonzepte entwickelt, welche die oben genannten Komplikationen reduzieren und infektionsbedingte Wurzelresorptionen vollständig vermeiden können, und von denen die meisten betroffenen Kinder und Jugendlichen erheblich profitieren können.

Diese moderne Vorgehensweise aus der zahnärztlichen Traumatologie sollte auch bei Zahntransplantationen eingesetzt werden. Die Komplikationsraten bezüglich Pulpa und Parodont können auf diese Weise minimiert werden. Die Zahntransplantation hat (hoffentlich) zudem noch deutlich bessere Ausgangsbedingungen im Vergleich zur (unfallbedingten) Avulsion: Der Zahn ist nicht kontaminiert, wurde nie unphysiologisch extraoral aufbewahrt, wurde äußerst gewebeschonend entfernt (was eine unabdingbare Voraussetzung für eine Transplantation ist), seine (zukünftige) Alveole ist nicht zertrümmert, die zirkulären Weichgewebe sind praktisch unverletzt und die Zähne haben ein weit offenes Foramen apicale, was durch den Zeitpunkt der Transplantation gesteuert und beeinflusst werden kann. All dies garantiert langfristig hohe Erfolgsraten, die nach Avulsion und Replantation so nicht erreicht werden[4,5]. Zahntransplantate gehen heute eigentlich nur noch durch eine große und nicht mehr behandelbare Karies verloren, was für jeden anderen Zahn auch gilt. Aus diesem Grund ist eine der Voraussetzungen für eine mögliche Zahntransplantation eine gute oder akzeptable Mundhygiene. Zusammenfassend spielen die typischen Komplikationen nach Avulsion bei der modernen Transplantation von Zähnen kaum mehr eine Rolle, vor allem seit man Zähne mit Pulpanekrose und offenem Foramen apicale revitalisieren kann. Es gibt jedoch andere typische Komplikationen, die vor allem im Transplantieren noch unerfahrenen Zahnärztinnen und Zahnärzten passieren. Zwei davon und vor allem deren Prävention werden nachfolgend beschrieben; mögliche Misserfolge der parodontalen Heilung oder des Überlebens der Pulpa werden in den Kapiteln 20 und 21 behandelt.

Weichgewebsdefizite

Nach Avulsion passen in der Regel Zahn und Alveole perfekt zusammen (Ausnahme sind größere Weichgewebsverluste der keratinisierten Gingiva). Dies ist nach Zahntransplantation eher selten der Fall, außer beim einfachsten Schwierigkeitsgrad der Zahntransplantation („simple", siehe Kapitel 3), der Transplantation eines Weisheitszahns im Oberkiefer an die Stelle eines nicht erhaltungswürdigen ersten oder zweiten Molaren im gleichen Quadranten[8]. Bei den höheren Schwierigkeitsgraden („advanced" und „complex", siehe Kapitel 3) passen Transplantat und Alveole meist nicht so gut zusammen: Die weichgewebige Öffnung der Alveole ist entweder größer als der Zahnhals des Transplantats (typisch bei Milcheckzahntransplantation, Schwierigkeitsgrad „complex") oder sie hat eine vollkommen andere Form. Ein perfekter primärer dentogingivaler Verschluss muss jedoch unmittelbar am Operationstag erzielt werden[4,5,8]. Er verhindert nicht nur kurz- und langfristig erhöh-

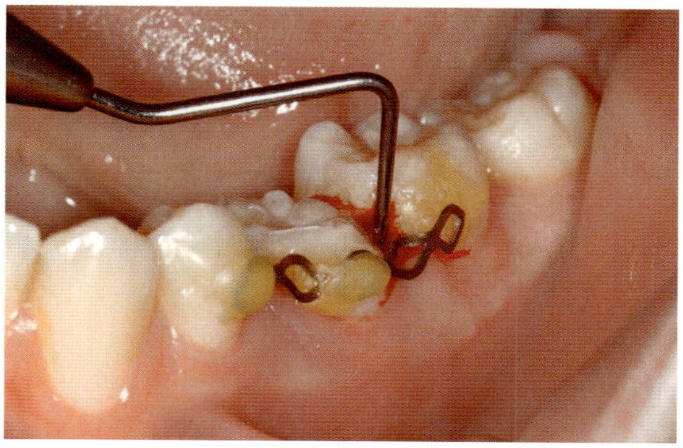

Abb. 19-1 Nicht ausreichender dentogingivaler Verschluss am OP-Tag führt nach 14 Tagen zur Paro-Endo-Läsion und zum Verlust des Zahns 18 an der Stelle von Zahn 35.

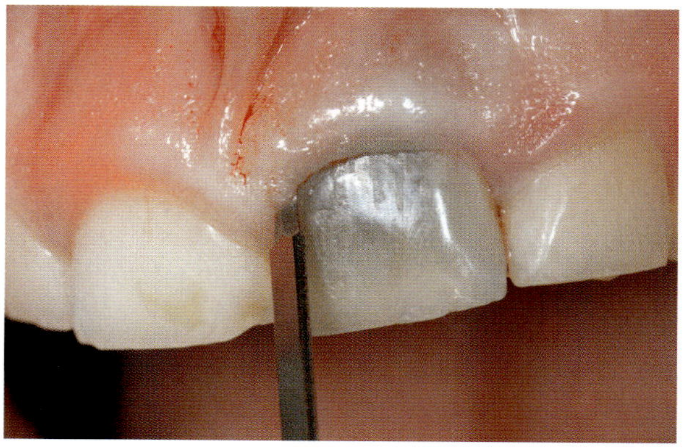

Abb. 19-2 Durchtrennen des dentogingivalen Verschlusses vor Zahntransplantation in der Empfängerregion mit einem mikrochirurgischen Skalpell.

te Sondierungstiefen, sondern garantiert auch eine komplikationslose parodontale Heilung (Abb. 19-1). Grundvoraussetzung hierfür ist, dass sowohl am Transplantat als auch in der Empfängerregion der dentogingivale Verschluss scharf durchtrennt wurde (Heilung Schnittwunde versus Riss-Quetsch-Wunde)[4,5]. Hierfür bieten sich entsprechende mikrochirurgische Skalpelle an (Abb. 19-2).

Die genannte Inkongruenz besteht vor allem nach Entfernung ankylosierter unterer Milchmolaren bei Nichtanlage unterer Prämolaren und Transplantation eines oberen Prämolaren in die genannte Region. Transplantation von Prämolaren im Oberkiefer an die Stelle von Prämolaren im Unterkiefer ist eine typische Indikation, da der kieferorthopädische Lückenschluss mit zwei oder drei Molaren im spongiösen Oberkiefer einfacher, schneller und sicherer ist als im kortikalen Unterkiefer. Die Form des Zahnhalses eines oberen Prämolaren passt nur dann perfekt zum Gingivaverlauf eines persistierenden Milchmolaren, wenn man den Prämolaren zunächst um 90° rotiert transplantiert und ihn nach etwa 3 Monaten parodontaler Heilung kieferorthopädisch derotiert[5] (Abb. 19-3 bis 19-6). Dies erspart allen Beteiligten die Morbidität und das Komplikationsrisiko erhöhender Weichgewebsplastiken. Zusätzlich werden auf diese Art und Weise linguale Perforationen der Mandibula bei bestehenden lingualen Einziehungen vermieden.

Fehlende initiale Stabilität

Mit Ausnahme von Transplantationen unterer Prämolaren an die Stelle mittlerer Schneidezähne im Oberkiefer ist die initiale Stabilität (nicht zu verwechseln mit der Primärstabilität in der Implantologie) von Zahntransplantaten insbesondere dann eingeschränkt bis überhaupt nicht vorhanden, wenn simultan der nicht erhaltungswürdige Zahn entfernt wird. Die Wurzelanatomie passt nicht zur vorhandenen Alveole; meist ist die Wurzel deutlich kleiner und vor allem kürzer (wurzelunreife Zähne), sodass eine Schienung erforderlich wird. Diese Schiene muss den Zahn während der Phase der parodontalen Heilung in der intraoperativ aus Gründen von Funktion/Okklusion und Ästhetik gewählten Position halten und vor einem Spontanverlust schützen. Sie darf allerdings auch die parodontale Heilung weder gefährden noch verhindern, sie muss putzbar sein (Plaqueakkumulation gefährdet den dentogingivalen

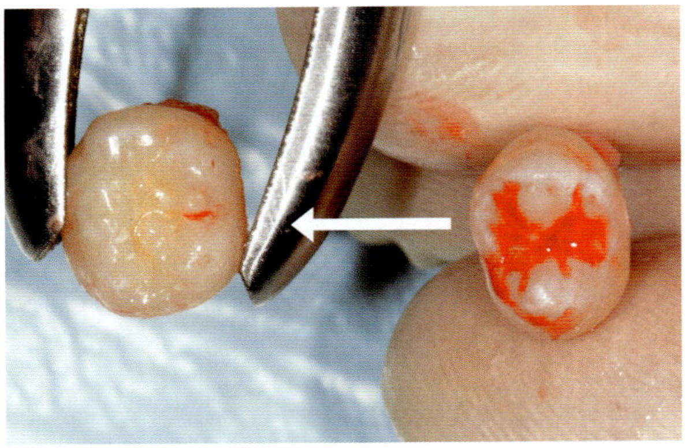

Abb. 19-3 Kronenform und Zahnhalsverlauf eines um 90° gedrehten Prämolaren im Oberkiefer (rechts) und eines Milchmolaren im Unterkiefer (links) sind nahezu identisch.

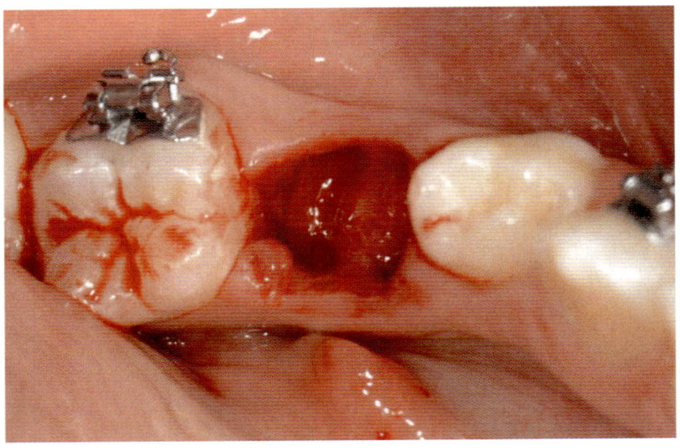

Abb. 19-4 Gingivaverlauf nach Entfernung eines persistierenden Milchmolaren im Unterkiefer.

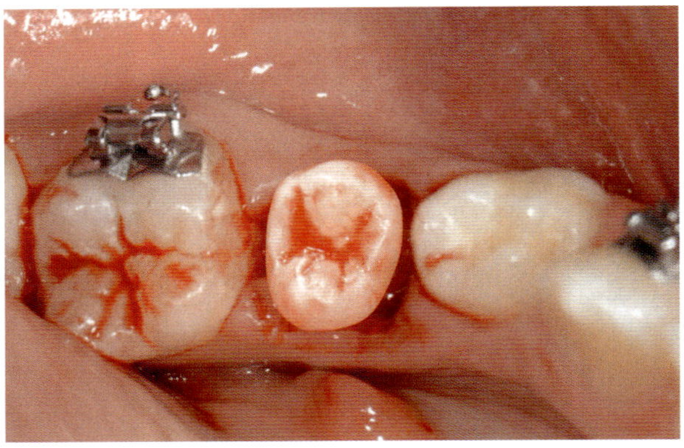

Abb. 19-5 Simulation der „normalen" Positionierung eines Prämolaren: Weichgewebsdefizite mesial und distal, Verlust bukkale und linguale Wand bei der Präparation des Transplantatlagers.

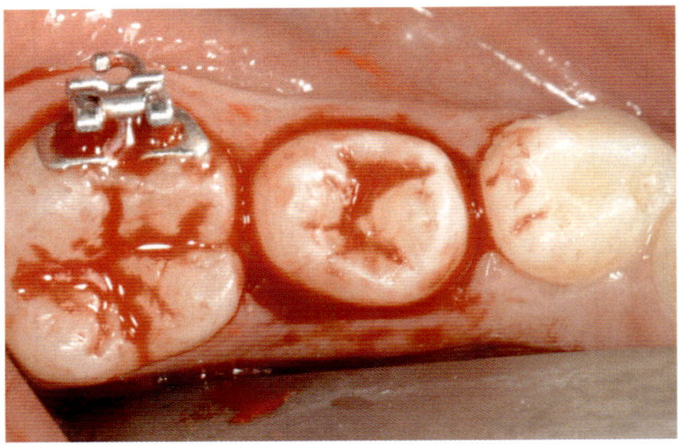

Abb. 19-6 Transplantation um 90° rotiert mit perfektem dentogingivalen Verschluss und ohne sagittalen Knochenverlust.

Verschluss in den ersten postoperativen Tagen) und sie darf weder die Okklusion stören noch die umgebenden Weichgewebe irritieren oder verletzen. Die einzige Schiene, die alle diese Eigenschaften erfüllt, ist die TTS (Titan-Trauma-Schiene, Medartis, Basel, Schweiz), und auch nur dann, wenn insgesamt maximal drei Zähne in die Schiene involviert sind, sie so weit wie möglich entfernt von der Gingiva fixiert wird, die Klebeflächen nicht unnötig groß sind, sie nur sehr wenige Wochen belassen und nicht zuletzt ein wirklich dünnfließendes Befestigungskomposit verwendet wird[1–3] (Abb. 19-7 bis 19-12). Die Schiene muss auf der einen Seite flexibel sein und bleiben; eine starre Immobilisation verzögert die parodontale Heilung enorm oder verhindert sie sogar. Auf der anderen Seite muss die Schiene normal funktionelle Belastung aushalten können: Transplantate müssen ab dem Operationstag funktionell belastet werden. Pürierte oder ständig weiche Nahrung muss vermieden werden (siehe Kapitel 16 und 17).

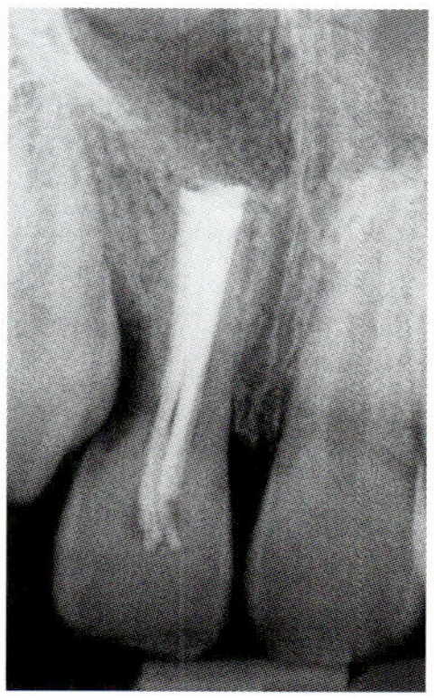

Abb. 19-7 Unfallbedingte finale Wurzelresorption Zahn 11 bei Nichtanlage Zahn 12.

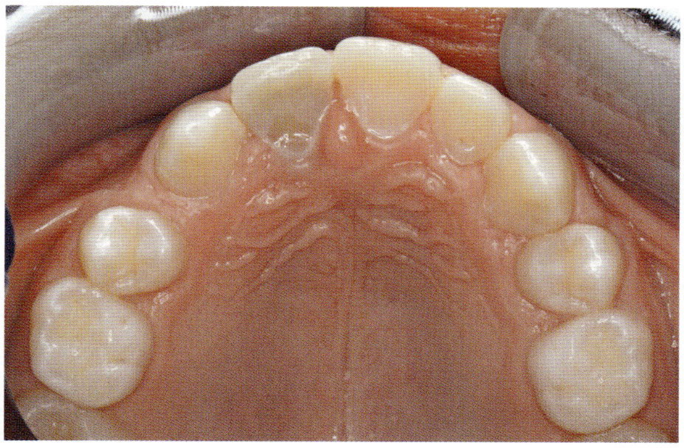

Abb. 19-8 Klinische Situation regio 11 und 65: der darunter liegende Zahn 25 soll an die Stelle von 11 transplantiert werden, um in beiden Quadranten wieder die gleiche Anzahl von Zähnen und einen perfekten, biologischen Ersatz für 11 zu erzielen.

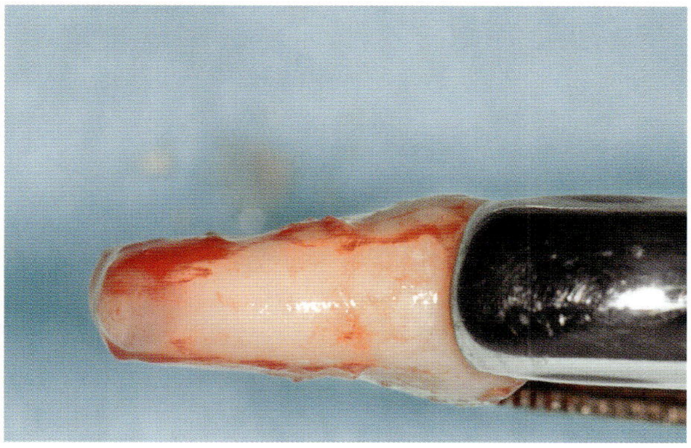

Abb. 19-9 Das gewebeschonend entnommene Transplantat 25 ...

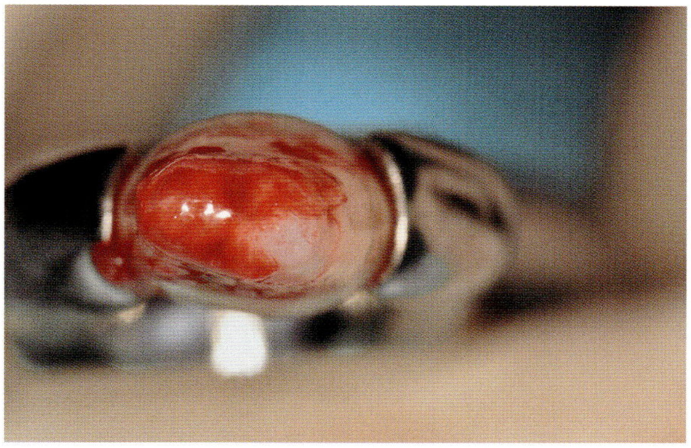

Abb. 19-10 ... mit noch weit offenem Foramen apicale.

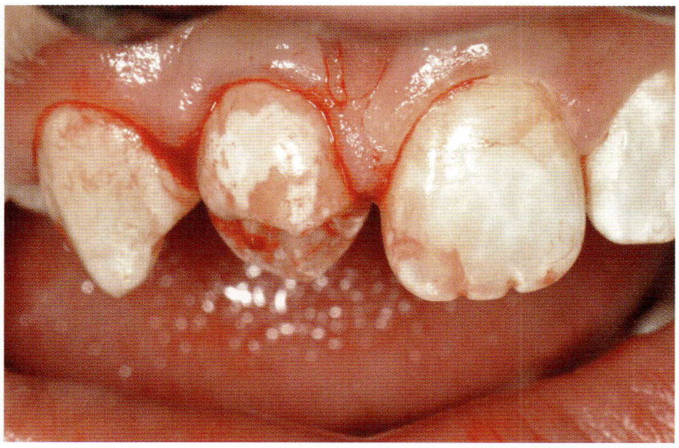

Abb. 19-11 Situation nach Transplantation des Zahns 25 an die Stelle von 11 nach Rotation um 180° aufgrund des deutlich besseren Austrittsprofils.

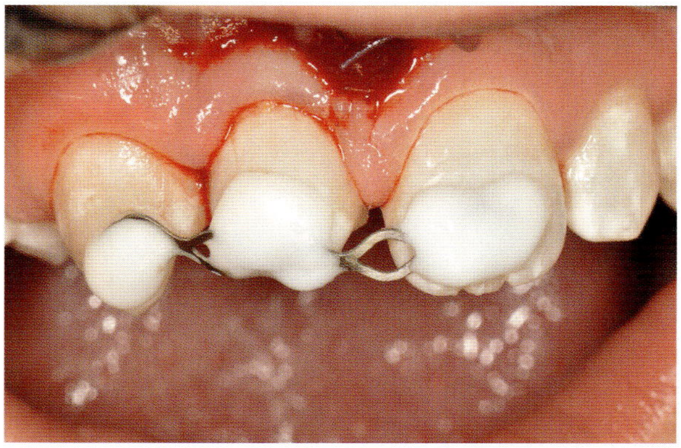

Abb. 19-12 Situation nach Fixation mit der TTS; die Fixation erfolgt mit Abstand zur Gingiva.

Fazit

Obwohl die Zahntransplantation in den Händen erfahrener Operateurinnen und Operateure bzw. Teams heute eine vorhersagbare Methode des Zahnersatzes bei Kindern und Jugendlichen darstellt, gibt es doch zahlreiche Details, die prä-, intra- und postoperativ erfüllt werden müssen. Nur dann können perfekte Resultate mit tatsächlich lebenslangem Überleben der Transplantate möglich werden – was bis heute keine andere Art des Zahnersatzes mit Ausnahme des kieferorthopädischen Lückenschlusses bieten kann. Und nur bei entsprechender Routine und Erfahrung lassen sich intra- und postoperative Komplikationen auf ein Minimum reduzieren – wie in jedem anderen chirurgischen Fachgebiet auch.

Literatur

1. von Arx T, Filippi A, Buser D: Splinting of traumatized teeth with a new device: TTS (Titanium Trauma Splint). Dent Traumatol 2001;17:180–184.
2. von Arx T, Filippi A, Lussi A: Comparison of a new dental trauma splint device (TTS) with three commonly used splinting techniques. Dent Traumatol 2001;17:266–274.
3. Filippi A, von Arx T, Lussi A: Comfort and discomfort of dental trauma splints – a comparison of a new device (TTS) with three commonly used splinting techniques. Dent Traumatol 2002;18:275–280.
4. Filippi A: Zahntransplantation. Quintessenz 2008;59:497–504.
5. Filippi A: Zahntransplantation. Berlin: Quintessenz, 2009.
6. Filippi A, Amato M, Zürcher A: Behandlung einer Avulsion. Dtsch Zahnärztl Z 2015;70:250–256.
7. Filippi A: Vermeidung von Komplikationen nach Zahntransplantation. Quintessenz 2016;67: 1447–1454.
8. Mollen I, Bernhart T, Filippi A: Transplantation of teeth after traumatic tooth loss. ENDO 2014;8: 301–307.

Parodont – Erfolgskriterien nach Transplantation

20

Barbara Carollo, Andreas Filippi

Die parodontale Heilung nach Zahntransplantation ist der entscheidende Faktor für den langfristigen Erfolg des Eingriffs. Dabei ist die Regeneration des Zahnhalteapparates – bestehend aus Gingiva, Wurzelzement, parodontalen Fasern und Alveolarknochen – relevant.

Im Wesentlichen entspricht die Zahnautotransplantation einer perfekten unfallbedingten Avulsion oder einer intentionellen Replantation, bei der optimalerweise keine oder nur kleine Zementdefekte auf der Wurzeloberfläche entstehen, sowohl bei der Entnahme des Transplantats als auch bei der eigentlichen Transplantation. Neben dem Eingriff und einem guten intraoperativen dentogingivalen Verschluss spielt in der Heilungsphase die Kontrolle des bakteriellen Angriffs (Mundhygienemanagement vor und nach Transplantation) eine entscheidende Rolle. Wenn wurzelunreife Zähne transplantiert werden, ist der Parodontalspalt breiter als nach Abschluss des Wurzelwachstums und damit weniger empfindlich für mechanische Verletzungen während des operativen Eingriffs[3]. Die parodontale Heilung nach Zahntransplantation wird in drei Phasen unterteilt: die *initiale Wundheilung* (die ersten 7 bis 10 Tage), die *Regeneration des Parodonts* (die ersten 4 bis 6 Wochen) sowie der *Knochenumbau und die funktionelle Integration* (bis zu einem Jahr).

Initiale Wundheilung

Zuerst bildet sich ein Blutkoagulum zwischen der Knochenoberfläche und der Wurzeloberfläche, das die Grundlage für jede Geweberegeneration bildet. In dieser Phase muss eine bakterielle Infektion vermieden werden, was mit einem dichten dentogingivalen Verschluss in Kombination mit guter lokaler Mundhygiene (siehe Kapitel 17) gesteuert wird.

Regeneration des Parodonts

Die parodontalen Fasern müssen wieder die Verbindung zwischen Zahnwurzel und umgebendem Knochen herstellen. Dies geschieht durch vitale Zellen auf der Wurzeloberfläche. Wenn es intraoperativ zu größeren Zementdefekten auf der Wurzeloberfläche gekommen ist (kritische Defektgröße > 2 x 2 mm), beginnen nach einer Woche Osteoklasten die an dieser Stelle ungeschützte Wurzeloberfläche zu resorbieren. Die Wurzel des Transplantats wird dann in der Folgezeit in die Umbauprozesse des Knochens einbezogen und früher oder später vollständig durch Knochen ersetzt (Ankylose, Ersatzgewebsresorption, Osseous replacement)[2,10,15,16]. Die parodontale Heilung nach Transplantation kann zuverlässig nach 4 bis 6 Wochen über den Perkussionsschall (Klopfschall) überprüft werden. Wenn der Perkussionsschall des Transplantats wie ein gesunder Nachbarzahn klingt, ist das Parodont geheilt. Klingt das Transplantat jedoch wie ein Implantat, ist es zur Ankylose und damit zu keiner parodontalen Heilung gekommen.

Knochenumbau und funktionelle Integration

In der Folgezeit findet dann die Umbauphase des Alveolarknochens statt. Der Knochen im ehemaligen Spalt zwischen künstlich geschaffener Alveole und Wurzeloberfläche des Transplantats muss ausreifen und seine finale Architektur erhalten. Dies führt zur langfristigen Stabilität des Zahns.

Es gibt verschiedene Faktoren, die positiven Einfluss auf die parodontale Heilung haben oder auch Voraussetzungen für eine erfolgreiche parodontale Heilung sind.

Vitalität der Wurzeloberfläche des Transplantats

Eine gewebeschonende Entnahme und Transplantation ist Grundvoraussetzung für das Überleben der Strukturen und Zellen auf der Wurzeloberfläche. Wurzelunreife Zähne sind leichter und gewebeschonender zu entfernen, haben einen breiteren Parodontalspalt und sind daher unempfindlicher für den chirurgischen Eingriff. Sie zeigen daher auch deutlich häufiger eine parodontale Heilung als wurzelreife Zähne.

Zu einem gewebeschonenden intraoperativen Management mit dem Transplantat gehören ein vorsichtiger Umgang mit Hebeln, insbesondere bei der Entfernung von Weisheitszähnen, die Vermeidung der Berührung der Wurzeloberfläche mit rotierenden Bohrern bei erforderlicher Osteotomie, keinerlei Berührung der Wurzeloberfläche mit Zangen oder chirurgischen Pinzetten, eine zellphysiologische extraorale Lagerung des Transplantats (Zahnrettungsbox) in jeder noch so kleinen Behandlungspause, eine drucklose Einprobe in der Empfängerregion sowie eine mobile und möglichst kurze Schienung. All dies sind Grundlagen einer jeden parodontalen Heilung. Nach der Aufbereitung des Transplantatlagers in der Empfängerregion sollte der Abstand der Wurzeloberfläche zum umgebenden Knochen 1 bis 1,5 mm betragen, wenn das anatomisch möglich ist. Eine exakte Positionierung des Transplantats und eine entsprechende Schienung gewährleisten ein stabiles Koagulum, was wiederum zu einer schnelleren Heilung führt und lästige Nachblutungen verhindert. Das gleichzeitige Herstellen eines soliden dentogingivalen Verschlusses ist dabei entscheidend für den Erfolg (siehe Kapitel 19).

Biofilmkontrolle

Eine konsequente und adäquat durchgeführte Mundhygiene ist unabdingbar für die entscheidende erste Phase der Heilung (siehe Kapitel 17). Dazu gehört auch, dass die Schiene nicht zu nah am dentogingivalen Verschluss positioniert wird, um überhaupt eine adäquate Hygiene in diesem Bereich zu ermöglichen. Gleichzeitig soll der Zahn funktionell belastet werden, da die sofortige funktionelle Belastung die parodontale Regeneration fördert. Die Schiene muss also mobil sein, um dies zuzulassen. Zudem darf nichts Weiches und nichts Klebriges gegessen werden, da dies die Heilung des dentogingivalen Verschlusses beeinträchtigen würde.

Parodontitis marginalis, Diabetes mellitus Typ I oder Rauchen kompromittieren eine parodontale Heilung. Alle drei Faktoren sind grundsätzlich Kontraindikationen für eine Zahntransplantation (Wahleingriff) und müssen mit betroffenen Patienten diskutiert werden (siehe Kapitel 2).

Im Heilungsverlauf kann es trotz aller Vorsicht zu parodontalen Komplikationen und parodontalen Misserfolgen nach Transplantation kommen. Eine nicht erfolgreiche parodontale Heilung kann in der Regel bereits nach 4 bis 6 Wochen, spätestens nach wenigen Monaten diagnostiziert werden[6].

Stabilität/Festigkeit des Transplantats

In der Regel wird ein transplantierter Zahn nach wenigen Wochen problemlos die Festigkeit der Nachbarzähne erreicht haben. Falls das Wurzelwachstum zu wenig weit fortgeschritten ist (< 50 %) und es zu einem vorzeitigen Stopp des Wurzelwachstums kommt, wird der Zahn ggf. nie ganz genau dieselbe Festigkeit wie die Nachbarzähne erreichen. Klinisch ist das irrelevant, wenn das Kronen-Wurzel-Verhältnis

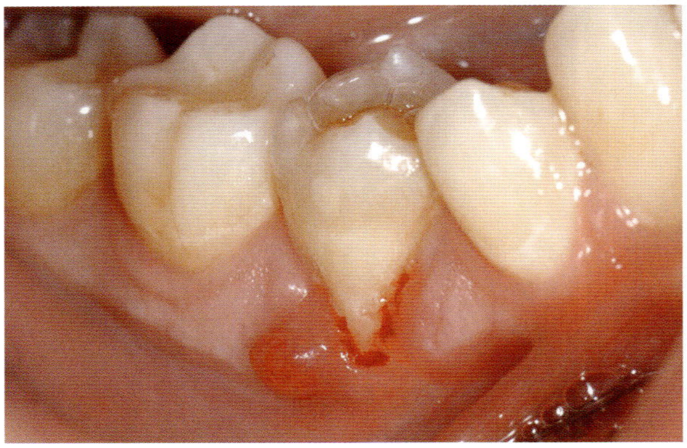

Abb. 20-1 Rezession nach Transplantation eines oberen Weisheitszahns in regio 45. Ansicht von bukkal ...

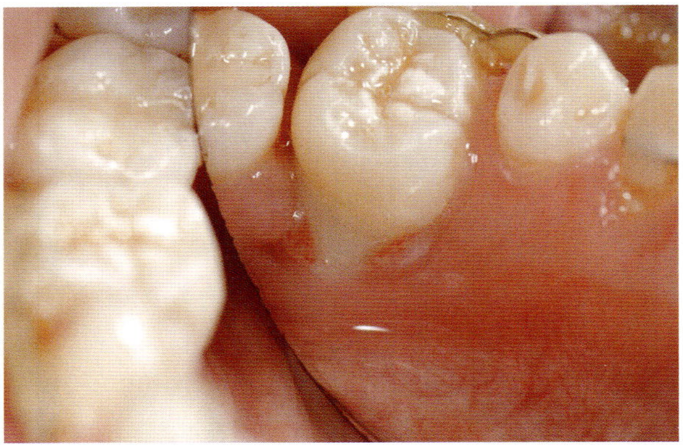

Abb. 20-2 ... und von lingual.

bei der Transplantation mindestens 1:1 ist. Grundsätzlich sollte man auf die Transplantation von Zahnkeimen ohne nennenswerte Wurzelbildung verzichten.

Fatal ist eine infektionsbedingte Wurzelresorption, die durch das Nichterkennen einer Pulpanekrose oder durch eine indizierte, aber unterlassene Wurzelkanalbehandlung entsteht. Diese führt immer zum Zahnverlust und ist ein zahnärztlicher Behandlungsfehler, der unbedingt vermieden werden muss (siehe Kapitel 1).

Erhöhte Sondierungstiefen (Attachmentverlust)

Ein dichter dentogingivaler Verschluss verhindert ein Wachsen von Ersatzgewebe (meistens Mundschleimhaut) in Richtung apikal. Wird intraoperativ kein dichter ginigvaler Verschluss erreicht, muss mit Attachmentverlust bis hin zur Verbindung zwischen Parodont und Pulpa (Endo-Paro-Läsion) gerechnet werden.

Rezessionen

Bei Rezessionen kommt es immer zum Verlust von keratinisierter Gingiva (Abb. 20-1 und 20-2). Dies lässt sich in der Regel mit einer durchdachten Schnittführung bei bereits fehlendem Zahn in der Empfängerregion und durch eine sorgfältige Behandlung vorhandener keratinisierter Gingiva vermeiden. Folgende Tipps können dazu beitragen, damit es nicht zu einer Rezession kommt:

- Falls in der Empfängerregion ein Zahn entfernt wird, müssen die gingivalen Fasern zwingend mit einem Skalpell scharf durchtrennt werden. Die angrenzende Gingiva muss unbedingt intakt bleiben.
- Kippbewegungen bei der Entfernung eines Zahns in der Empfängerregion in bukko-oraler Richtung mit der Zange müssen vermieden werden, weil so die Interdentalpapillen rupturieren können und die keratinisierte Gingiva gequetscht wird.
- Auch der Einsatz von Hebeln bei der Zahnentfernung in der Empfängerregion kann die keratinisierte Gingiva verletzen. Grundsätzlich sollten mehrwurzlige Zähne separiert und die dann geteilten einzelnen Wurzeln möglichst mit rotierenden Bewegungen entfernt werden. Dies gilt insbesondere für persistierende und ankylosierte Milchmolaren sowie erste, nicht erhaltungswürdige Molaren in der Empfängerregion.

- Fehlt in der Empfängerregion bereits seit längerer Zeit ein Zahn, ist bei der krestalen Inzision die vorhandene keratinisierte Gingiva zu beachten. Nach der Inzision muss auf beiden Seiten (bukkal und oral) genügend keratinisierte Gingiva vorhanden sein. Aus diesem Grund ist auch ein Ausstanzen von befestigter Schleimhaut grundsätzlich zu unterlassen.
- Bei der rotierenden Anpassung oder Aufbereitung des Transplantatlagers darf es durch die rotierenden Instrumente nicht zur Verletzung der keratinisierten Gingiva kommen. Gleiches gilt im übrigen, wenn Zähne vertikal getrennt werden (persistierende und ankylosierte Milchmolaren sowie erste, nicht erhaltungswürdige Molaren).

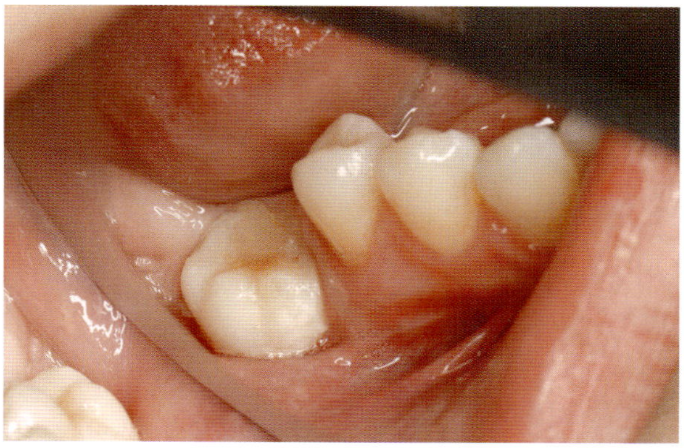

Abb. 20-3 Ankylose mit nachfolgender eindrucksvoller Infraposition nach Zahntransplantation 48 in regio 46 alio loco.

Ankylose und Ersatzgewebsresorption

Werden die Strukturen auf der Wurzeloberfläche irreversibel zerstört (kritische Defektgröße > 2 x 2 mm), erfolgt eine entzündliche Antwort auf die Gewebezerfallsprodukte. Osteoklasten werden aktiviert, die nach einer Woche mit der Resorption von Wurzelzement und Dentin beginnen. Unmittelbar danach ersetzen die Osteoblasten die resorbierten Zahnsubstanzen mit Alveolarknochen; dabei entsteht ein direkter Kontakt zwischen Knochen und Zahnwurzel, die sogenannte Ankylose[1,2,12,15,16]. Es bleibt jedoch nicht bei diesem passiven Kontakt von Knochen und Wurzeloberfläche: Der Prozess setzt sich so lange fort, bis die gesamte Wurzel in Knochen umgebaut ist. Bei Kindern dauert dies einige Monate, bei Erwachsenen einige Jahre[2,8]. Letztendlich wird es zu einer Fraktur der Zahnkrone kommen[4]. Eine Ankylose kann 4 bis 6 Wochen nach der Operation diagnostiziert werden – entweder durch immer kleiner werdende Periotest-Werte oder durch deutlich erhöhten Perkussionsschall, der einen typischen hellen und metallischen Klang aufweist[2,5,7,9]. Erst nach Monaten sind diese Umbauvorgänge auch im Röntgenbild zu erkennen; die Konturen der Zahnwurzel verschwinden zunehmend.

Bei Kindern und Jugendlichen ist diese Art des Misserfolgs besonders unangenehm, da es zum sofortigen Stopp des lokalen Kieferwachstums kommt[2,4,8]. Das ankylosierte Transplantat bleibt in seiner Position „stehen“, während die benachbarten Zähne und der Alveolarfortsatz weiterwachsen (Abb. 20-3 bis 20-5). Die Folge sind teilweise erhebliche vertikale Hart- und Weichgewebsdefizite durch die progrediente Infraposition. Im Frontzahnbereich wird zusätzlich die zunehmend kompromittierte Ästhetik als störend empfunden[14].

Ankylosierte Transplantate in der ästhetischen Zone im wachsenden Kiefer müssen daher früher oder später entfernt werden, um vertikalen Hart- und Weichgewebsverlusten vorzubeugen[2,11,13]. Zuvor müssen jedoch die Weiterbehandlung geplant beziehungsweise die bestehenden Möglichkeiten diskutiert worden sein, was vom jeweiligen Lebensalter, vom Fortschritt des Zahnwechsels und vom individuellen Gebisszustand abhängt.

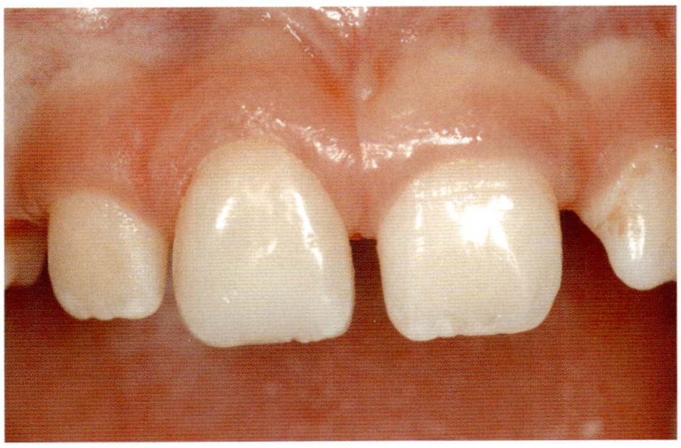

Abb. 20-4 Ankylose nach Zahntransplantation eines unteren Prämolaren in regio 11 ...

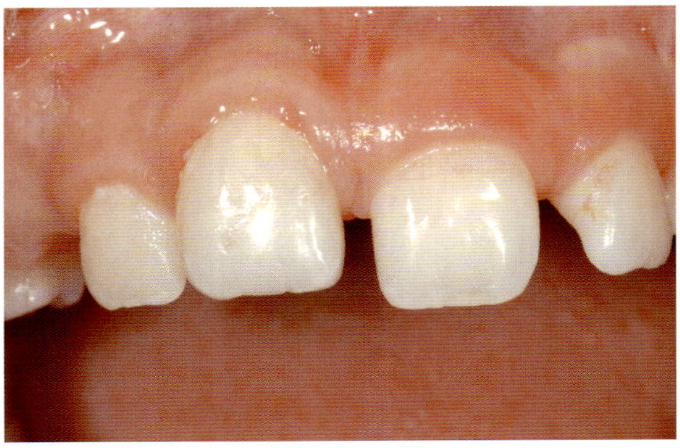

Abb. 20-5 ... mit progredienter Infraposition.

Literatur

1. Andreasen JO: Analysis of pathogenesis and topography of replacement root resorption (ankylosis) after replantation of mature permanent incisors in mokeys. Swed Dent J 1980;4:231–240.
2. Andreasen JO, Andreasen FM, Andersson L: Textbook and color atlas of traumatic injuries to the teeth. Kopenhagen: Blackwell Munksgaard, 2007.
3. Andreasen JO, Schwartz O, Kofoed T, Daugaard-Jensen J: Transplantation of Premolars as an Approach for Replacing Avulsed Teeth. Pediatr Dent 2009;31:129–132.
4. Andersson L, Bodin I, Sorensen S: Progression of root resorption following replantation of human teeth after extended extraoral storage. Endod Dent Traumatol 1989;5:38–47.
5. Andersson L: Dentoalveolar ankylosis and associated root resorption in replanted teeth: Experimental and clinical studies in monkeys and man. Swed Dent I Suppl 1988;56:1–75.
6. Cho SY, Lee Y, Shin SJ, Kim E, Jung IY, Friedman S, Lee SJ: Retention and healing outcomes after intentional replantation. J Endod 2016;42:909–915.
7. Cornelius CP, Ehrenfeld M, Umbach T: Replantationsergebnisse nach traumatischer Zahneluxation. Dtsch Zahnärztl Z 1987;42:211–215.
8. Ebeleseder KA, Friehs S, Ruda Cm Pertl C, Glockner K, Hulla H: A study of replanted permanent teeth in different age groups. Endod Dent Traumatol 1998;14:274–278.
9. Ebeleseder KA, Glockner K: Folgen des dentalen Traumas. Endodontie 1999;2:113–124.
10. Filippi A, von Arx T, Buser D: Externe Wurzelresorption nach Zahntrauma: Diagnose, Konsequenzen, Therapie. Schweiz Monatsschr Zahnmed 2000;110:712–729.
11. Filippi A: Zahntransplantation. Quintessenz 2008;59:497–504.
12. Hellsing E, Alatli-Kut I, Hammarström L: Experimentally induced dentoalveolar ankylosis in rats. Int Endod J 1993;26:93–98.
13. Kirschner H, Pohl Y, Filippi A, Ebeleseder K: Unfallverletzungen der Zähne. München: Urban & Fischer, 2005.
14. Malmgren B, Malmgren O, Andreasen JO: Alveolar bone development after decoronation of ankylosed teeth. Endod Topics 2006;14: 35–40.
15. Ne RF, Witherspoon DE, Gutman JL: Tooth resorption. Quintessenz Int 1999;30:9–25.
16. Trope M: Root resorption of dental and traumatic origin: classification based of etiology. Pract Periodont Aesthet Dent 1998;10:515–522.

Pulpa – Erfolgskriterien nach Transplantation

21

Andreas Filippi, Florin Eggmann

Eine vitale Pulpa besteht aus lockerem Bindegewebe mit zahlreichen Fibroblasten und undifferenzierten mesenchymalen Zellen, Odontoblasten sowie Gefäßen und Nerven, die über das Foramen apicale in die Pulpa eintreten[3]. Die dentinbildenden Odontoblasten bilden hierbei einen Saum, der das Bindegewebe peripher umgibt. Sie sezernieren Kollagenfasern mit extrazellulärer Matrix in Richtung des umgebenden Dentins[3]. Dabei wird zunächst eine Schicht Prädentin interponiert, die schrittweise sowohl während des Wurzelwachstums als auch beim alternden Zahn mineralisiert wird[3]. Insbesondere bei exogenen Reizen durch Abrasion, Attrition, Erosion, Trauma, Karies oder Kavitätenpräparation kann die Differenzierung in Odontoblasten sowie die Odontoblastenaktivität zur Bildung des sogenannten Reparaturdentins gesteigert werden[3].

Eine gewebeschonende Entnahme und Transplantation von Zähnen sowie ihre zellphysiologische extraorale Lagerung bei der Präparation der Empfängerregion sind Grundvoraussetzungen für jede Art Heilung und zur Vermeidung von Komplikationen und Misserfolgen.

Bei Transplantaten mit noch weit offenem Foramen apicale (siehe Kapitel 1) besteht grundsätzlich die Möglichkeit einer Revaskularisation und somit des Erhalts der Vitalität der Pulpa. Voraussetzungen dafür sind die Schonung der Strukturen des Transplantats am Apex, eine optimale Ernährung in der Empfängerregion durch die unmittelbare Nähe zum ortsständigen Alveolarknochen und Ausbildung eines umgebenden Blutkoagulums. Nach Präparation der Empfängerregion sollte allerdings der Abstand des offenen Apex zum knöchernen Fundus der Alveole mindestens 1,5 mm betragen. Ein direkter Kontakt von Apex und Knochen durch eine ungenügende Vorbereitung des Transplantatlagers ist unbedingt zu vermeiden.

Revaskularisation

Bei der Transplantatentnahme werden Blutgefäße und Nerven durchtrennt, sodass Blutversorgung und Innervation der Pulpa temporär unterbrochen sind. Am 3. Tag nach der Transplantation kommt es zunächst insbesondere im koronalen Anteil zur Pulpanekrose[3]. Bei weit offenem Foramen apicale beginnt etwa am 4. Tag die Revaskularisation mit dem Einwachsen proliferierender Mesenchymzellen sowie Kapillaren und setzt sich fort in einem schrittweisen Ersatz des verletzten Pulpagewebes[3]. Die Geschwindigkeit beträgt etwa 0,5 mm pro Tag. Dabei können *end-to-end*-Anastomosen zwischen einwachsenden und ortsständigen Pulpagefäßen geschlossen werden[3]. Ist der komplette Ersatz nekrotischen Pulpagewebes erforderlich, dauert die gesamte Revaskularisation etwa 4 bis 5 Wochen.

Ersatzgewebebildung der Pulpa

Mit der Revaskularisation kommt es zur Bildung einer neuen Odontoblastenschicht und in den Folgemonaten zu intensiver Dentinbildung mit radiologisch sichtbarer Obliteration der Pulpa (Abb. 21-1 bis 21-4)[3]. Nach unfallbedingter Extrusion oder lateraler Dislokation bleibender Zähne mit weit offenem Foramen apicale wächst nicht selten Knochen von apikal nach koronal in das Pulpakavum ein. Dies wird nach Zahntransplantation jedoch praktisch nie beobachtet. In beiden Fällen – sei es durch Dentin- oder Knochenbildung – kommt es zur Ersatzgewebebildung der Pulpa: Die Pulpa ist vital! Das Wurzelwachstum kann fortschreiten, aber auch ein vorzeitiger Abschluss des Wurzelwachstums ist im Rahmen der Revaskularisation möglich.

Eine radiologisch sichtbare Obliteration der Pulpa kann innerhalb von 4 bis 6 Monaten nach Transplantation diagnostiziert wer-

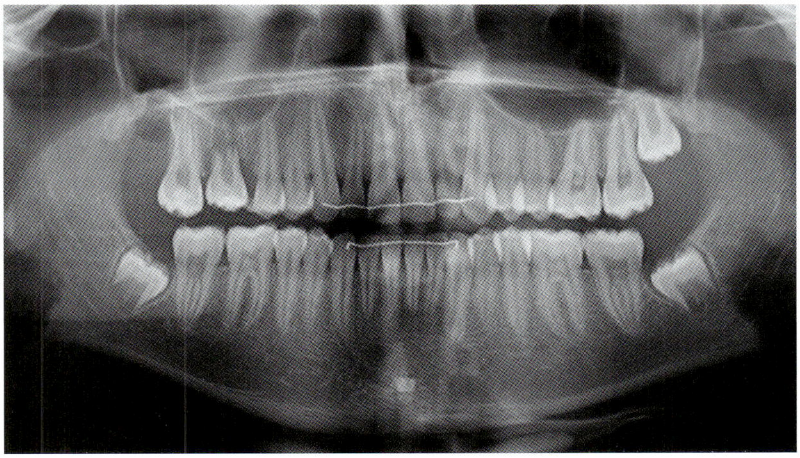

Abb. 21-1 Situation nach Transplantation Zahn 18 an die Stelle von Zahn 16.

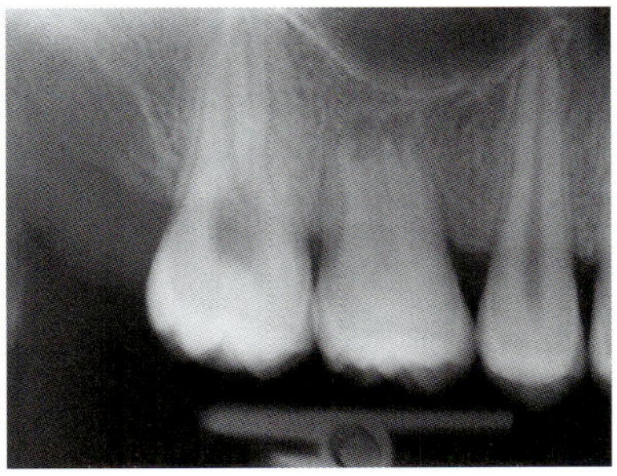

Abb. 21-2 Radiologische Situation nach einem Jahr (Fortschritt Wurzelwachstum), ...

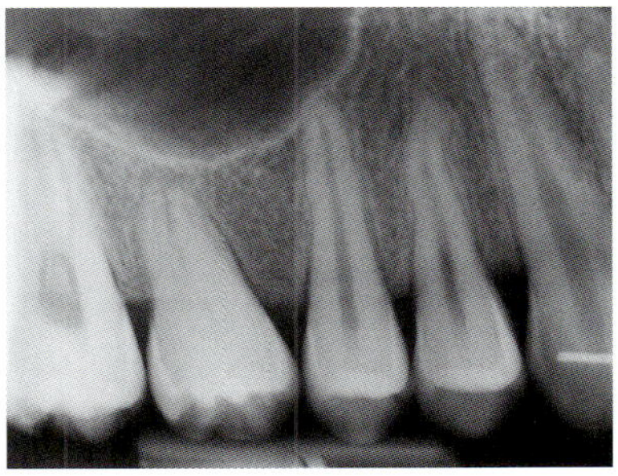

Abb. 21-3 ... nach 2 Jahren (Abschluss Wurzelwachstum) und ...

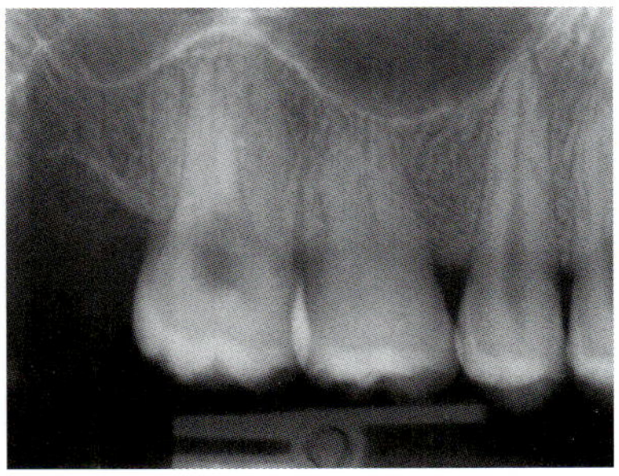

Abb. 21-4 ... 5 Jahre nach Transplantation (Obliteration der Pulpa).

den. Die Obliteration stellt ein eindeutiges Zeichen einer erfolgreichen Revaskularisation dar, da dieser Prozess eine vitale Pulpa mit aktiven Odontoblasten voraussetzt. Das Dentin, das der bestehenden Odontoblastenschicht nach der Transplantation aufgelagert wird, enthält zahlreiche Zell- und Gefäßeinschlüsse[3]. Wird das vaskularisierte Dentin zu einem späteren Zeitpunkt exponiert – beispielsweise durch Karies oder eine Kronenpräparation – kann es über die Dentinkanälchen zur bakteriellen Invasion und in der Folge zu einer Pulpainfektion sowie einer Parodontitis apicalis kommen[3]. In diesen Fällen ist eine Wurzelkanalbehandlung erforderlich, die jedoch aufgrund der Obliteration des Wurzelkanals mit konventionellen endodontischen Methoden erschwert sein kann. Dank *Guided Endodontics* ist eine erfolgreiche Behandlung heute zumindest bei Frontzähnen mit Pulpaobliteration und apikaler Parodontitis möglich[1,2]. Mithilfe der dynamischen Navigation könnte sie in naher Zukunft auch für Seitenzähne weiter optimiert und erleichtert werden.

Bei Transplantaten mit zu engem Foramen apicale nekrotisiert im Allgemeinen der größte Anteil der Pulpa und die Revaskularisation reicht maximal 1 bis 2 mm in den Wurzelkanal hinein[3]. Weiter koronal kommt es zur Pulpanekrose und es ist nur eine Frage der Zeit, bis Mikroorganismen das nekrotische Gewebe besiedeln. In Kombination mit entstandenen größeren Zementdefekten während der Entnahme und/oder der Transplantation kommt es zur infektionsbedingten Wurzelresorption. Wird diese nicht frühzeitig diagnostiziert, droht der Verlust des Zahns sowie des umgebenden Knochens.

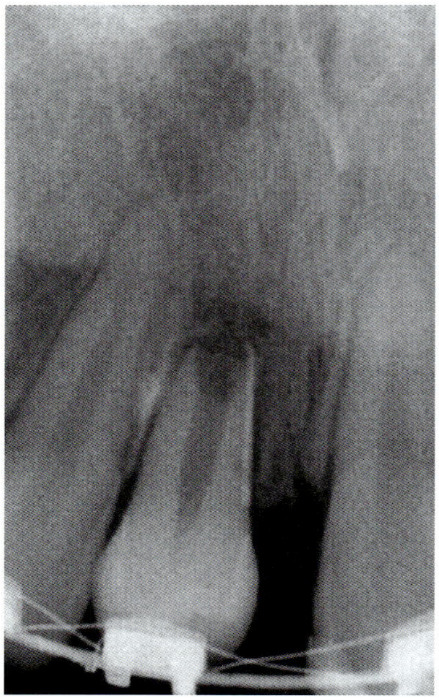

Abb. 21-5 Situation 9 Monate nach Transplantation in regio 11 unter aktiver kieferorthopädischer Bewegung mit beginnender Aufbissempfindlichkeit.

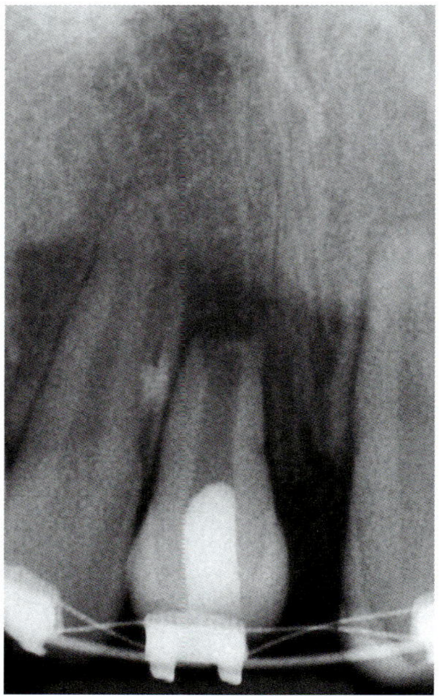

Abb. 21-6 Trepanation und medikamentöse Einlage.

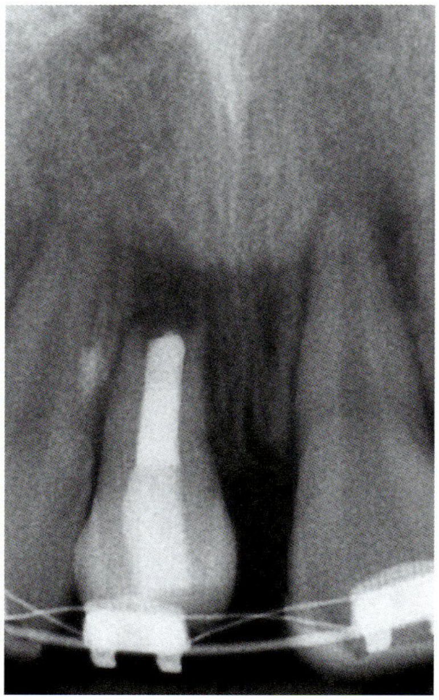

Abb. 21-7 Füllung des Wurzelkanals.

Wird die Wurzelresorption hingegen frühzeitig erkannt, der Zahn zeitnah trepaniert und mit einer intrakanalären Einlage versorgt, kann die Infektion behandelt und der Resorptionsprozess gestoppt werden. Nachfolgend kommt es jedoch zur Ersatzgewebsresorption mit den klinischen Zeichen der Ankylose, was letztlich mittelfristig zum Verlust des Transplantats führt.

Nur sehr selten erfolgt bei engem Foramen apicale eine komplette Revaskularisation. Ein innovativer Therapieansatz ist die extraorale Wurzelspitzenresektion bei Zähnen mit abgeschlossenem Wurzelwachstum. Durch die Resektion wird der apikale Durchmesser vergrößert, wodurch sich die Bedingungen für eine Revaskularisation verbessern können. Die wissenschaftliche Evidenz für diesen Ansatz basiert jedoch bislang auf wenigen Fallberichten, und das Verfahren ist derzeit nicht als etablierte Therapie anerkannt (siehe Kapitel 14).

Reinnervation

Im Gegensatz zur Revaskularisation findet nach Zahntransplantation nur selten eine klinisch relevante Reinnervation der Pulpa statt. Ein Sensibilitätstest, der nicht die Vitalität einer Pulpa testen kann, ist daher beim Transplantat grundsätzlich negativ und im Recall auch nicht durchzuführen. „Verzögert" auf Kälteapplikation reagierende Zahntransplantate gibt es nicht.

Beurteilung der Pulpa nach Zahntransplantation

Entscheidend für die Abgrenzung von Pulpavitalität zu Pulpanekrose sind die Röntgenaufnahmen im Recall im Vergleich zu einer Referenzaufnahme unmittelbar oder kurz nach der Zahntransplantation in Kombination mit dem klinischen Befund.

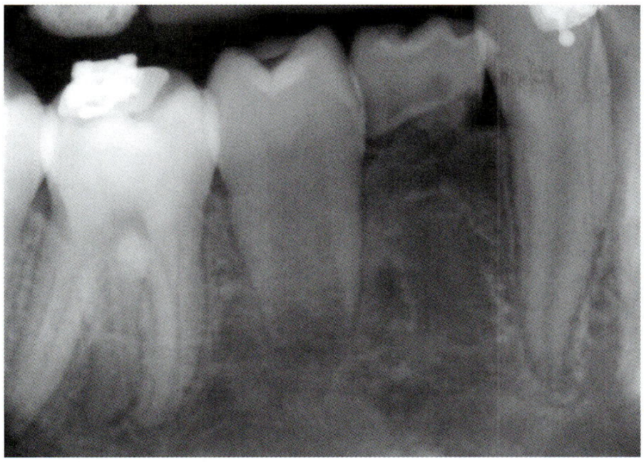

Abb. 21-8 Transplantation eines oberen Prämolaren in regio 45 bei multiplen Nichtanlagen.

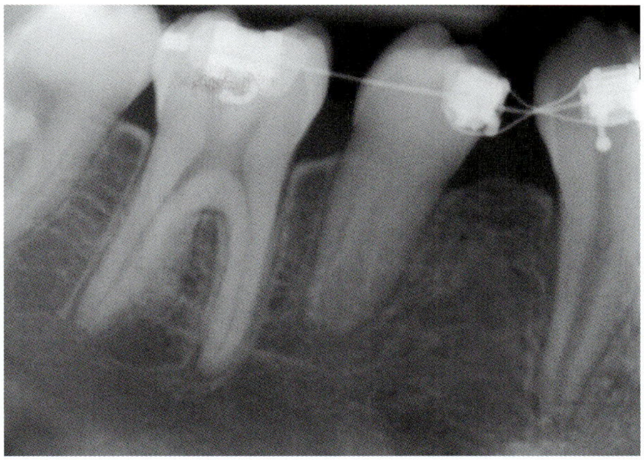

Abb. 21-9 Revaskularisation der Pulpa mit Fortschritt des Wurzelwachstums ...

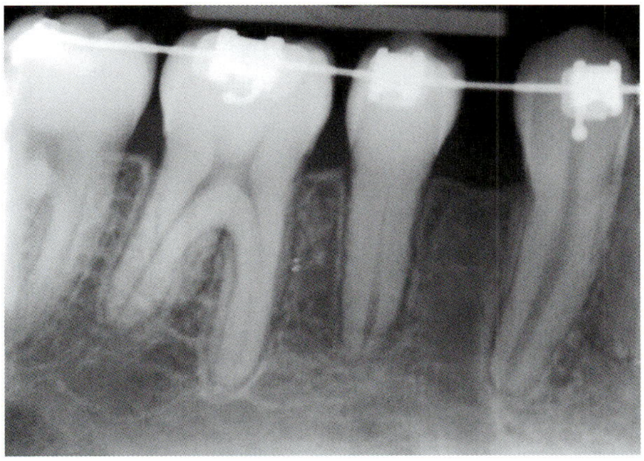

Abb. 21-10 ... und Obliteration der Pulpa.

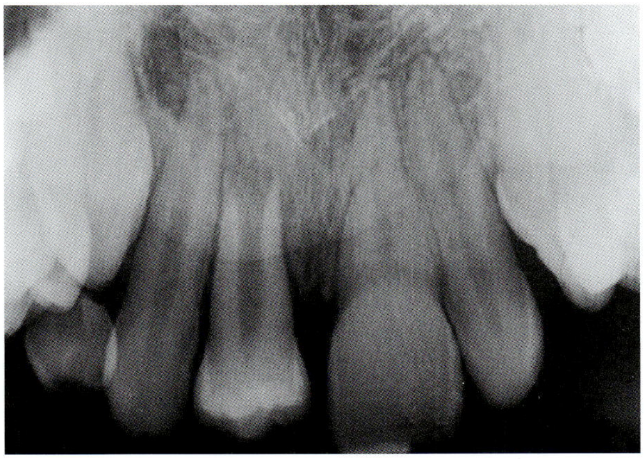

Abb. 21-11 Transplantation eines oberen Prämolaren in regio 11 nach unfallbedingtem Zahnverlust.

Klinische Befunde, die für eine Pulpanekrose und eine apikale Parodontitis nach Zahntransplantation sprechen, sind Wochen nach dem Eingriff eine plötzliche Aufbissempfindlichkeit oder erhöhte Beweglichkeit. Auch das Auftreten einer Fistel oder eines submukösen Abszesses in der betroffenen Region spricht für diese Komplikationen.

Radiologische Hinweise auf eine Pulpanekrose sind eine infektionsbedingte Wurzelresorption ab der 3. postoperativen Woche sowie das Ausbleiben einer Obliteration nach 6 bis 12 Monaten bei persistierend offenem Apex und möglicherweise einer apikalen Aufhellung (Abb. 21-5 bis 21-7). Daher sind die beiden wichtigsten Zahnfilme nach Transplantationen von Zähnen mit weit offenem Apex die Bilder in Woche 3 und 6 postoperativ. Falls diese unauffällig sind, sollten weitere Kontrollaufnahmen nach 4 bis 6 und 12 Monaten erfolgen.

Der radiologische Befund, der eine Revaskularisation und somit eine Vitalität der Pulpa nach Zahntransplantation bestätigt, ist die (beginnende) Obliteration der Pulpa ab dem 4. bis 6. postoperativen Monat – mit oder ohne Fortschritt des Wurzelwachstums (Abb. 21-8 bis 21-15).

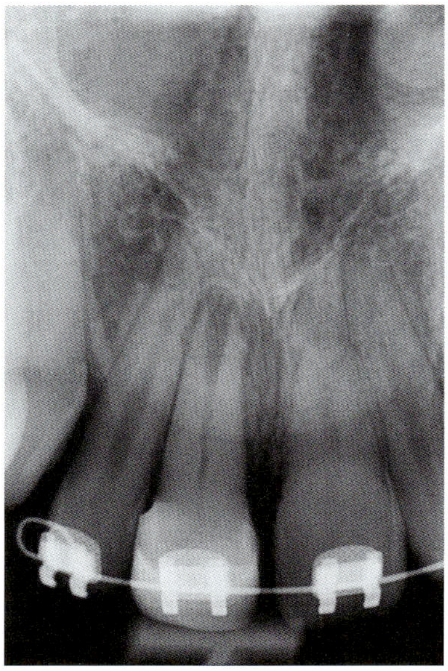

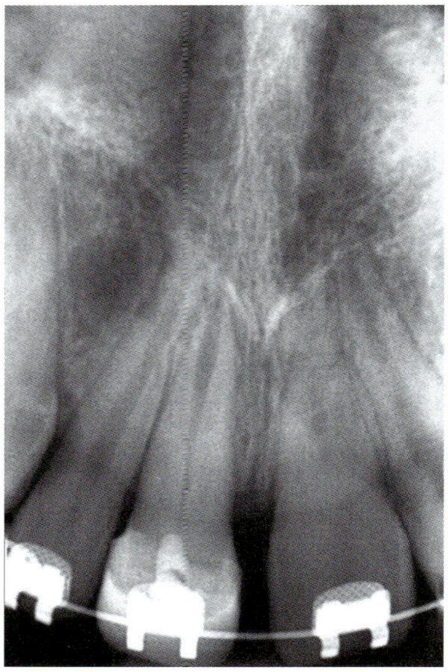

Abb. 21-12 Revaskularisation der Pulpa mit Fortschritt des Wurzelwachstums ...

Abb. 21-13 ... und Obliteration der Pulpa.

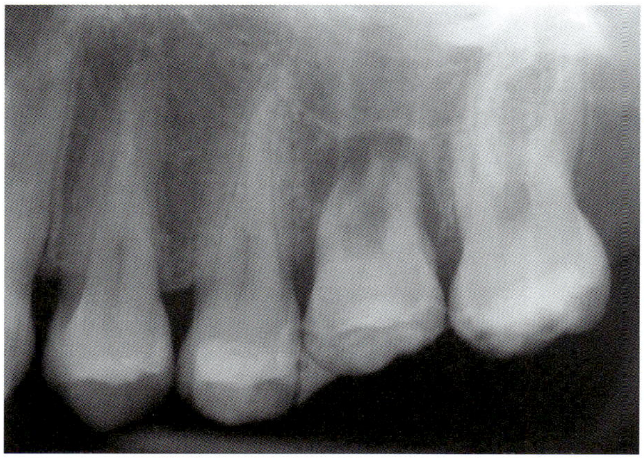

Abb. 21-14 Transplantation Zahn 28 an die Stelle des kariös zerstörten Zahns 26.

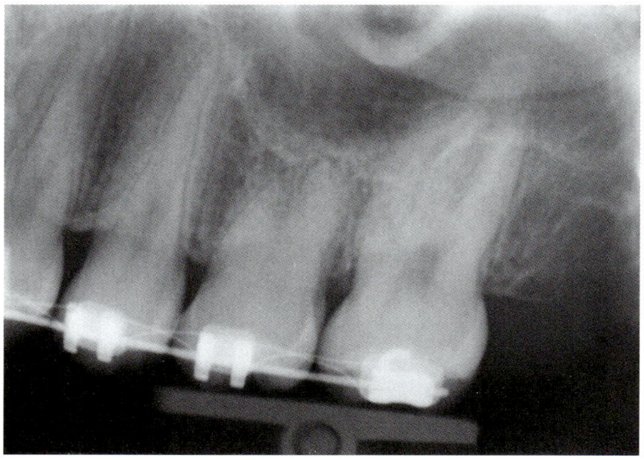

Abb. 21-15 Revaskularisation der Pulpa bei vorzeitigem Stopp des Wurzelwachstums.

Literatur

1. Connert T, Weiger R, Krastl G: Present status and future directions - Guided endodontics. Int Endod J 2022;55:995–1002.
2. Vasudevan A, Santosh SS, Selvakumar RJ, Sampath DT, Natanasabapathy V. Dynamic navigation in guided endodontics - a systematic review. Eur Endod J. 2022;7:81–91.
3. Zitzmann NU: Biologische Grundlagen. In: Filippi A: Zahntransplantation. Berlin: Quintessenz, 2008.

22 Besonderheiten der Wurzelkanalbehandlung nach Zahntransplantation

Bernard Bengs, Thomas Connert

Die autologe Zahntransplantation ist seit vielen Jahren eine wertvolle Behandlungsoption, wenn Zähne beispielsweise infolge eines Zahntraumas verlorengehen oder wenn bleibende Zähne nicht angelegt sind[5].

Grundsätzlich können sowohl Zähne mit unvollständigem Wurzelwachstum als auch wurzelreife Zähne erfolgreich transplantiert werden[3,10]. Die Verwendung von Zähnen, deren Wurzelwachstum noch nicht abgeschlossen ist und deren Wurzellänge die Hälfte bis zwei Drittel der zu erwartenden Gesamtlänge beträgt, weist dabei viele Vorteile auf, da es in diesen Fällen meist zu einer Revaskularisation der Pulpa kommt[9]. Das wiederum bedeutet, dass eine Wurzelkanalbehandlung nach der Transplantation wurzelunreifer Zähne in der Regel nicht erforderlich ist.

Indikationen zur Wurzelkanalbehandlung nach Zahntransplantation

In welchen Fällen kann eine Wurzelkanalbehandlung nach einer Zahntransplantation erforderlich sein? Es sollten hierbei Zähne mit vollständigem bzw. nicht abgeschlossenem Wurzelwachstum separat betrachtet werden. Wurzelreife Zähne mit geschlossenem Apex müssen im Zusammenhang mit einer Transplantation grundsätzlich endodontisch behandelt werden. Der Zeitpunkt der Wurzelkanalbehandlung wird dabei kontrovers beurteilt[7]. Häufig wird eine Trepanation ein bis zwei Wochen nach der Transplantation empfohlen, da der Abriss des Gefäß-Nerven-Bündels am Transplantat zu einer sicheren Pulpanekrose führt. Eine rasche Einleitung der Wurzelkanalbehandlung vermeidet also infektionsbedingte Wurzelresorptionen und die Ausbildung einer periapikalen Osteolyse. Es gibt jedoch auch Empfehlungen, die Wurzelkanalbehandlung bereits vor der Transplantation durchzuführen. Das kann eine Alternative darstellen, sofern der zu transplantierende Zahn gut zugänglich und die Applikation von Kofferdam sicher durchzuführen ist, z. B. bei Prämolaren. Bei der Transplantation von Weisheitszähnen können diese Aspekte ein limitierender Faktor sein, weshalb die endodontische Behandlung dann gegebenenfalls erst nach dem chirurgischen Eingriff durchgeführt wird.

Im Rahmen moderner Therapiekonzepte zur Zahntransplantation ist eine Wurzelkanalbehandlung von Zähnen mit unvollständigem Wurzelwachstum nur in Ausnahmefällen indiziert: Es kann jedoch bei der Transplantation trotz umsichtiger Vorgehensweise zu Beschädigungen der Wurzeloberfläche oder zu einer Kontamination des parodontalen Ligaments bzw. der pulpalen Gewebe kommen. In der Literatur wird das Auftreten pulpaassoziierter Komplikationen mit 10 bis 20 % der Fälle angegeben, wobei die Häufigkeit zunimmt, je weiter das Wurzelwachstum fortgeschritten bzw. je geringer der Durchmesser am apikalen Foramen ist[1]. Werden im Recall nach Transplantation Hinweise auf eine pulpaassoziierte Infektion festgestellt, z. B. Schmerz, Schwellung, Fistel, röntgenologische Befunde wie eine apikale Parodontitis oder Resorptionen, muss zeitnah trepaniert werden. Auch ein Stillstand des Wurzelwachstums oder gräuliche Verfärbungen werden als Hinweise auf eine Nekrose bzw. Infektion der Pulpa angesehen. Sensibilitätsprüfungen als Kriterium für die Vitalität sind hingegen unzuverlässig.

Endodontische Therapieoptionen bei wurzelunreifen Zähnen

Die Mehrzahl der transplantierten Zähne hat ein nicht abgeschlossenes Wurzelwachstum. Kommt es hier zu einer Nekrose, die eine end-

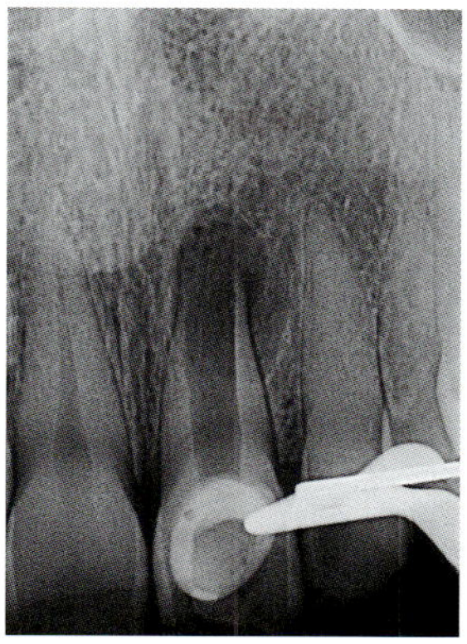

Abb. 22-1 Röntgenbild Zahn 21 zu Behandlungsbeginn: Wurzelwachstum nicht abgeschlossen, periapikale Aufhellung.

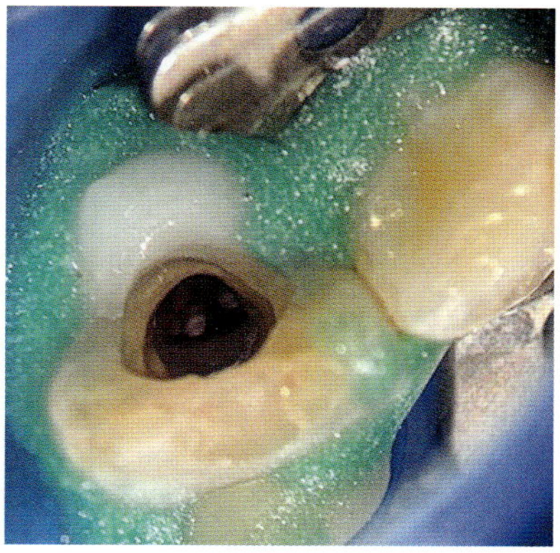

Abb. 22-2 Trepanation Zahn 21 und Schaffung einer Zugangskavität zum Kanalsystem, extrem weiter Kanaldurchmesser.

odontische Intervention erfordert, so ist eine klassische Aufbereitung und Wurzelkanalfüllung mit Guttapercha aufgrund der weit offenen Wurzelspitze, des weiten Kanaldurchmessers und der oft dünnen Kanalwände häufig nicht möglich. Ein apikaler Verschluss ist selbst mit hydraulischen Silikatzementen wie MTA bei apikalen Durchmessern von 2 bis 3 mm oder mehr technisch schwer umsetzbar. Stattdessen können bei sehr großen Querschnitten die im Rahmen der Revaskularisation oder auch der regenerativen endodontischen Therapie beschriebenen Verfahren eingesetzt werden[6]. Ziel dieser Behandlung ist die Regeneration der pulpalen Gewebe durch die Induktion einer Freisetzung von Stammzellen aus der apikalen Papille. Im Idealfall kommt es zu einer Fortsetzung des Wurzelwachstums und einer Zunahme der Kanalwandschichtstärke, auch wenn es in manchen Fällen zwar zu einer Heilung kommt, aber nicht zu einer Revaskularisation. Es wird dann eher von Reparatur als Regeneration auszugehen sein, verbunden mit einem Einwachsen von hartgewebigen Strukturen in den Wurzelkanal.

Die Erfolgskriterien sind: Zahnerhalt („Survival"), keine Schmerzen, keine Entzündungszeichen, Ausheilung einer periapikalen Läsion, keine Resorptionen sowie im Optimalfall positive Sensibilität und Zunahme der Kanalwandstärke bzw. Längenwachstum der Wurzel.

Klinisches Vorgehen

Erster Behandlungstermin

Nach Lokalanästhesie, Applikation von Kofferdam und Desinfektion des Arbeitsfeldes erfolgt die Trepanation und Schaffung einer adäquaten Zugangskavität zum Kanalsystem. Die Weite des Kanaldurchmessers gibt hier den Umfang vor, unter sich gehende Areale sind zu vermeiden (Abb. 22-1 und 22-2). Da zu transplantierende Zähne häufig rotiert eingebracht werden und aus ästhetischen Gründen eine Umgestaltung der Zahnform erfolgt sein kann, sollte diesem ersten Schritt der Wurzelkanalbehandlung besondere Aufmerksamkeit gewidmet werden. Es folgt die initiale Spülung mit 1–3%igem Natriumhypochlorit, wobei höhere Konzentrationen möglich, aber auch mit einer größeren Toxizität verbunden sind. Nach endometrischer Bestimmung der Arbeitslänge erfolgt die Entfernung von nekrotischem Gewebe, bei der eine mechanische Bearbeitung der ohnehin dünnen Kanalwände vermieden werden sollte. Da die Endometrie bei weiten apikalen Durchmessern häufig inkonsistent ist und falsch positive Ergebnisse liefern kann, sollte eine röntgenologische Bestätigung der Arbeitslänge in Form einer Kontrastaufnahme erfolgen. Auch wenn die Arbeitslängenbestimmung keine Indikation dafür darstellt, kann bei einem vorliegenden DVT (kleinvolumig und hochauflösend) die Zahnlänge sehr genau bestimmt werden[4]. Eine sorgfältige Spülung mit mindestens 20 ml Natriumhypochlorit beseitigt weitere Gewebereste. Bei der Spülung und gegebenenfalls Aktivierung der Spülflüssigkeit sollte eine Überpressung des Natriumhypochlorits in das periapikale Gewebe unbedingt vermieden werden. Es empfiehlt sich, die Länge der Spülkanüle mit seitlicher Öffnung auf Arbeitslänge abzüglich 2 mm einzustellen und mit mäßigem Druck anzuwenden. Bei der Aktivierung können Verfahren wie Ultraschallaktivierung, XP-Endo Finisher (FKG, La Chaux-de-Fonds, Schweiz), Endo-Vac (Kerr Dental, Herzogenrath) sicher verwendet werden. Die Aktivierung mittels Schallverfahren (EDDY, VDW, München) sollte – wenn überhaupt – nur mit geringer Intensität und einer Eindringtiefe von maximal 3 mm vor der Arbeitslänge erfolgen, da sonst ein erhöhter apikaler Druck entsteht, der gegebenenfalls zu einem sogenannten Spülunfall führen kann[8].

Eine darauffolgende Spülung mit steriler Kochsalzlösung verringert die zytotoxische Wirkung des Natriumhypochlorits. Nach Spülung mit EDTA (17 %) und Absaugen der Flüssigkeit mit einer Mikrokanüle erfolgt das Einbringen eines Kalziumhydroxidpräparates in den Wurzelkanal (z. B. Ultracal XS, Ultradent, South Jordan, USA) sowie ein mehrschichtiger provisorischer Verschluss mittels Schaumstoffpellet, Cavit und einem fließfähigem Komposit. Eine Liegedauer von 14 Tagen ist in der Regel eine suffiziente Einwirkzeit zur Bekämpfung von Mikroorganismen. Die früher empfohlene Verwendung von Antibiotika-Pasten als medikamentöse Einlage hat zahlreiche Nachteile, etwa Verfärbungen, Resistenzbildung und Überdosierung, weshalb in jüngerer Zeit Kalziumhydroxid favorisiert wird.

Zweiter Behandlungstermin

Nach Lokalanästhesie, Applikation des Kofferdams und Desinfektion des Arbeitsfeldes wird der provisorische Verschluss entfernt. Nach Spülung mit EDTA (17 %), um die Freisetzung von Wachstumsfaktoren aus den Kanalwänden zu erreichen, und nachfolgender Neutralisierung durch Spülung mit steriler Kochsalzlösung wird der Kanal mit sterilen Papierspitzen getrocknet. Dann erfolgt die Provokation einer Blutung durch Einbringen z. B. einer Hedströmfeile ISO 40 in die apikale Papille, etwa 1 bis 2 mm über die Arbeitslänge hinaus. Die häufig empfohlene Verwendung eines Lokalanästhetikums ohne Vasokonstriktor, um die Blutungsinduktion zu erleichtern, wird kontrovers beurteilt. Ob eine genügende, bis zur Schmelz-Zement-Grenze aufsteigende Blutung erzielt werden kann, hängt auch stark von der Länge des Zahns ab. Beträgt diese mehr als 18 bis 20 mm, ist die erforderliche Blutung mitunter nur schwer zu erzielen. Nach Sistieren der Blutung für einige Minuten wird eine Kollagenmatrix (z. B. Collacone, Straumann, Basel, Schweiz) von etwa 2 bis 3 mm Schichtstärke an den Kanaldurchmesser grob angepasst und vorsichtig auf dem Blutpfropf platziert (Abb. 22-3). Nachdem das Kollagen sich mit Blut vollgesaugt hat, wird sehr vorsichtig schichtweise hydraulischer Silikatzement aufgetragen. „Klassische" Portlandzemente wie MTA haben jedoch die Eigenschaft, insbesondere im Kontakt mit Blut zu Zahnverfärbungen zu führen, weshalb im Frontzahnbereich mittlerweile Alternativprodukte eingesetzt werden, die aufgrund unterschiedlicher Formulierung weniger zur Diskoloration der Zahnhartgewebe neigen (z. B. Biodentine, Septodont, Saint Maur des Fossés, Frankreich)[2]. Eine Schichtstärke von mindestens 3 mm wird angestrebt. Die Lage der Silikatschicht leicht unterhalb der Schmelz-Zement-Grenze sollte röntgenologisch kontrol-

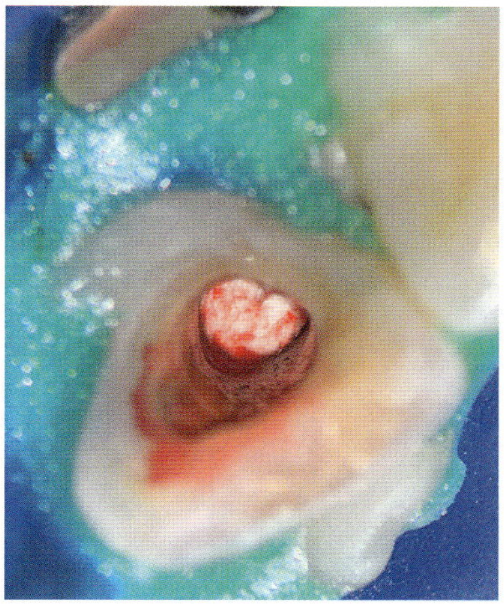

Abb. 22-3 Auf das Blutkoagulum applizierte, dem Kanaldurchmesser angepasste Kollagenmatrix nach Provokation der apikalen Papille.

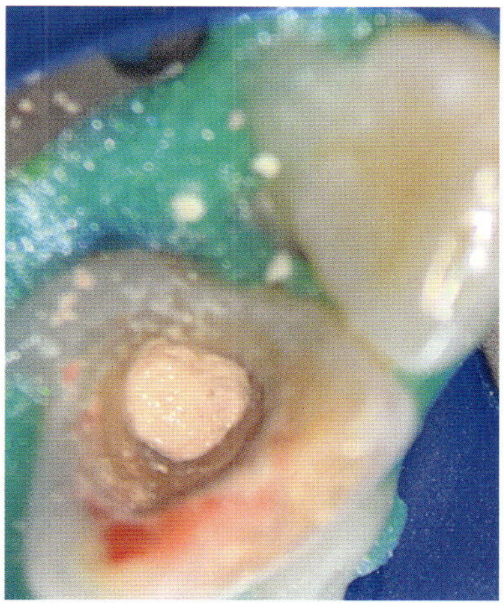

Abb. 22-4 Auf die Kollagenmatrix geschichteter hydraulischer Zement von ca. 3 mm Stärke.

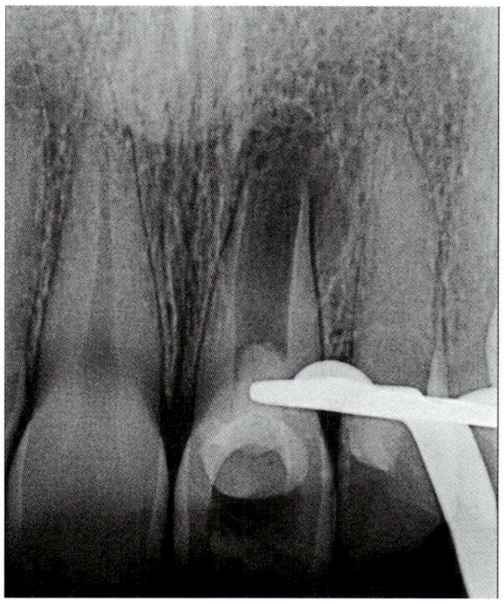

Abb. 22-5 Röntgenkontrolle der Platzierung der Biodentine-Schicht oberhalb des Koagulums.

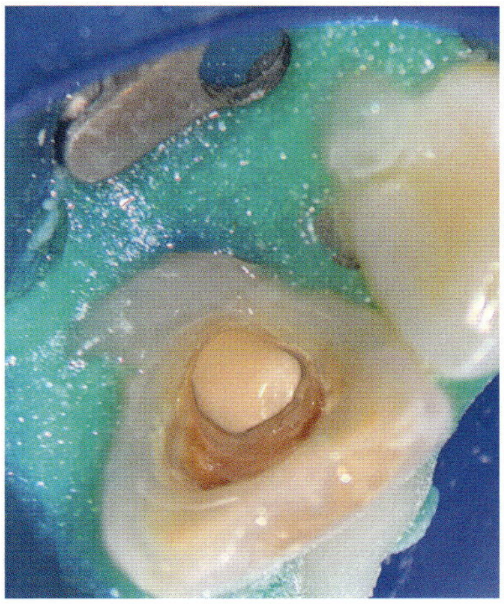

Abb. 22-6 Auf den hydraulischen Zement applizierte Unterfüllung aus lichthärtendem Glasionomerzement vor adhäsivem Verschluss des Zahns.

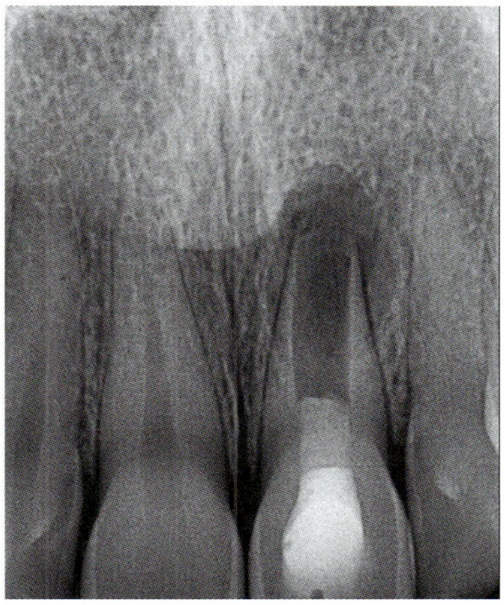

Abb. 22-7 Röntgenkontrolle nach adhäsivem Verschluss des Zahns.

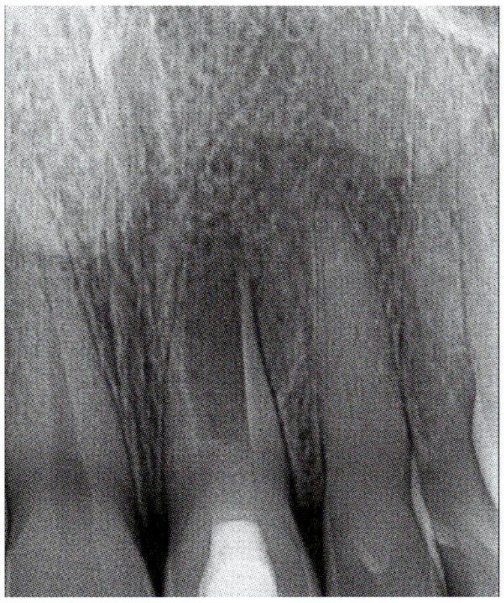

Abb. 22-8 Röntgenkontrolle 6 Monate nach Therapie: sichtbare Verkleinerung der periapikalen Osteolyse.

liert werden (Abb. 22-4 und 22-5). Um die in der Abbindephase noch recht weiche Zementschicht durch die nachfolgende Schmelz-Ätz-Technik nicht zu kompromittieren, wird auf den Silikatzement eine ca. 1 mm starke Schicht dünnflüssiger lichthärtender Glasionomerzement aufgetragen und ausgehärtet (z. B. Ionosit, DMG, Hamburg) (Abb. 22-6). Direkt danach kann sofort der adhäsive Verschluss des Zahns mit Komposit erfolgen (Abb. 22-7).

Postoperative Kontrollen

Klinische und röntgenologische Kontrollen nach 6, 12, 24 und 48 Monaten überprüfen den Behandlungserfolg in Bezug auf die knöcherne Ausheilung der Läsion, Fortsetzung des Wurzellängenwachstums und Zunahme der Dentinwandstärke sowie die Reaktion bei Sensibilitätsprüfungen (Abb. 22-8).

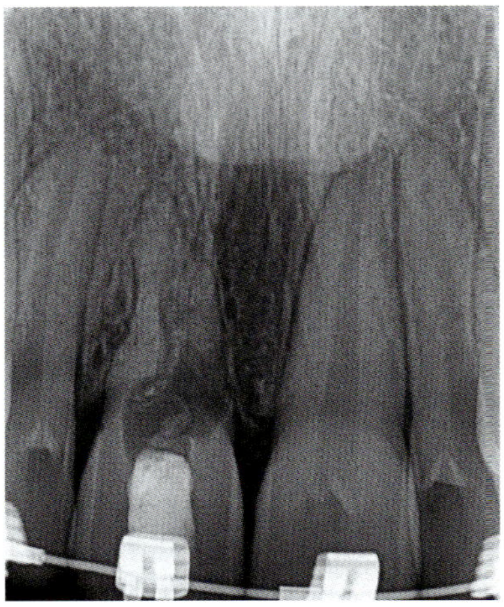

Abb. 22-9 Röntgenbild 7 Jahre nach Trauma Zahn 11: fortgeschrittene Destruktion der Zahnwurzel durch Resorption; der Zahn ist nicht erhaltungswürdig.

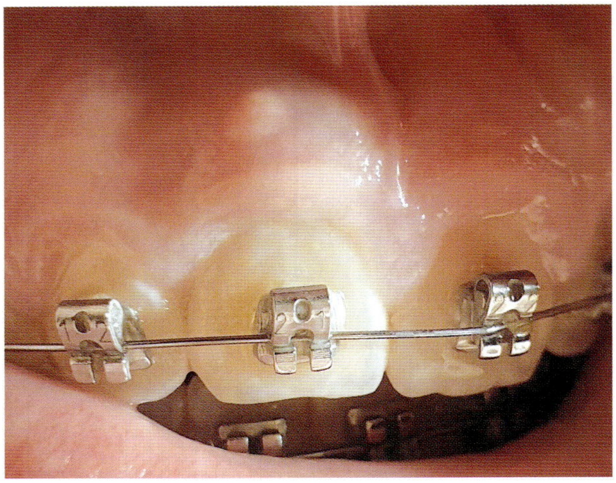

Abb. 22-10 Zahn 11 mit bukkaler Fistel und vor Zahnentfernung aufgrund fortgeschrittener Resorption.

Endodontische Therapieoptionen bei wurzelreifen Zähnen

Wurzelreife Zähne kommen als Transplantat in Betracht, wenn etwa ein Frontzahn infolge eines Traumas nicht erhaltungswürdig ist (Abb. 22-9 und 22-10), eine prothetische Versorgung vermieden werden soll und das Wurzelwachstum der als Transplantat infrage kommenden Zähne, z. B. Prämolaren, bereits abgeschlossen ist (Abb. 22-11 und 22-12).

Der Behandlungsablauf bei wurzelreifen Zähnen entspricht den Prinzipien einer regulären Wurzelkanalbehandlung. Der Zeitpunkt der endodontischen Maßnahmen kann dabei sowohl vor als auch nach dem chirurgischen Eingriff liegen. Eine extraorale endodontische Behandlung unmittelbar nach der Entfernung des Transplantats ist ebenfalls denkbar, hat aber deutliche Nachteile, wie eine längere extraorale Verweildauer und die potentielle Kontamination der Wurzeloberfläche, z. B. mit Spülflüssigkeiten.

Klinisches Vorgehen

Im vorliegenden Fallbeispiel soll der durch Resorptionen nicht erhaltungswürdige Zahn 11 durch den zu transplantierenden Zahn 15 ersetzt werden (Abb. 22-13). Die Wurzelkanalbehandlung erfolgt auf Wunsch des Operateurs einige Wochen vor Transplantation. Nach Lokalanästhesie, Applikation von Kofferdam und Desinfektion des Arbeitsfeldes wird der Zahn trepaniert und eine adäquate Zugangskavität geschaffen (Abb. 22-14).

Nach endometrischer Bestimmung der Arbeitslänge und gegebenenfalls deren röntgenologischer Überprüfung mittels einer Kontrastaufnahme (Abb. 22-15) wird das Kanalsystem mit Natriumhypochlorit geflutet und mit manuellen und rotierenden oder reziproken Nickel-Titan-Instrumenten unter ständiger Spülung und Arbeitslängenkontrolle aufbereitet. Ist ein apikaler Plug, z. B. mit MTA, vorgesehen, sollte die Aufbereitungsgröße apikal mindestens ISO 50–60 betragen, da ansonsten eine sichere Platzierung des Materials sehr schwierig ist. Nach schallaktivierter Spülung (EDDY,

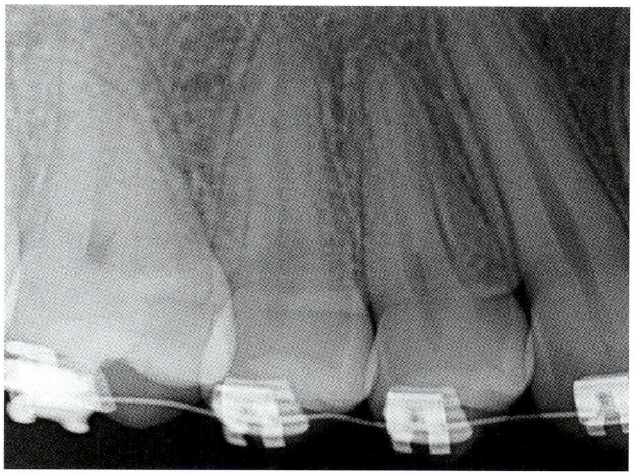

Abb. 22-11 Präoperatives Röntgenbild des als Transplantat vorgesehenen Zahns 15 mit abgeschlossenem Wurzelwachstum.

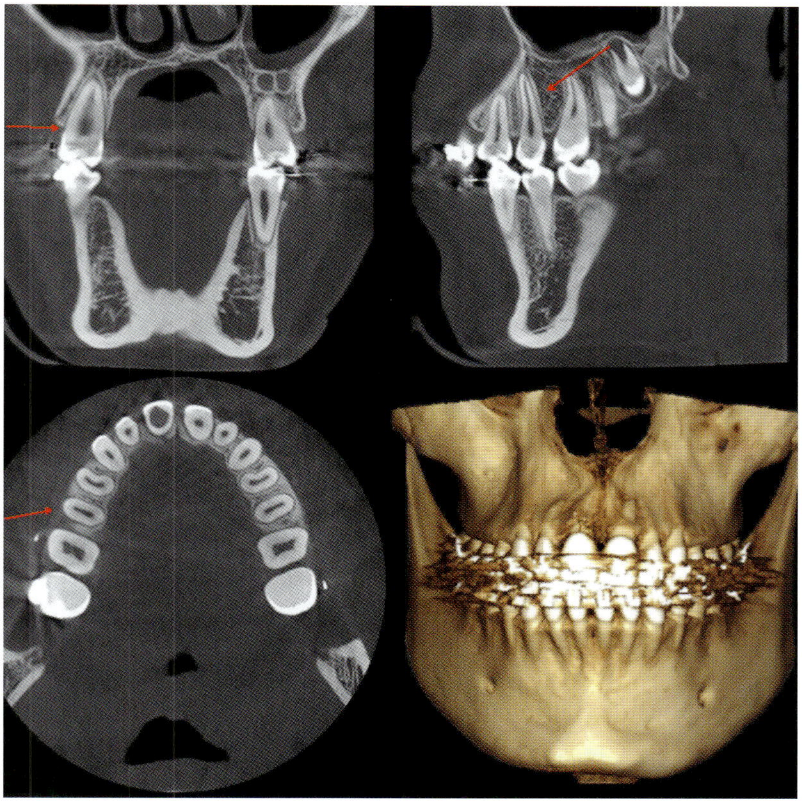

Abb. 22-12 Zahn 15 vor der Wurzelkanalbehandlung, Screenshot aus dem DVT des Überweisers.

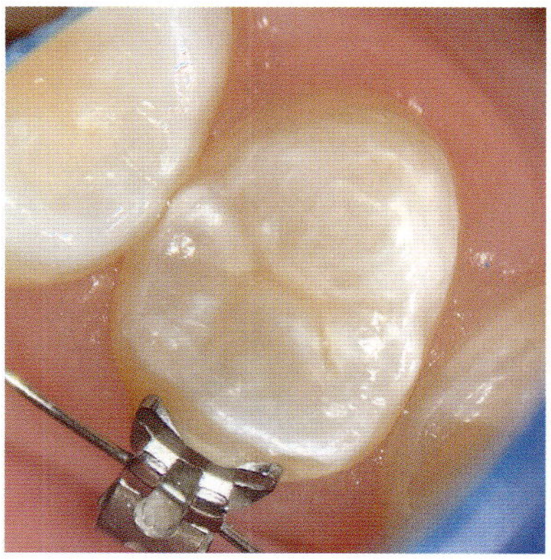

Abb. 22-13 Klinisch intakter Zahn 15 als biologischer Zahnersatz für Zahn 11.

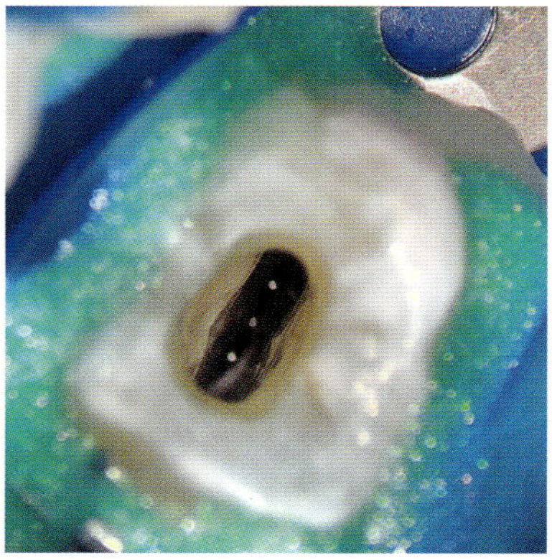

Abb. 22-14 Trepanation und Zugangskavität Zahn 15, nur ein sehr weiter Kanal, vitales Pulpagewebe weitgehend entfernt.

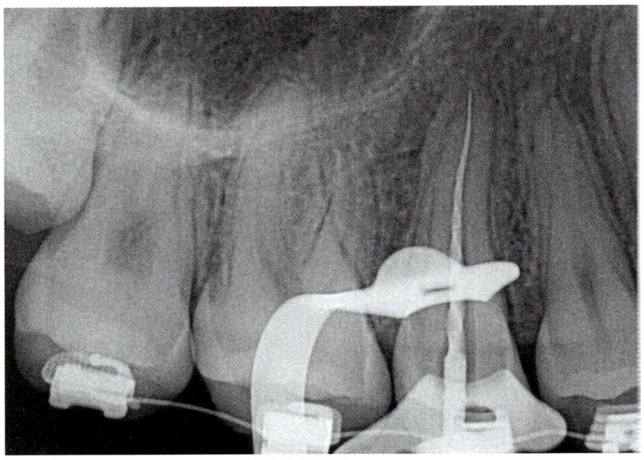

Abb. 22-15 Messaufnahme zur röntgenologischen Bestätigung der Arbeitslänge.

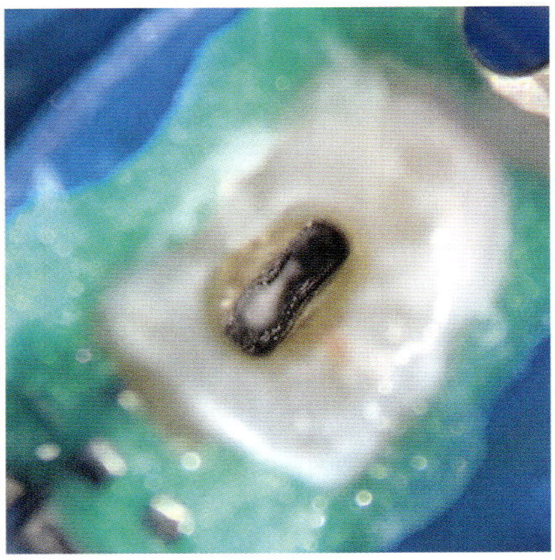

Abb. 22-16 MTA-Verschluss im apikalen Drittel, starke Einziehungen, nahezu 8-förmiger Kanalquerschnitt.

VDW) mit Natriumhypochlorit und EDTA (17 %) erfolgt die Kanaltrocknung mit sterilen Papierspitzen. Die Applikation eines hydraulischen Silikatzements in der Tiefe des Wurzelkanals gelingt zielgerecht über eine Metallspritze mit biegbaren Nickel-Titan-Kanülen (MAP-System, Produits Dentaires, Vevey, Schweiz). Nach jeder Portion wird dieses mit einem auf Arbeitslänge eingemessenen Handplugger in die gewünschte Position geschoben sowie dem Zement mit einer Papierspitze Flüssigkeit entzogen und dadurch kompaktiert (Abb. 22-16). Dies geschieht schichtweise, bis eine Stärke des Plugs von mindestens 3 bis 4 mm erreicht ist (Abb. 22-17). Der große Vorteil des hydraulischen Silikatzements ist seine Aushärtung im feuchten Milieu, die regelmäßig bei weiten apikalen Durchmessern gegeben ist. Außerdem ist die Osteokonduktivität des Materials von großem Vorteil bei der knöchernen Heilung der periapikalen Gewebe[11]. Oberhalb des apikalen Verschlusses kann dann mit biokeramischem Sealer (z. B. TotalFill, FKG) und Guttapercha in warm-vertikaler Kompaktion die eigentliche Wurzelfüllung erfolgen (Abb. 22-18). Nach Reinigung der Kavität ist der Zahn dann unmittelbar bereit für den definitiven Verschluss mit Komposit (Abb. 22-19 und 22-20).

Postoperative Kontrollen

Der Behandlungserfolg wird klinisch und röntgenologisch nach 6, 12, 24 und 48 Monaten überprüft. Kriterien sind das Fehlen von klinischen und radiologischen Hinweisen auf Entzündungsprozesse und Resorptionen sowie die Schmerzfreiheit.

Abschließende Betrachtung

Ist im Zusammenhang mit einer Zahntransplantation eine Wurzelkanalbehandlung erforderlich, so ist zeitnahes, strukturiertes Vorgehen unabdingbar, sobald die Indikation gestellt ist. Da der Erfolg einer Transplantation insgesamt durch infektionsbedingte Resorptionen und periapikale Läsionen in Frage gestellt werden kann, ist eine qualitativ einwandfreie endodontische Therapie für das Gesamtergebnis und damit für den Patienten von großer Bedeutung.

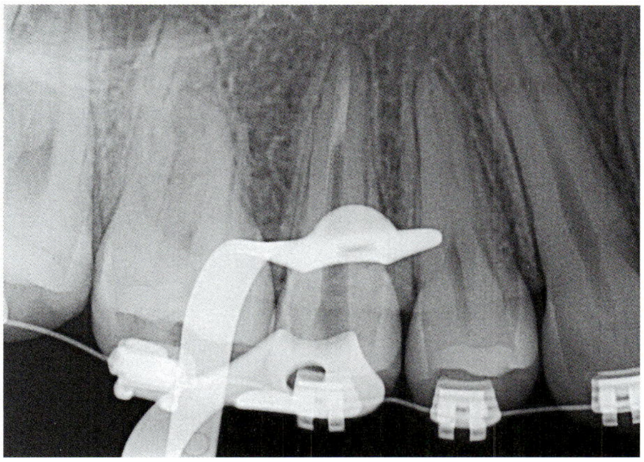

Abb. 22-17 Röntgenkontrolle des MTA-Plugs im apikalen Drittel.

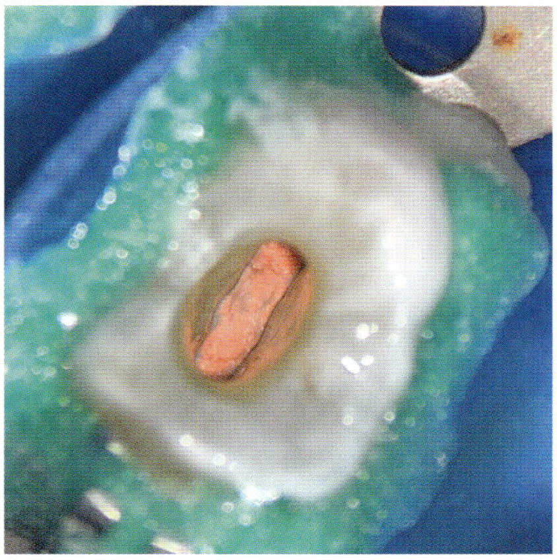

Abb. 22-18 Wurzelkanalfüllung mit Guttapercha und biokeramischem Sealer in warm-vertikaler Kompaktion, direkt auf den MTA-Plug geschichtet. Kavität vorbereitet für adhäsiven Verschluss.

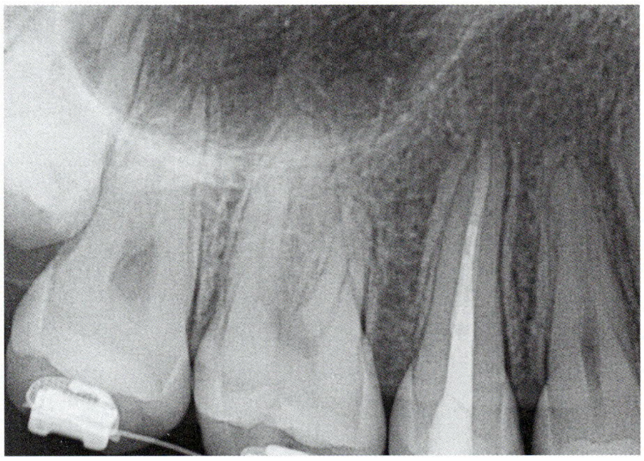

Abb. 22-19 Röntgenkontrolle nach Wurzelkanalfüllung und adhäsivem Verschluss.

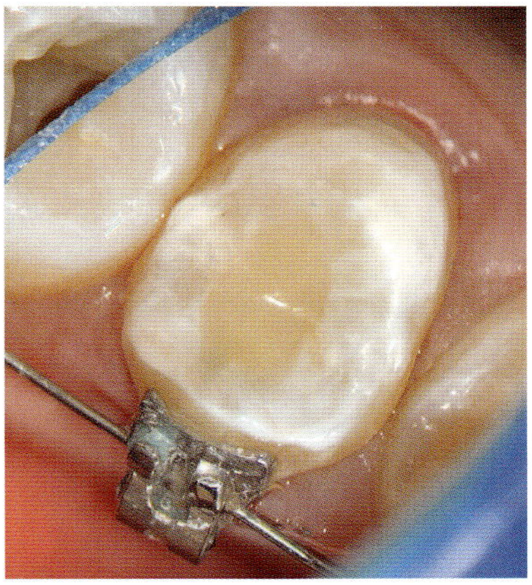

Abb. 22-20 Adhäsiver Verschluss der Zugangskavität mit Komposit unmittelbar nach der Wurzelkanalfüllung und Entfernung des Kofferdams, Farbunterschied infolge Austrocknung des Zahns.

Die Anwendung regenerativer endodontischer Verfahren anstelle einer konventionellen Wurzelkanalbehandlung stellt bei Zähnen mit nicht abgeschlossenem Wurzelwachstum eine gute Behandlungsoption dar, hat allerdings aufgrund der schwierigen zielgenauen Applikation hydraulischer Zemente erhöhte Anforderungen an die Erfahrung des Behandlers und die technischen Voraussetzungen (optische Vergrößerung durch ein Operationsmikroskop).

Literatur

1. Andreasen J, Paulsen H, Yu Z, Bayer T, Schwarz O: A long-term study of 370 autotransplanted premolars. Part II. Tooth survival and pulp healing subsequent to transplantation. Eur J Orthod 1990;12:14–24.
2. Camilleri J: Staining potential of Neo MTA Plus, MTA Plus and Biodentine for pulpotomy procedures. J Endod 2015;41:1139–1145.
3. Chang W, Tu Y, Lin Y, Lu H: Outcomes of autotransplantated teeth with complete root formation: a systematic review and meta-analysis. J Clin Periodontol 2014;41:412–423.
4. Connert T, Hülber-J M, Godt A, Löst C, El Ayouti A: Accuracy of endodontic working length using cone beam computed tomography. Int Endod J 2014;47:698–703.
5. Filippi A: Vermeidung von Komplikationen nach Zahntransplantation. Quintessenz 2016;67: 1147–1454.
6. Galler K, Krastl G, Simon S, Van Gorp G, Meschi N, Vahedi B, Lambrechts P: European Society of Endodontology position statement: Revitalazation procedures: Int Endod J 2016;49:717–723.
7. Lin P, Chiang Y, Hsu L, Chang H, Chi L: Endodontic considerations of survival rate for autotransplanted third molars: a nationwide population-based study. Int Endod J 2020;53:733–741.
8. Magni E, Jäggi M, Eggmann F, Weiger R, Connert T: Apical pressures generated by several canal irrigation methods: A laboratory study in a maxillary incisor with an open apex. Int Endod J 2021;54:1937–1947.
9. Plotino G, Abella Sans F, Duggal M, Grande N, Krastl G, Nagendrababu V, Gambarini G: European Society of Endodontology position statement: Surgical extrusion, intentional replantation and autotransplantation. Int Endod J 2021;54: 655–659.
10. Rohof E, Kerdijk W, Jansma J, Livas C, Ren Y: Autotransplantation of teeth with incomplete root formation: a systematic review and meta-analysis. Clin Oral Investig 2018;22:1613–1624.
11. Torabinejad M, Parirokh M, Dummer P: Mineral trioxide aggregate and other bioactive endodontic cements: an updated overview – part II: other clinical applications and complications. Int Endod J 2018;51:284–317.

Ästhetische Rekonstruktion nach Zahntransplantation

23

Gabriel Krastl

Zahntransplantationen bieten die Möglichkeit, fehlende oder nicht erhaltungswürdige Zähne auf biologische Weise zu ersetzen. Im Idealfall übernimmt der transplantierte Zahn dabei alle Aufgaben seines Vorgängers hinsichtlich Funktion und Ästhetik. Letztere ist maßgeblich abhängig von der restaurativen Versorgung, die hohe Anforderungen an den behandelnden Zahnarzt stellt. Da transplantierte Zähne im Seitenzahngebiet im Regelfall keiner Behandlung bedürfen, beschränkt sich dieses Kapitel auf die Rekonstruktion transplantierter Zähne im Frontzahngebiet (Prämolaren und Milcheckzähne).

Allgemeine Prinzipien für die Rekonstruktion transplantierter Zähne

Bevor restaurative Maßnahmen eingeleitet werden, muss die parodontale Heilung abgeschlossen sein. Zudem dürfen keine klinischen oder radiologischen Hinweise auf eine Infektion der Pulpa vorliegen. Ein geeigneter Zeitpunkt für die restaurative Versorgung liegt zwischen dem 3. und 9. Monat nach der Transplantation. Zu diesem Zeitpunkt weist der Zahn in der Regel eine physiologische Beweglichkeit auf, die dem Kronen-Wurzel-Verhältnis entspricht. Radiologisch sollte ein Parodontalspalt normaler Breite erkennbar sein. Bei Zähnen mit unvollständigem Wurzelwachstum ist die beginnende Obliteration der Pulpa als indirektes Vitalitätszeichen erkennbar, jedoch ist diese noch nicht vollständig abgeschlossen. Endodontische Behandlungen können in diesem Stadium problemlos durchgeführt werden, falls endodontische Komplikationen auftreten sollten.

Zur restaurativen Versorgung des transplantierten Zahns können verschiedene Wege beschritten werden. Während die Überkronung aufgrund der invasiven Präparation in den meisten Fällen nicht zu empfehlen ist, beschränkt sich die Wahl der Restaurationsart auf direkte Kompositversorgungen und indirekte Keramikveneers. Bei entsprechendem Know-how ist das ästhetische Ergebnis beider Varianten vergleichbar, der zeitliche Aufwand für die rein zahnärztliche Behandlung allerdings auch.

Zwar lässt sich beispielsweise unter Verwendung einer Frasaco-Strip-Krone mit einem monochromatischen Universalkomposit ein Zahnaufbau in kürzester Zeit durchführen, jedoch wird dieser in den meisten Fällen hinter den Möglichkeiten aufwändigerer direkter sowie indirekter Techniken zurückbleiben.

Unabhängig von der gewählten Restaurationsmethode ist eine naturgetreue Wiederherstellung der Ästhetik nur möglich, wenn die entsprechenden Voraussetzungen im Vorfeld geschaffen werden. Dabei sind mehrere Aspekte zu berücksichtigen.

Gingivale Verhältnisse

Eine ästhetisch ansprechende Umformung transplantierter Zähne erfordert oftmals eine zirkuläre, paramarginale oder teilweise auch leicht subgingivale Restaurationsgestaltung. Um diese unter optimalen Bedingungen durchführen zu können, sind entzündungsfreie gingivale Verhältnisse unabdingbar. Dies setzt eine optimale Plaquekontrolle voraus, was bei den veränderten anatomischen Verhältnissen (z. B. Prämolarenkrone statt Frontzahnkrone, fehlende Approximalkontakte) von den oftmals jungen Patienten nicht immer eingehalten wird.

Es hat sich bewährt, etwa 2 Wochen vor der restaurativen Versorgung eine professionelle Zahnreinigung durchzuführen, ergänzt durch eine Mundhygiene-Instruktion und die Empfehlung zur Verwendung einer Chlorhexidin-Mundspülung für die häusliche Anwendung.

Platzverhältnisse

Zur Aufrechterhaltung symmetrischer Verhältnisse sollte das mesio-distale Platzangebot im

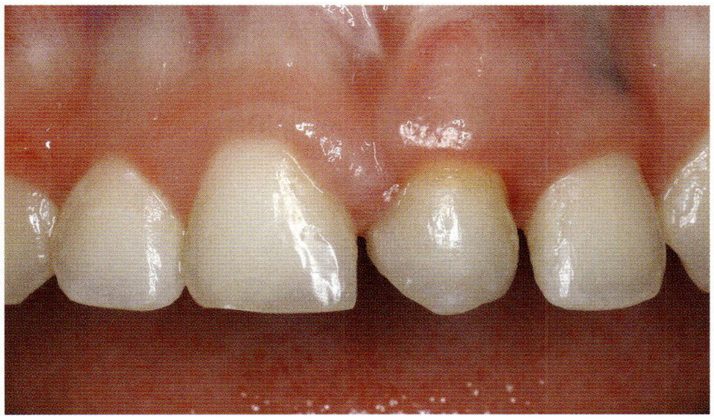

Abb. 23-1 Situation nach Transplantation eines unteren Prämolaren in regio 21 bei einer 14-jährigen Patientin. Beide mittleren Frontzähne müssen umgebaut werden.

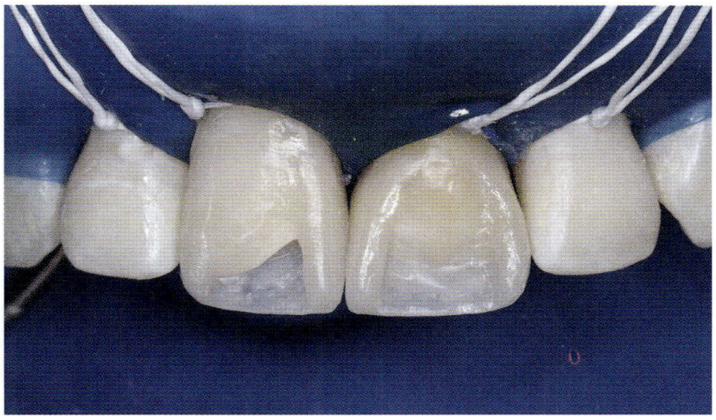

Abb. 23-2 Restaurative Versorgung unter Kofferdam.

Bereich des transplantierten Zahns dem des kontralateralen gesunden Zahns entsprechen. In Fällen, in denen die Krone des Transplantats die bestehende Lücke in mesio-distaler Richtung nicht vollständig ausfüllt, ist diese mit einem Retainer zu sichern. Dieser verhindert, dass während des Zeitraums zwischen Transplantation und Restauration Nachbarzähne die vorhandene Restlücke durch Wanderung oder Kippung einengen. Gleichzeitig wird einer Mittellinienverschiebung vorgebeugt. Kleinere Korrekturen der Nachbarzähne können durch subtraktive (Schmelzplastik) oder additive Maßnahmen (Verbreiterung mit Komposit) erfolgen und verbessern die Voraussetzungen für einen optimalen Aufbau des Transplantats.

Gingivaverlauf

Abhängig von der Ursache des Zahnverlusts kann nicht immer direkt nach der Transplantation ein harmonischer Gingivaverlauf erreicht werden. In Einzelfällen können korrektive Eingriffe am Weichgewebe in Betracht gezogen werden. Da Zahntransplantationen vorzugsweise bei Patienten im Wachstum vorgenommen werden, sind im weiteren Verlauf Änderungen der roten Ästhetik wachstumsbedingt im gesamten Frontzahngebiet zu erwarten. Beispielsweise können im Zuge der passiven Eruption[11] Veränderungen des Gingivaverlaufs an den restaurierten Zähnen zur Exposition der Restaurationsränder führen und eine neue Versorgung nach mehreren Jahren erforderlich machen.

Vor diesem Hintergrund ist bei Kindern und Jugendlichen von frühzeitigen gingivachirurgischen Eingriffen abzusehen, da das Weichgewebe in dieser Altersgruppe noch erhebliche Veränderungen durchläuft (Abb. 23-1 bis 23-4).

Größere Diskrepanzen im Gingivaverlauf können stattdessen zuverlässig durch kieferorthopädische Bewegungen der Transplantate ausgeglichen werden[2], wobei Bewegungen bereits 3 bis 6 Monate nach der Transplantation ohne erhöhtes Risiko für Wurzelresorptionen möglich sind. Die dabei auf das Parodont ausgeübten Kräfte bewirken eine Wanderung des gesamten mukogingivalen Komplexes. Häufig wird hierbei eine zu weit apikal liegende Gingiva durch Extrusion des Zahns korrigiert. Gleichzeitig lassen sich Stellungskorrekturen der Nachbarzähne vornehmen, falls diese infolge des Zahnverlusts in die Lücke gewandert oder gekippt sind.

Weitere Abweichungen in der Symmetrie der roten Ästhetik können auftreten, wenn ein Größenunterschied zwischen dem Transplantat und dem kontralateralen Frontzahn besteht. Dies liegt daran, dass sich der Gingivazenith – der höchste Punkt des marginalen Zahnfleischverlaufs – stets

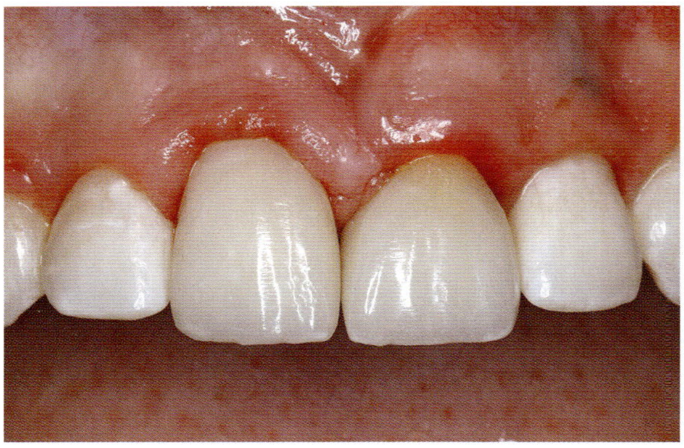

Abb. 23-3 Situation nach restaurativer Versorgung mit unharmonischem Gingivaverlauf.

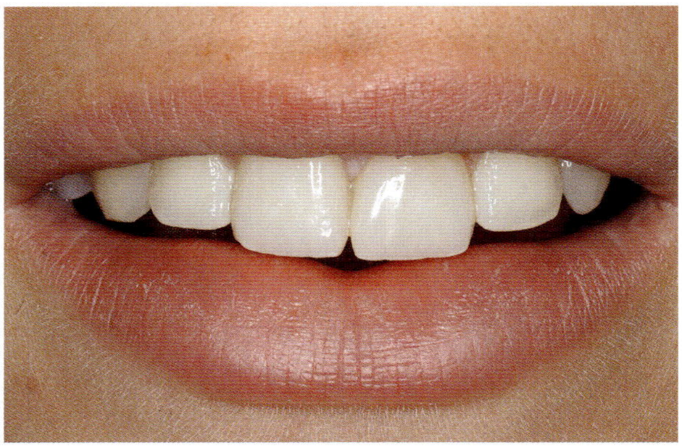

Abb. 23-4 Lippenbild 3 Monate nach Restauration. Aufgrund des jungen Alters der Patientin und der nicht sichtbaren zervikalen Zahnanteile wurde zunächst bewusst auf chirurgische Maßnahmen zur Angleichung des Gingivaverlaufs verzichtet.

an der bukkalen Wurzelprominenz orientiert. Während der Zenith bei Oberkiefer-Frontzähnen typischerweise distal der Wurzelmitte liegt, führt die mittige Platzierung eines transplantierten Prämolaren in der Frontzahnregion häufig zu einem mittigen Verlauf des Gingivazeniths und zu einem abweichenden Emergenzprofil. Selbst kunstvoll gestaltete Restaurationen können diese Unterschiede oft nicht vollständig ausgleichen.

Präparation

Aufgrund der morphologischen Unterschiede zwischen Transplantat und dem zu ersetzenden Frontzahn ist ein selektives Beschleifen der Zahnkrone oft unvermeidlich. Die labiale Anpassung der Kronenform sollte sich dabei an den Nachbarzähnen oder dem kontralateralen Zahn orientieren. Häufig erfordert dies eine Abflachung der labialen Wölbung einer Prämolarenkrone, um eine harmonische Ästhetik zu erzielen.

Die Freilegung von Dentin während der Präparation stellt jedoch eine potenzielle Eintrittspforte für Mikroorganismen dar. Besonders bei transplantierten Zähnen mit offenem Apex, die im weiteren Verlauf revaskularisieren sollen, ist die Abwehrfähigkeit des pulpalen Ersatzgewebes herabgesetzt, was das Risiko einer infizierten Pulpanekrose erhöht. Deshalb sollte die Präparation nach Möglichkeit ausschließlich im Schmelz erfolgen. Bei direkten Kompositrestaurationen kann ein geringfügiges Freilegen von Dentin akzeptiert werden, sofern die exponierte Dentinfläche sofort adhäsiv versiegelt wird. Eine weniger kritische Ausgangssituation besteht bei transplantierten Zähnen mit abgeschlossenem Wurzelwachstum oder bei Milcheckzähnen, die zum Zeitpunkt der Restauration bereits wurzelkanalbehandelt sind. Diese Zähne erlauben eine invasivere Präparation ohne erhöhtes Risiko für Komplikationen. Im labialen Bereich kann eine ausgeprägtere Reduktion der Zahnkrone sinnvoll sein, um ausreichend Platz für die geplante Restauration zu schaffen und so optimale ästhetische Ergebnisse zu erzielen.

Zahnanalyse und Farbbestimmung

Bei einer geplanten Kompositrestauration richtet sich die Auswahl der geeigneten Kompositmassen für die spätere Schichttechnik nach den Nachbarzähnen, die im Vorfeld präzise analysiert werden sollten. Eine detaillierte Zahnanalyse umfasst dabei nicht nur die Farbe, sondern auch die Transluzenz, Opazität und Oberflächenstruktur der Nachbarzähne. Die spezifischen Möglichkeiten zur Farbbestimmung, die je nach verwendetem Kompositsystem variieren kön-

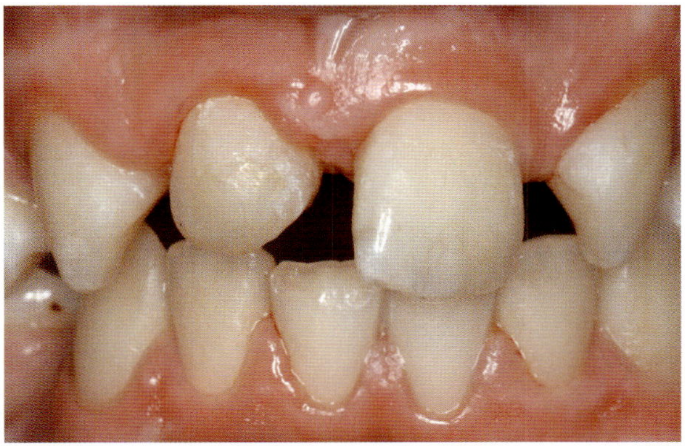

Abb. 23-5 Situation 4 Monate nach Transplantation eines unteren Prämolaren in regio 11 bei einem 11-jährigen Patienten.

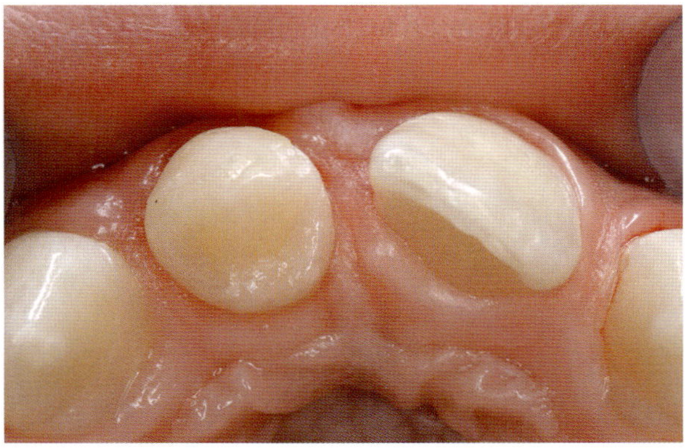

Abb. 23-6 Die inzisale Ansicht verdeutlicht die optimale Position des Transplantats.

nen, werden in diesem Kapitel nicht vertieft. Es ist jedoch wichtig zu betonen, dass das ästhetische Erscheinungsbild einer Restauration von mehreren Faktoren abhängt. Dazu gehören die korrekte Platzierung opaker und transparenter Kompositmassen sowie – falls erforderlich – der Einsatz von Malfarben, um feinste Farbnuancen nachzubilden.

Ist die Versorgung mit einem Keramikveneer geplant, sollte die Farbbestimmung idealerweise durch den Zahntechniker erfolgen. Dies gewährleistet, dass die spezifischen Anforderungen an die Farb- und Transluzenzabstimmung besser umgesetzt werden können. Alternativ kann die Kommunikation mit dem zahntechnischen Labor durch hochwertige klinische Fotos unterstützt werden. Diese sollten neben der Zahnfarbe auch Lichtverhältnisse, Oberflächenstrukturen und die umgebende Weichgewebsästhetik dokumentieren, um eine optimale Anpassung zu ermöglichen.

Direkte Kompositrestauration

Bevor mit der eigentlichen Rekonstruktion begonnen wird (Abb. 23-5, 23-6 und 23-26), hat es sich bewährt, das mögliche Behandlungsergebnis mithilfe eines Mock-ups zu simulieren (Abb. 23-27). Mit einem (nicht adhäsiv befestigten) Kompositmaterial wird der Zahn freihand grob aufgebaut. Überschüsse können – falls vorhanden – mit Diamanten zurückgeschliffen werden. Ziel des Mock-ups ist die Herstellung der ungefähren palatinalen sowie der möglichst exakten inzisalen Zahnform. Mit einem Knetsilikon wird das Frontzahngebiet ohne Abformlöffel von oral abgeformt. Der so hergestellte Silikonschlüssel stellt eine sinnvolle Modellationshilfe für die spätere palatinale Schmelzschicht dar[6]. Alternativ kann der Silikonschlüssel auch anhand eines Wax-ups auf einem Modell hergestellt werden (Abb. 23-7).

Die restaurative Versorgung erfolgt vorzugsweise unter Kofferdam. Um eine natürliche Erscheinung im Bereich der Durchtrittsstelle („Emergenzprofil") zu erreichen, ist oftmals eine leicht subgingivale, das Weichgewebe unterstützende Restauration beabsichtigt. Hierzu wird der Kofferdam mit Zahnseideligaturen nach apikal verdrängt (Abb. 23-8). Im Wechselgebiss kann aufgrund durchbrechender Nachbarzähne das optimale Platzieren des Kofferdams Schwierigkeiten bereiten (Abb. 23-26). Alternativ können Retraktionsfäden eine Kontamination der Adhäsivflächen mit Sulkusfluid bei gingivanahen Restaurationen verhindern (Abb. 23-28). Nach erfolgter Trockenlegung

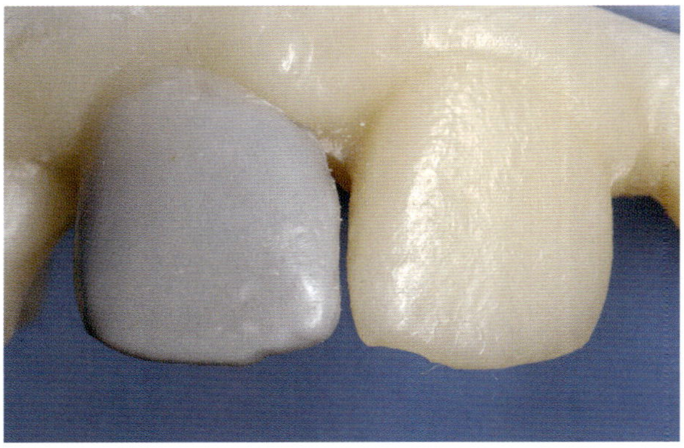

Abb. 23-7 Wax-up auf dem Modell zur Simulation des Endergebnisses und zur Herstellung des Silikonschlüssels.

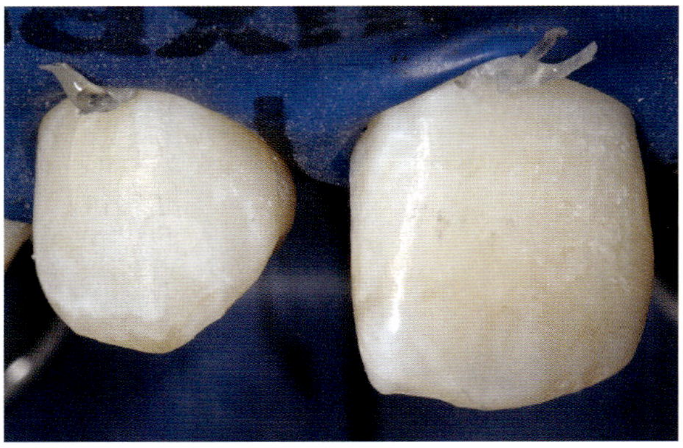

Abb. 23-8 Klinische Situation zu Beginn der Rekonstruktion unter Kofferdam mit Ligaturen.

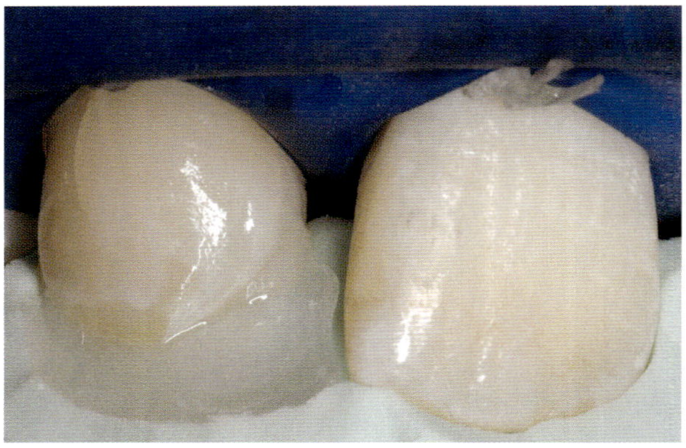

Abb. 23-9 Herstellung der palatinalen Wand mit einer Schmelzmasse unter Zuhilfenahme des Silikonschlüssels.

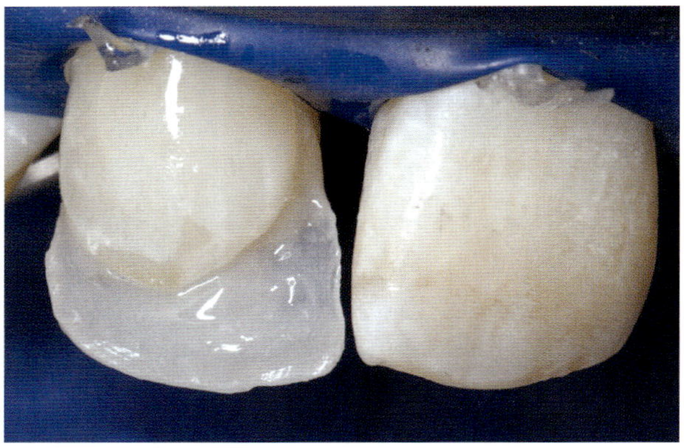

Abb. 23-10 Fertiggestellte palatinale Wand.

wird die Zahnhartsubstanz für einen adhäsiven Verbund zum Komposit vorbereitet. Zu beachten ist, dass insbesondere unpräparierte Schmelzflächen einer gründlichen Reinigung unterzogen werden. Hierzu können in den zugänglichen labialen und oralen Bereichen entsprechende Bürstchen mit Bimsmehl eingesetzt werden, approximal abrasive Streifen oder diamantierte Feilen. Ideale Voraussetzungen für die Adhäsivtechnik bietet das Abstrahlen der Zahnoberflächen mit einem Pulverstrahlgerät und Aluminiumoxidpulver (50 µm) unter Kofferdam. Diese Maßnahmen zum „Anfrischen" der Oberfläche entfernen auch die oberste Schmelzschicht, die insbesondere bei Milchzähnen (z. B. transplantierte Milcheckzähne) (Abb. 23-28) kaum Schmelzprismen enthält und daher auch nach Anätzen mit Phosphorsäure kein ausreichendes Ätzmuster zeigt.

Moderne Universaladhäsive sind mittlerweile den klassischen Mehrflaschensystemen in Bezug auf Haftfestigkeit und Randspaltvermeidung mindestens ebenbürtig. Sie bieten den Vorteil einer vereinfachten Anwendung und reduzieren die Behandlungszeit, ohne Kompromisse bei der Qualität einzugehen. Dennoch ist es entscheidend, den Zahnschmelz stets mit Phosphorsäure zu ätzen, da dies die mikromechanische Retention verbessert und Randverfärbungen reduziert.

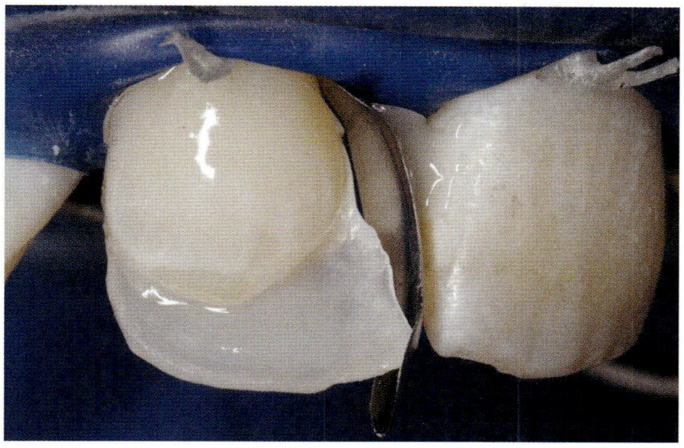

Abb. 23-11 Die konturierte Matrize gibt die approximale Kontur des Zahns vor.

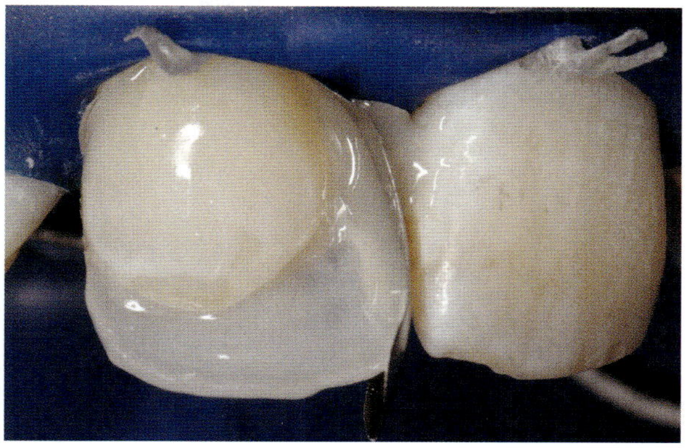

Abb. 23-12 Erste approximale Schicht aus fließfähigem Komposit.

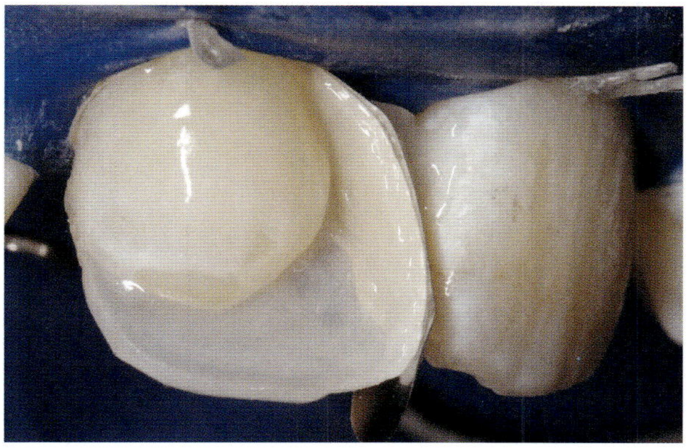

Abb. 23-13 Aufbau der approximalen Wand mit Schmelzmasse.

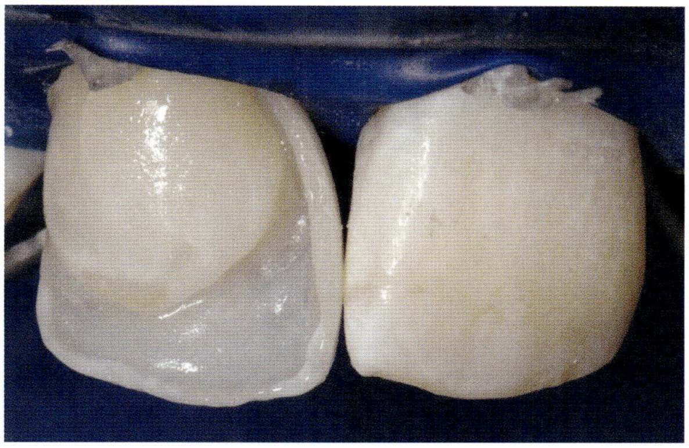

Abb. 23-14 Die nach Entfernung der Matrize gut sichtbare „Schmelzschale" gibt die Außenkontur des Zahns vor.

Zur Erzielung optimaler Ergebnisse ist insbesondere bei ausgedehnten Restaurationen die Verwendung spezieller ästhetischer Komposite ratsam. Diese bieten dem Behandler Massen unterschiedlicher Farbe und Opazität und ermöglichen so eine am natürlichen Zahnaufbau angelehnte Schichttechnik. Mit einer dünnen Schicht transparenter Schmelzmasse, die im Silikonschlüssel platziert und vor der Lichthärtung auf die Zähne übertragen wird, können die palatinalen und teilweise inzisalen Zahnanteile gebildet werden (Abb. 23-9, 23-10 und 23-29)[5]. Zur Herstellung möglichst naturgetreuer approximaler Zahnkonturen können verschiedene Matrizentechniken eingesetzt werden (Abb. 23-11). Für schwierigere Fälle hat sich die von Klaiber und Hugo vorgeschlagene individuelle Matrizentechnik bewährt, bei der Transparentmatrizen mit einem temporären Füllungsmaterial (z. B. Telio Onlay, Ivoclar Vivadent, Schaan, Liechtenstein) am Nachbarzahn fixiert und vor dem Aushärten so bearbeitet werden, dass eine optimale Form des Approximalraums entsteht[4]. Die Herstellung der approximalen Zahnwände schließt sich an (Abb. 23-12 und 23-13). Nach Entfernung der Matrize gibt die aus palatinaler und approximaler Schicht entstandene dünne Kompositschale die Zahnkontur vor (Abb. 23-14 und 23-30).

Die weitere Schichtung erfolgt mit opakeren Dentinmassen, die den Dentinkern bilden

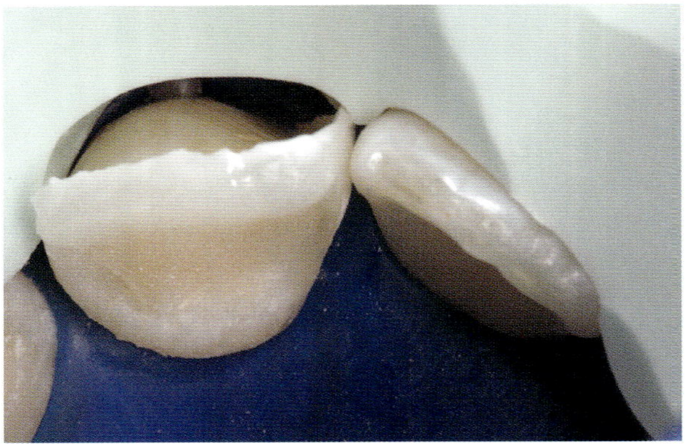

Abb. 23-15 Inzisale Ansicht der „Schmelzschale". Ein bukkaler Silikonschlüssel kann zur Überprüfung und Steuerung der Schichtdicken der einzelnen Kompositmassen eingesetzt werden.

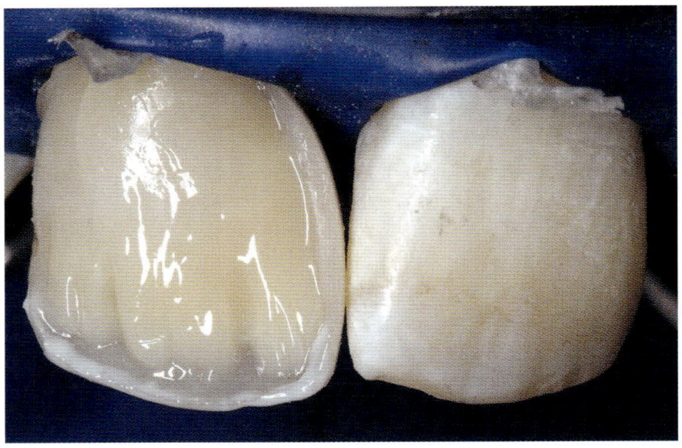

Abb. 23-16 Aufbau des Dentinkerns mit inzisal angedeuteten Mamellonstrukturen aus opaker Dentinmasse.

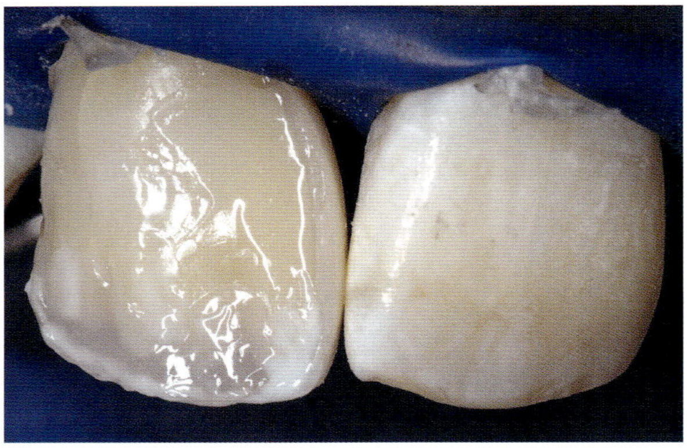

Abb. 23-17 Inzisale Charakterisierung mit transparentem Komposit und Kompositmalfarben.

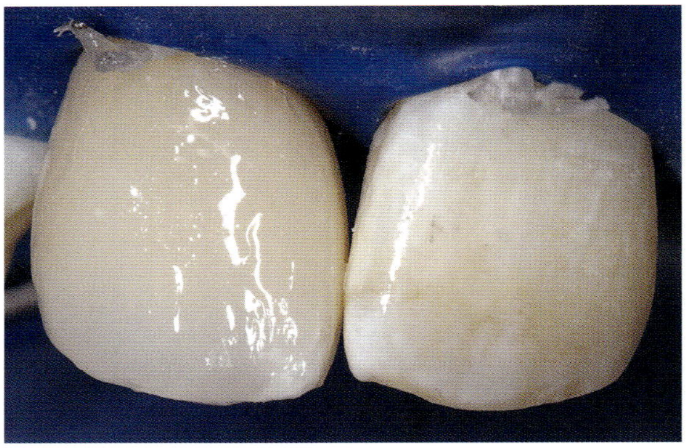

Abb. 23-18 Fertigstellung des Aufbaus mit einer dünnen Schicht aus Schmelzmasse.

(Abb. 23-15, 23-16 und 23-31). Im Vergleich zum natürlichen Zahn ist dieser größer und belässt im labialen Bereich nur noch wenig Platz für die bedeckende Schmelzmasse. Bei Bedarf beziehungsweise entsprechendem Aussehen der Nachbarzähne kann der Inzisalbereich durch hochtransparente Massen charakterisiert werden, die vorhandene Mamellonstrukturen des Dentinkerns optisch hervortreten lassen. Weitere Individualisierungen können mit Kompositmalfarben erreicht werden (Abb. 23-17). Die Rekonstruktion wird mit der letzten dünnen labialen Schmelzschicht fertiggestellt. Bei entsprechender Sorgfalt ist die Zahnform bereits so modelliert, dass Ausarbeitungsschritte auf ein Minimum reduziert werden können (Abb. 23-18 und 23-19). Mit entsprechenden Finier- und Poliertechniken lassen sich Oberflächenglanz und Mikromorphologie nahezu perfekt an die übrige Dentition anpassen (Abb. 23-20 bis 23-25, 23-32 und 23-33). Im gingivanahen Bereich ist auf einen glatten, stufenlosen Übergang zur Zahnhartsubstanz zu achten. Bei Bedarf können hierfür feine Approximalfeilen und geeignete Polierer eingesetzt werden.

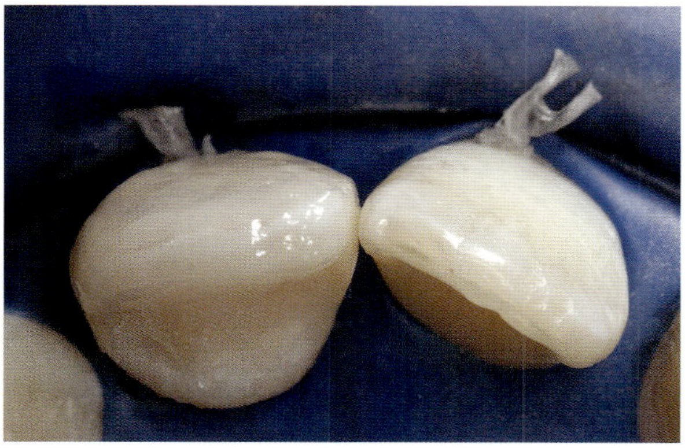

Abb. 23-19 Inzisale Ansicht der fertig geschichteten Restauration.

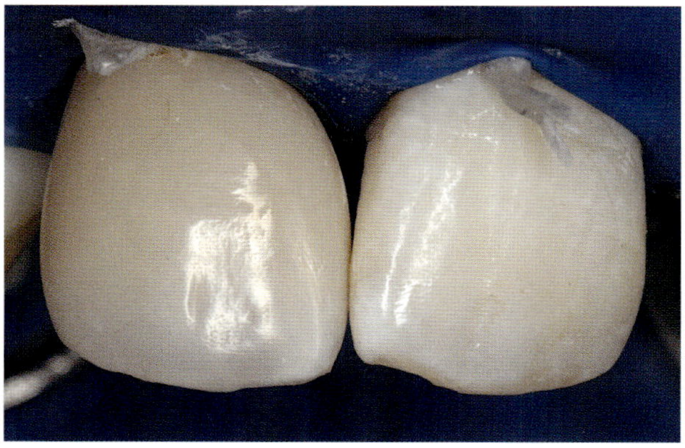

Abb. 23-20 Situation nach Ausarbeitung und Politur.

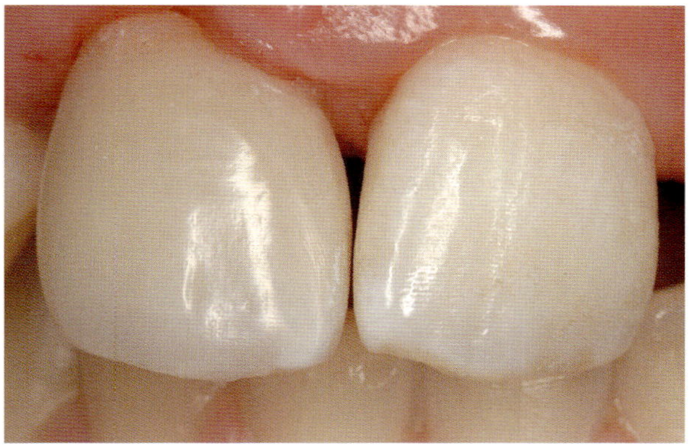

Abb. 23-21 Finale Restauration nach Abnahme des Kofferdams.

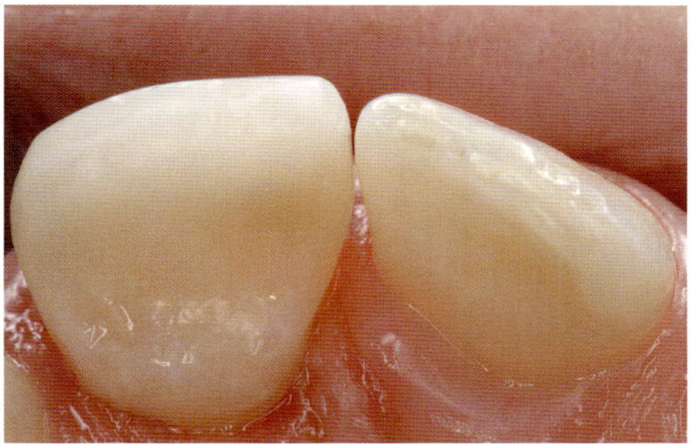

Abb. 23-22 Palatinale Ansicht des rekonstruierten Prämolaren.

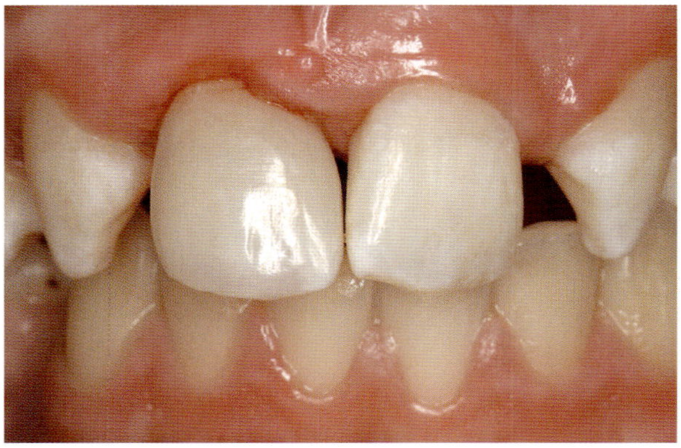

Abb. 23-23 Harmonisches Erscheinungsbild im Frontzahngebiet im Vergleich zur Ausgangssituation.

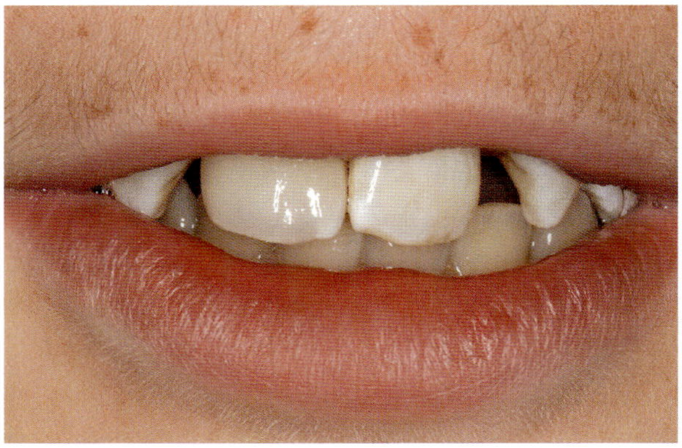

Abb. 23-24 Lippenbild des Patienten.

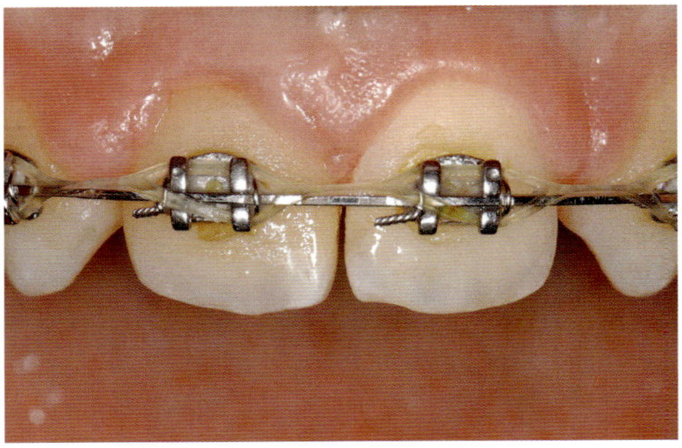

Abb. 23-25 Situation nach 1,5 Jahren während der kieferorthopädischen Behandlung mit Multiband.

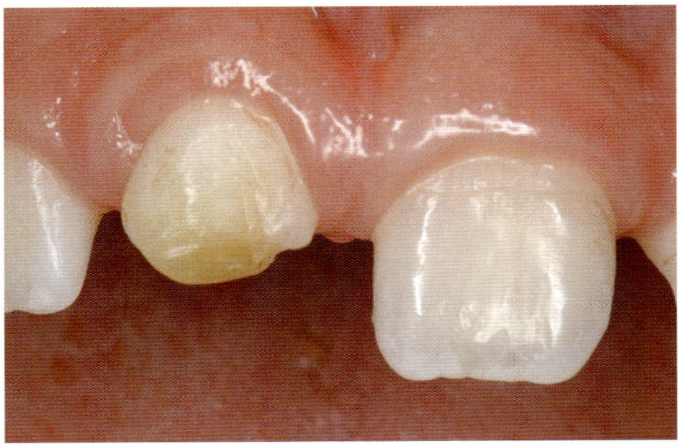

Abb. 23-26 Zustand 5 Monate nach Transplantation eines Milcheckzahns in regio 11 bei einer 9-jährigen Patientin.

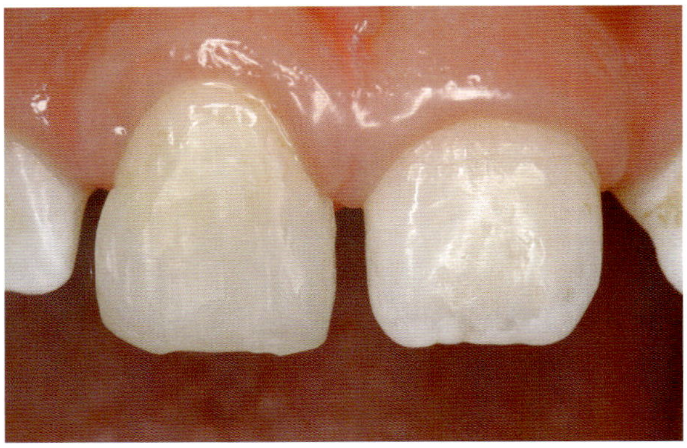

Abb. 23-27 Mock-up mit Komposit zur Herstellung des Silikonschlüssels.

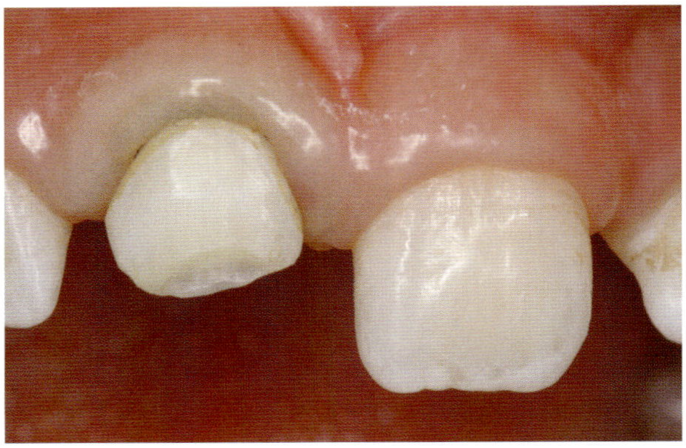

Abb. 23-28 Zustand nach Entfernung des Mock-ups und „Anfrischen" der Schmelzoberfläche (in diesem Fall mit Finierdiamanten) und Legen eines Retraktionsfadens.

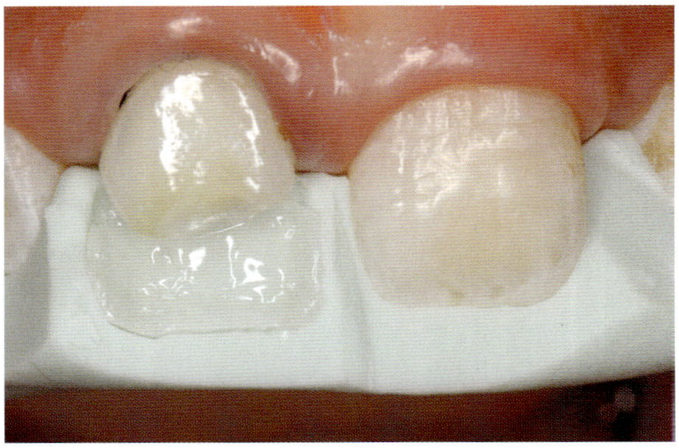

Abb. 23-29 Herstellung der palatinalen Wand mit Schmelzmasse unter Zuhilfenahme des Silikonschlüssels.

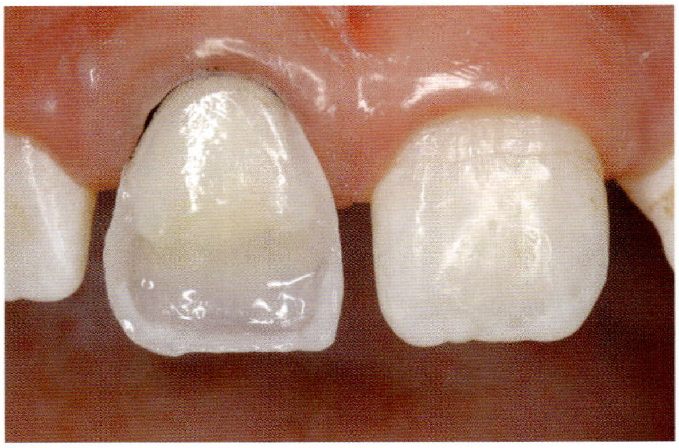

Abb. 23-30 Aufbau der approximalen Wände.

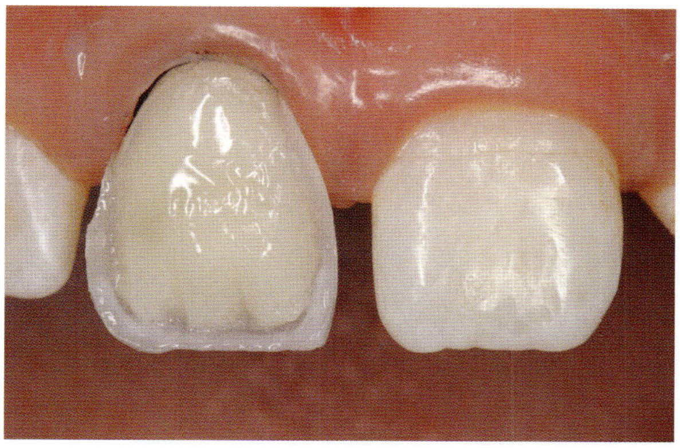

Abb. 23-31 Dentinkern aus opaker Dentinmasse.

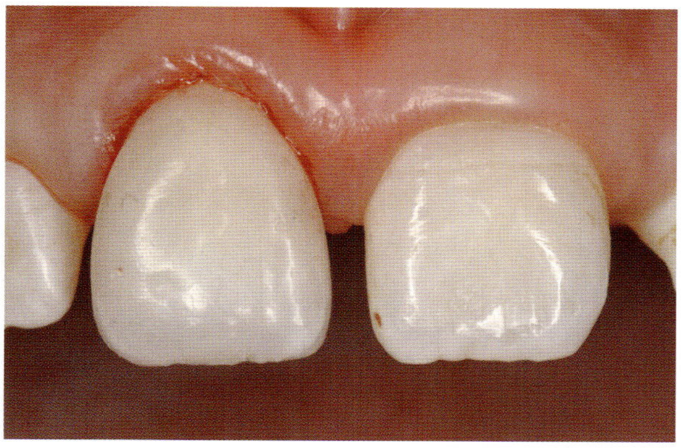

Abb. 23-32 Finale Restauration nach Entfernung des Retraktionsfadens.

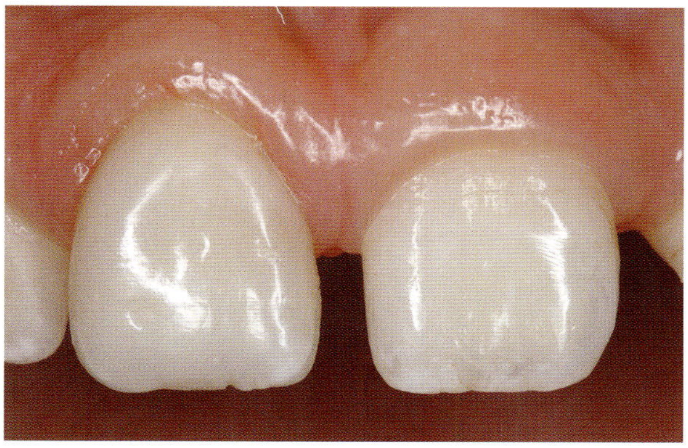

Abb. 23-33 Situation 3 Monate nach Rekonstruktion.

Laborgefertigte Keramikrestauration

Vor dem Hintergrund hervorragender ästhetischer Resultate ist der Einsatz von Keramikveneers immer als Alternative zur direkten Komposittechnik zu sehen. Der präparative Zahnhartsubstanzverlust ist zwar geringer als für Vollkeramikkronen, aber im Vergleich zu Kompositrestaurationen aufgrund der zu berücksichtigenden Materialmindeststärke ausgeprägter.

Um vorhersagbare ästhetische Ergebnisse sicherzustellen und die Veneerpräparation auf das erforderliche Minimum zu reduzieren, hat sich die von Magne und Belser vorgeschlagene Vorgehensweise klinisch bewährt[9]. Sie sieht zunächst die Herstellung eines diagnostischen Wax-ups mit möglichst idealer Zahnform auf dem Modell (ggf. nach Radieren der störenden Bereiche) vor. Die Entscheidung, in welchen Bereichen eine Reduktion möglich ist, sollte in Absprache mit dem behandelnden Zahnarzt erfolgen. In der Präparationssitzung müssen zunächst Reduktionen, die vom Techniker am Modell vorgenommen wurden, auch am Transplantat erfolgen. Anschließend wird mit einem Silikonschlüssel und provisorischem Kunststoff das Wax-up in ein Mock-up überführt und auf den Zahn übertragen. Die eigentliche Veneerpräparation erfolgt durch das Mock-up nach den üblichen Richtlinien, die im zervikalen Bereich eine Präparationstiefe von 0,5 mm sowie im inzisalen Bereich von 0,7 mm vorsehen. Nach erfolgter Präparation werden verbliebene Reste des Mock-ups mit einem Scaler entfernt. Die nun sichtbare Präparation enthält oftmals Schmelz, der von rotierenden Instrumenten nicht berührt wurde. Die Mock-up Methode stellt sicher, dass labial ein ausreichender Substanzabtrag erfolgt, wobei der Zahnschmelz überall dort, wo keine Reduktion erforderlich ist, auch tatsächlich erhalten wird.

Die nicht immer vermeidbare Dentinexposition im labialen Bereich ist ungünstig, da die provisorische Veneerversorgung während der Herstellungsdauer im zahntechnischen Labor den Anforderungen einer perfekt bakteriendichten Restauration meistens nicht genügen kann. Für diese Fälle wird empfohlen, das exponierte Dentin bereits vor der Abformung im Sinne eines „Immediate Dentin Sealing" zu schützen[8]. Eine beeinträchtigte Haftung des Befestigungskomposits beim späteren Einsetzen des Veneers ist dadurch nicht zu erwarten. In-vitro-Untersuchungen zeigen übereinstimmend, dass sogar mit einer Steigerung der Dentin-Haftwerte zu rechnen ist, wenn die Dentinoberflächen nach Präparation mit einem Adhäsiv behandelt werden[10]. Nach dem Entfernen der provisorischen Versorgung wird der präparierte Zahn mit einem Bürstchen und Bimsmehl oder alternativ mit einem Sandstrahlgerät gereinigt. Das adhäsive Einsetzen erfolgt nach der üblichen Vorgehensweise für Keramikveneers. Vor dem Hintergrund einer im Vergleich zur Versorgung eines regulären Frontzahns oftmals ungünstigeren Ausgangssituation (Ausdehnung der Zahnkrone in bukko-oraler Richtung, zervikaler Durchmesser, Gingivaverlauf), ist das ästhetische Ergebnis maßgeblich vom Können des Zahntechnikers abhängig.

Prognose aus restaurativer Sicht

Untersuchungen zur Prognose der Restauration transplantierter Zähne existieren nicht. Die Tatsache, dass die zu restaurierenden Zahnflächen vollständig oder zumindest weitestgehend im Schmelz lokalisiert sind, lässt generell auf eine günstige Prognose für adhäsive Maßnahmen schließen.

Eine prognostische Einschätzung lässt sich auch anhand verfügbarer Studien für die verschiedenen Restaurationsarten im Frontzahngebiet vornehmen. Während hohe Erfolgsraten von Keramikveneers (über 90 % nach 10 Jahren) in der Literatur eindeutig belegt sind[7], ist die Datenlage für Kompositrestaurationen im Frontzahngebiet etwas heterogener[3]. Die Ergebnisse einer systematischen Literaturübersicht zeigen aber, dass sich hinsichtlich der Prognose kein sicherer Hinweis für die Überlegenheit einer bestimmten Veneerrestauration (direkt oder indirekt) ergibt[12]. Wie für alle zahnärztlichen Restaurationen gilt auch hier, dass der Einfluss des Behandlers weitaus höher einzuschätzen ist als das Material oder die Methode der Herstellung[1].

Literatur

1. Bayne SC: Dental biomaterials: Where are we and where are we going? J Dent Educ 2005;69: 571–585.
2. Czochrowska EM, Stenvik A, Zachrisson BU: The esthetic outcome of autotransplanted premolars replacing maxillary incisors. Dent Traumatol 2002;18:237–245.
3. Dietschi D, Shahidi C, Krejci I: Clinical performance of direct anterior composite restorations: A systematic literature review and critical appraisal. Int J Esthet Dent 2019;14:252–270.
4. Klaiber B, Hugo B, Hofmann N, Wilson N, Roulet F,Fuzzi M: Improving outcome: anterior restorations. Advances in operative dentistry challenges of the future. Berlin: Quintessence, 2001:185–196.
5. Krastl G, Amato J, Soliman S, Hahn B: Restauration von Kronenfrakturen. In: Krastl G, Weiger R, Filippi A (Hrsg.): Zahntrauma - Therapieoptionen für die Praxis. Berlin: Quintessenz, 2020:33–43.
6. Krastl G, Filippi A, Zitzmann NU, Walter C, Weiger R: Current aspects of restoring traumatically fractured teeth. Europ J Esthet Dent 2011;6:124–141.
7. Layton D, Walton T: An up to 16-year prospective study of 304 porcelain veneers. Int J Prosthodont 2007;20:389–396.
8. Magne P: Immediate dentin sealing: A fundamental procedure for indirect bonded restorations. J Esthet Restor Dent 2005;17:144–154.
9. Magne P, Belser UC: Novel porcelain laminate preparation approach driven by a diagnostic mock-up. J Esthet Restor Dent 2004;16:7–16.
10. Magne P, So WS, Cascione D: Immediate dentin sealing supports delayed restoration placement. J Prosthet Dent 2007;98:166–174.
11. Mele M, Felice P, Sharma P, Mazzotti C, Bellone P, Zucchelli G: Esthetic treatment of altered passive eruption. Periodontology 2000 2018;77:65–83.
12. Wakiaga J, Brunton P, Silikas N, Glenny AM: Direct versus indirect veneer restorations for intrinsic dental stains. Cochrane Database Syst Rev 2004:CD004347.

Prognose und Erfolgsraten

24

Frank P. Strietzel

Prognoseeinschätzungen vor der Planung von autologen Zahntransplantationen sind für eine kritisch-abwägende Entscheidungsfindung und Beratung der Patienten wichtig. Überlebens- bzw. Verweilraten von transplantierten Zähnen sind dazu ebenso von Bedeutung wie die Erfolgsraten. Beides kann man am ehesten aus zusammenfassenden Literaturübersichtsarbeiten bzw. aus Meta-Analysen entnehmen. Diese externe Evidenz kann die Entscheidungsfindung vor einer Therapie (hier: autologe Zahntransplantation) unterstützen, dennoch sind die eigene Expertise und klinische Erfahrung (interne Evidenz) der beratenden bzw. behandelnden Zahnärzte ebenso wie die Berücksichtigung der individuellen Besonderheiten und Bedingungen der Patienten stets mit in eine Entscheidung für oder gegen eine Zahntransplantation einzubeziehen.

Die im Rahmen von Meta-Analysen aus klinischen Studien zusammengetragenen und ermittelten durchschnittlichen Überlebens- bzw. Verweilraten (der transplantierte Zahn ist in situ) sowie Erfolgsraten autotransplantierter Zähne werden in den Tabellen 24-1 und 24-2 dargestellt.

Die Erfolgsraten werden nach verschiedenen Kriterien beurteilt, die im Wesentlichen den Ausschluss einer Ankylose bzw. den Erhalt der physiologischen Zahnbeweglichkeit sowie die Abwesenheit einer Wurzelresorption umfas-

Tab. 24-1 Durchschnittliche Überlebens- bzw. Verweilraten autotransplantierter Zähne.

Meta-Analyse / systematische Literaturübersicht	Verweilrate (%)	CI95% / ± SD
Akhlef et al. (2017)[1] **Transplantation in den anterioren Oberkiefer**	96,7	Median 100
Atala-Acevedo et al. (2017)[4] **Transplantate mit offenem Apex**	98,2	97,0 – 99,4
Cremona et al. (2024)[6]	96,1	94,3 – 97,4
Lucas-Taulé et al. (2022)[13]	95,9	± 0,8
Machado et al. (2016)[14]	81	73,8 – 86,6
Rohof et al. (2018)[16] **Transplantate mit unvollständigem Wurzelwachstum** nach 1 Jahr nach 5 Jahren nach 10 Jahren	 97,4 97,8 96,3	 96,2 – 98,2 95,0 – 99,0 89,8 – 98,7
Sicilia-Pasos et al. (2022)[18] **Transplantate mit unvollständigem Wurzelwachstum** nach 1 Jahr nach 2 Jahren nach 5 Jahren nach 10 Jahren	98 98 97 96 97	96 – 100 96 – 100 94 – 100 92 – 99 93 – 101
Tan et al. (2023)[20] **Transplantate mit offenem Apex** 5 Jahre 10 Jahre	 97,3 96,6	 95,6 – 99,1 93,7 – 99,6
Züger et al. (2024)[23] 10 Jahre	33,8 – 100	

Dem gegenüberstehende Verlustraten durch Extraktionsnotwendigkeit autotransplantierter Zähne wurden mit 7,8 % (CI95% 4,6–10,9) angegeben[2].

Tab. 24-2 Durchschnittliche Erfolgsraten autotransplantierter Zähne.

Meta-Analyse	Erfolgsrate (%)	CI95% / ± SD
Atala-Acevedo et al. (2017)[4] **Transplantate mit offenem Apex**	89,7	86,7 – 92,6
Cremona et al. (2024)[6]	89,4	86,3 – 91,9
Lucas-Taulé et al. (2022)[13]	89,4	± 1,6
Rohof et al. (2018)[16] **Transplantate mit unvollständigem Wurzelwachstum**	98,6	95,4 – 99,6

Tab. 24-3 Häufigkeit von Komplikationen.

Meta-Analyse / systematische Literaturübersicht	Infektionsbedingte Wurzelresorption (%)	Ersatzgewebsresorption / Ankylose (%)
Almpani et al. (2015)[2]	10,4 (CI95% 7,0 – 13,7)	6,2 (CI95% 4,5 – 7,8)
Cremona et al. (2024)[4]	7,4 (CI95% 5,2 – 10,3) **Transplantate mit geschlossenem versus offenem Apex:** Risk Ratio 2,2 (CI95% 1,3 – 3,9)	4,6 (CI95% 2,5 – 8,2) **Transplantate mit geschlossenem versus offenem Apex:** Risk Ratio 4,4 (CI95% 2,4 – 8,0)
Lucas-Taulé et al. (2022)[13]	**Transplantate mit offenem Apex:** Weisheitszähne 2,6 ± 2,5 Prämolaren 2,9 ± 0,7 **Geschlossener Apex:** Weisheitszähne 6,8 ± 3,9 Prämolaren 20,7 ± 4,8	**Transplantate mit offenem Apex:** Weisheitszähne 2,7 ± 1,5 Prämolaren 4,3 ± 0,8 **Geschlossener Apex:** Weisheitszähne 3,8 ± 2,0 Prämolaren 22,1 ± 0,7
Züger et al. (2024)[23]	8,9	14,0

sen. Die funktionellen Aspekte (Okklusion und Artikulation des transplantierten Zahns) finden sich mangels auswertbarer Daten in den Literaturübersichten nicht, sollten jedoch ebenfalls berücksichtigt werden. Bei der Transplantation von Zähnen mit noch nicht abgeschlossenem Wurzelwachstum bzw. offenem Foramen apicale kommt der Fortschritt des Wurzelwachstums als Erfolgsparameter hinzu[16].

Prognosebeeinflussende Faktoren

Verschiedene Faktoren beeinflussen das Ergebnis bzw. die Erfolgsraten nach autologer Zahntransplantation. Hierzu zählen das **Entwicklungsstadium** des Transplantats (offener oder geschlossener Apex am Transplantat sowie damit im Zusammenhang auch das **Alter der Patienten**), die **Lokalisation** des Transplantats bzw. die Art des zu transplantierenden Zahns (z. B. Weisheitszahn, Molar, Prämolar, Eckzahn) und das **Knochenangebot der Empfängerregion**, ein schonendes chirurgisches Vorgehen unter **Vitalerhaltung des Parodonts**, damit im Zusammenhang die Dauer der **extraalveolären Aufbewahrung** und die Art der Aufbewahrung des Transplantats sowie die Motivation zur Kooperation und erforderlichen **Mundhygiene** der Patienten[3,4,7,8,10,12,16,17,20].

Tabelle 24-3 gibt einen Überblick über die Häufigkeit von prognoselimitierenden Komplikationen, Tabelle 24-4 zeigt die Häufigkeit

Tab. 24-4 Häufigkeit der Erfolgskriterien „Fortschritt des Wurzelwachstums" und „Pulparegeneration".

Meta-Analyse	Wurzelwachstum	Pulparegeneration
Lucas-Taulé et al. (2022)[13]	**Transplantate mit offenem Apex:** 24,7 % vollständig 59,4 % unvollständig 14,1 % kein Wurzelwachstum	**Transplantate mit offenem Apex:** 93,5 %

des Fortschritts des Wurzelwachstums und der Pulparegeneration.

Bei Autotransplantationen von Zähnen mit **nicht abgeschlossenem Wurzelwachstum** wurde die Erfolgsrate mit 96,6 % (CI95% 94,8–97,8 %) pro Jahr und die gewichtete Komplikationsrate für eine Ankylose mit 2 % (CI95% 1,1–3,7 %), für eine Wurzelresorption mit 2,9 % (CI95% 1,1–5,5 %) und für eine Pulpanekrose mit 3,3 % (CI95% 1,9–5,6 %) pro Jahr berechnet[13]. Bei einer Ankylose muss mit einem erhöhten Verlustrisiko des autotransplantierten Zahns gerechnet werden[4].

Eine bessere Prognose haben autotransplantierte Zähne mit einem Stadium der Wurzelbildung von etwa ⅓ bis zu ¾ der Wurzellänge. Auch bei voll ausgebildeten Wurzeln ist die Prognose gut, insbesondere bei offenem Foramen apicale. Autotransplantierte Prämolaren haben eine bessere Prognose als Molaren. Transplantationen in Empfängerorte im Oberkiefer haben eine bessere Prognose als im Unterkiefer[2,4,16].

Die Verweilrate von autotransplantierten **Weisheitszähnen** mit offenem Apex (99,7 ± 0,8 %) war signifikant besser als mit geschlossenen Apices (88,4 ± 2,6 %); bei transplantierten **Prämolaren** war dieser Unterschied nicht signifikant (95,5 ± 1,2 % versus 90,2 ± 9,8 %)[13]. Für dritte Molaren wird ein Stadium der Ausbildung der Wurzellänge von 2/3 als ideal für eine Transplantation angegeben[3].

Autotransplantierte dritte Molaren mit **abgeschlossenem Wurzelwachstum** zeigten insgesamt eine Verlustrate von 9 % (CI95% 5,5–13,2 %). Infektionsbedingte Wurzelresorptionen traten zu 6,9 % (CI95% 3,3–11,8 %), Ankylosen zu 5,6 % (CI95% 3,1–9,4 %) auf[9]. Retrospektive Untersuchungen von autotransplantierten Zähnen mit abgeschlossenem Wurzelwachstum und geschlossenem Foramen apicale zeigten nach endodontischer Therapie Erfolgsraten von 71 % nach durchschnittlich 5,8 Jahren[11] bzw. von 53,3 % (über 55-Jährige), 76,7 % (25- bis 39-Jährige) bis 83,8 % (40 bis 54-Jährige) nach bis zu 10 Jahren[22]. Ähnliche Erfolgsraten wurden nach 6 Monaten von 88 % für Weisheitszähne[19], nach 15 Monaten von 84 % für Molaren[5] und nach durchschnittlich 14,5 Jahren von 83 % für Eckzähne des Oberkiefers gefunden[15].

Die transalveoläre Autotransplantation von oberen **Eckzähnen** zeigte kurzfristig (2–5 Jahre Beobachtungszeit) eine Transplantatverweilrate von 87,5 % (CI95% 77,1–93,6 %), langfristig (> 5 Jahre) von 88,2 % (CI95% 81,4–92,7 %)[8]. Die Komplikationsraten betrugen für Wurzelresorption 18,5 % (CI95% 7,4–39 %), für Ankylose 23,8 % (CI95% 4,8–65,7 %) nach 2 bis 5 Jahren, für Wurzelresorption 32,3 % (CI95% 5,4–74,9 %) und für Ankylose 65,2 % (CI95% 0,2–99,9 %) nach über 5 Jahren[8].

Während eine systematische Literaturübersicht aus dem Jahr 2017 die Vorteile einer 3D-basierten Planung und Durchführung von Autotransplantationen durch Verkürzung der Operationszeit anhand des Einsatzes von Transplantatreplika darstellte, dabei allerdings einen hohen Bias einräumte[21], konnten in einer neueren Meta-Analyse bei Verwendung von 3D-basierten Transplantatreplika oder OP-Schablonen und der damit verbundenen Verkürzung der Transplantationszeit bzw. extraalveolären Zeit des Transplantats Vorteile durch Verringerung der Resorptions- und Ankyloserate festgestellt werden[9].

Zusammenfassung

Autotransplantierte Zähne zeigen mit teils über 90 % eine relativ hohe Verweilrate, die im Laufe der Untersuchungszeiträume geringfügig abnimmt.

Die Erfolgsraten weisen gegenüber den Verweilraten eine größere Variabilität auf und sind etwas geringer. Sie unterliegen verschiedenen Einflussfaktoren. So beeinflussen z. B. das Stadium des Wurzelwachstums zum Transplantationszeitpunkt, ein schonendes Vorgehen zur Vitalerhaltung des Parodonts und damit im Zusammenhang auch die Dauer der extraalveolären Zeit, die Art des transplantierten Zahns, die Empfängerregion, aber auch die Kooperation der Patienten und eine gute Mundhygiene das Ergebnis und die Prognose des autotransplantierten Zahns.

Literatur

1. Akhlef Y, Schwartz O, Andreasen JO, Jensen S: Autotransplantation of teeth to the anterior maxilla: a systematic review of survival and success, aesthetic presentation and patient-reported outcome. Dent Traumatol 2018;34:20–27.
2. Almpani K, Papageorgiou SN, Papadopoulos MA: Autotransplantation of teeth in humans: a systematic review and meta-analysis. Clin Oral Invest 2015;19:1157–1179.
3. Armstrong L, O'Reilly C, Ahmed B: Autotransplantation of third molars: a literature review and preliminary protocols. Br Dent J 2020;228:247–251.
4. Atala-Acevedo C, Abarca J, Martínez-Zapata MJ, Díaz J, Olate S, Zaror C: Success rate of autotransplantation of teeth with open apex: systematic review and meta-analysis. J Oral Maxillofac Surg 2017;75:35–50.
5. Bae JH, Choi YH, Cho BH, Kim YK, Kim SG: Autotransplantation of teeth with complete root formation: a case series. J Endod 2010;36: 1422–1426.
6. Cremona M, Bister D, Sherriff M, Abela S: Prognostic factors, outcomes, and complications for dental autotransplantation: an umbrella review. Eur J Orthod 2024;46:1–16.
7. Gonissen H, Politis C, Schepers S, Lambrichts I, Vrielinck L, Sun Y, Schuermans J: Long-term success and survival rates of autogenously transplanted canines. Oral Surg Oral med Oral Pathol Oral Radiol Endod 2010;110:570–578.
8. Grisar K, Chaabouni D, Gaitan Romero LP, Vandendriessche T, Politis C, Jacobs R: Autogenous transalveolar transplantation of maxillary canines: a systematic review and meta-analysis. Eur J Orthod 2018;40:608–616.
9. Huang J, Gan Y, Han S, Xu H, Yuan Y, Zhu H, Tian X, Li N, Li D, Cai Z: Outcomes of autotransplanted third molars with complete root formation: a systematic review and meta-analysis. J Evid Base Dent Pract 2023;23:1–14.
10. Kafourou V, Tong HJ, Day P, Houghton N, Spencer RJ, Duggal M: Outcomes and prognostic factors that influence the success of tooth autotransplantation in children and adolescents. Dent Traumatol 2017;33:393–399.
11. Kokai S, Kanno Z, Koike S, Uesugi S, Takahashi Y, Ono T, Soma K: Retrospective study of 100 autotransplanted teeth with complete root formation and subsequent orthodontic treatment. Am J Orthod Dentofacial Orthop 2015;148:982–989.
12. Kvint S, Lindsten R, Magnusson A, Nilsson P, Bjerklin K: Autotransplantation of teeth in 215 patients. A follow-up study. Angle Orthod 2010;80:446–451.
13. Lucas-TauléE, Bofarull-Ballús A, Llaquet M, Mercade M, Hernández-Alfaro F, Gargallo-Albiol J: Does root development status affect the outcome of tooth autotransplantation? A systematic review and meta-analysis. Materials 2022;15:3379.
14. Machado LA, do Nascimento RR, Ferreira DMTP, Mattos CT, Vilella OV: long-term prognosis of tooth autotransplantation: a systematic review and meta-analysis. Int J Oral Maxillofac Surg 2016;45:610–617.
15. Patel S, Fanshawe T, Bister D, Cobourne MT. Survival and success of maxillary canine autotransplantation: a retrospective investigation. Eur J Orthodont 2011;33:289–304.
16. Rohof EC, Kerdijk W, Jansma J, Livas C, Ren Y: Autotransplantation of teeth with icomplete root formation: a systematic review and meta-analysis. Clin Oral Invest 2018;22:1613–1624.

17. Ronchetti MF, Valdec S, Pandis N, Locher M, van Waes H: A retrospective analysis of factors influencing the success of autotransplanted posterior teeth. Progr Orthod 2015;16:42.
18. Sicilia-Pasos J, Kewalramani N, Peña-Cardelles JF, Salgado-Peralvo AO, Madrigal-Martinez-Pereda C, Lopez-Carpintero A: Autotransplantation of teeth with incomplete root formation. Systematic review and meta-analysis. Clin Oral Invest 2022;26:3795–3805.
19. Sobhi MB, Rana MJ, Manzoor MA, Ibrahim M, Tasleem-ul-Hudda: Autotransplantation of endodontically treated third molars. J Coll Physicians Surg Pak 2003;13:372–374.
20. Tan BL, Tong HJ, Narashimhan S, Banihani A, Nazzal H, Duggal MS: Tooth autotransplantation: an umbrella review. Dent Traumatol 2023;39(Suppl 1):2–29.
21. Verweij JP, Jongkees FA, Anssari Moin D, Wismeijer D, van Merkesteyn JPR: Autotransplantation of teeth using computer-aided rapid prototyping of a three-dimensional replica of the donor tooth: a systematic review. Int J Oral Maxillofac Surg 2017;46:1466–1474.
22. Yoshino K, Kariya N, Namura D, Noji, Mitsuhashi K, Kimura H, Fukuda A, Kikukawa I, Hayashi T, Yamazaki N, Kimura M, Tsukiyama K, Yamamoto K, Fukuyama A, Hidaka D, Shinoda J, Mibu H, Shimakura Y, Saito A, Ikumi S, Umehara K, Kamei F, Fukuda H, Toake T, Takahashi Y, Miyata Y, Shioji S, Toyoda M, Hattori N, Nishihara H, Matsushima R, Nishibori M, Hokkedo O, Nojima M, Kimura T, Fujiseki M, Okudaira S, Tanabe K, Nakano M, Ito K, Kuroda M, Takiguchi T, Fukai K, Matsukubo T: Influence of age on tooth autotransplantation with complete root formation. J Oral Rehab 2013;40:112–118.
23. Züger M, Mukaddam K, Filippi A, Schmidlin PR: Periodontal status after autologous tooth transplantation (ATT) of premolars and wisdom teeth: a systematic review. Swiss Dent J 2024;134:54–71.